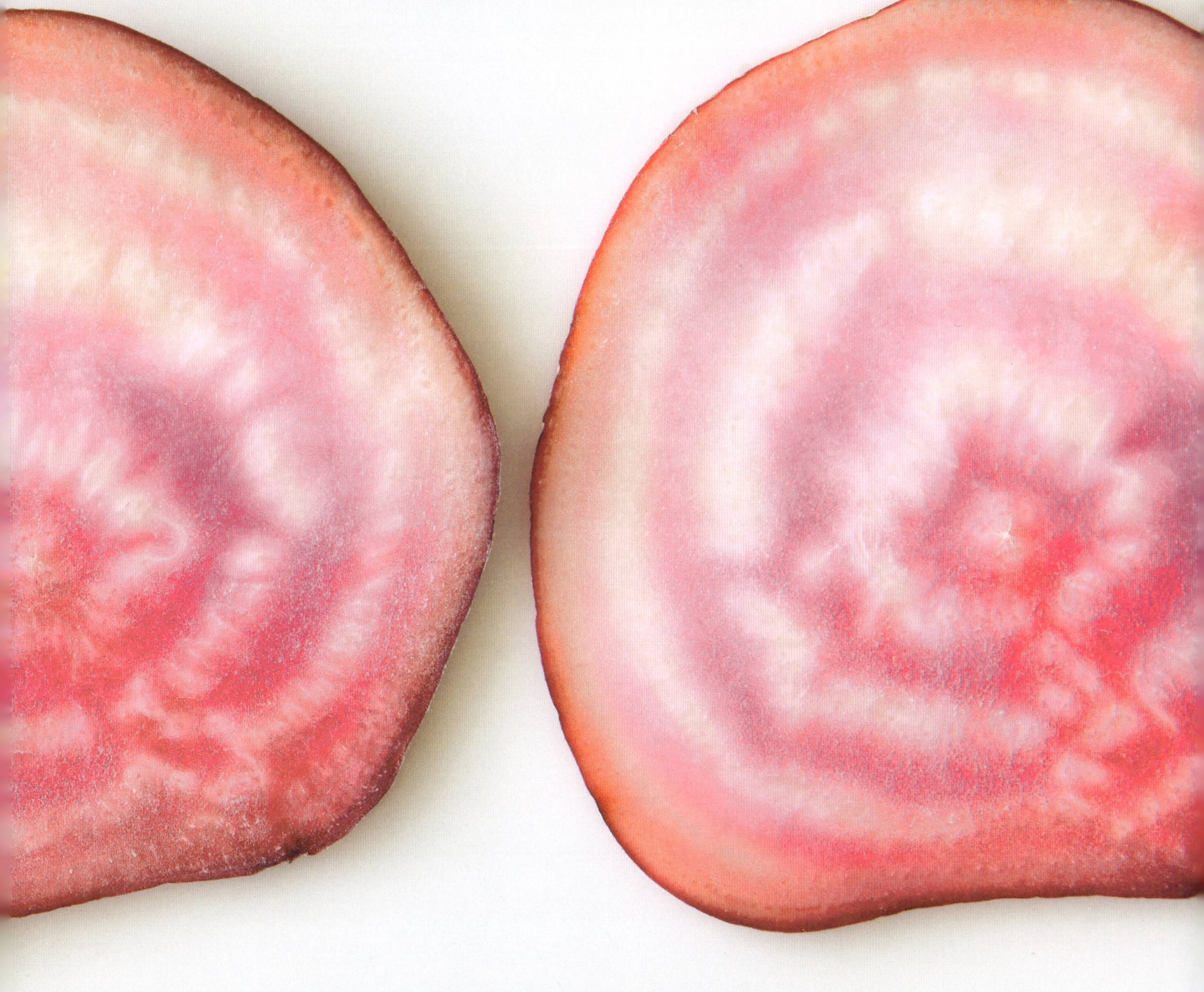

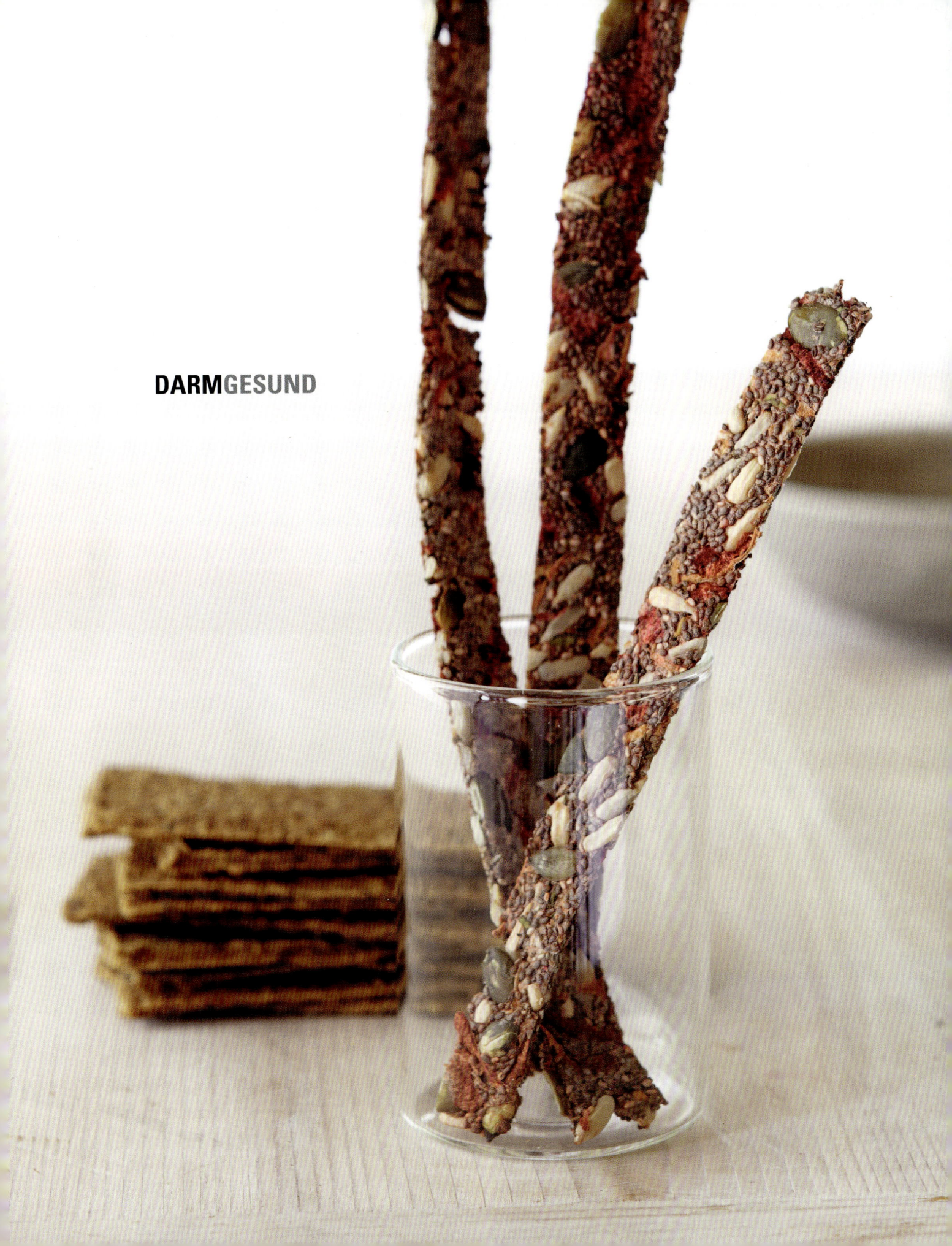

DARMGESUND

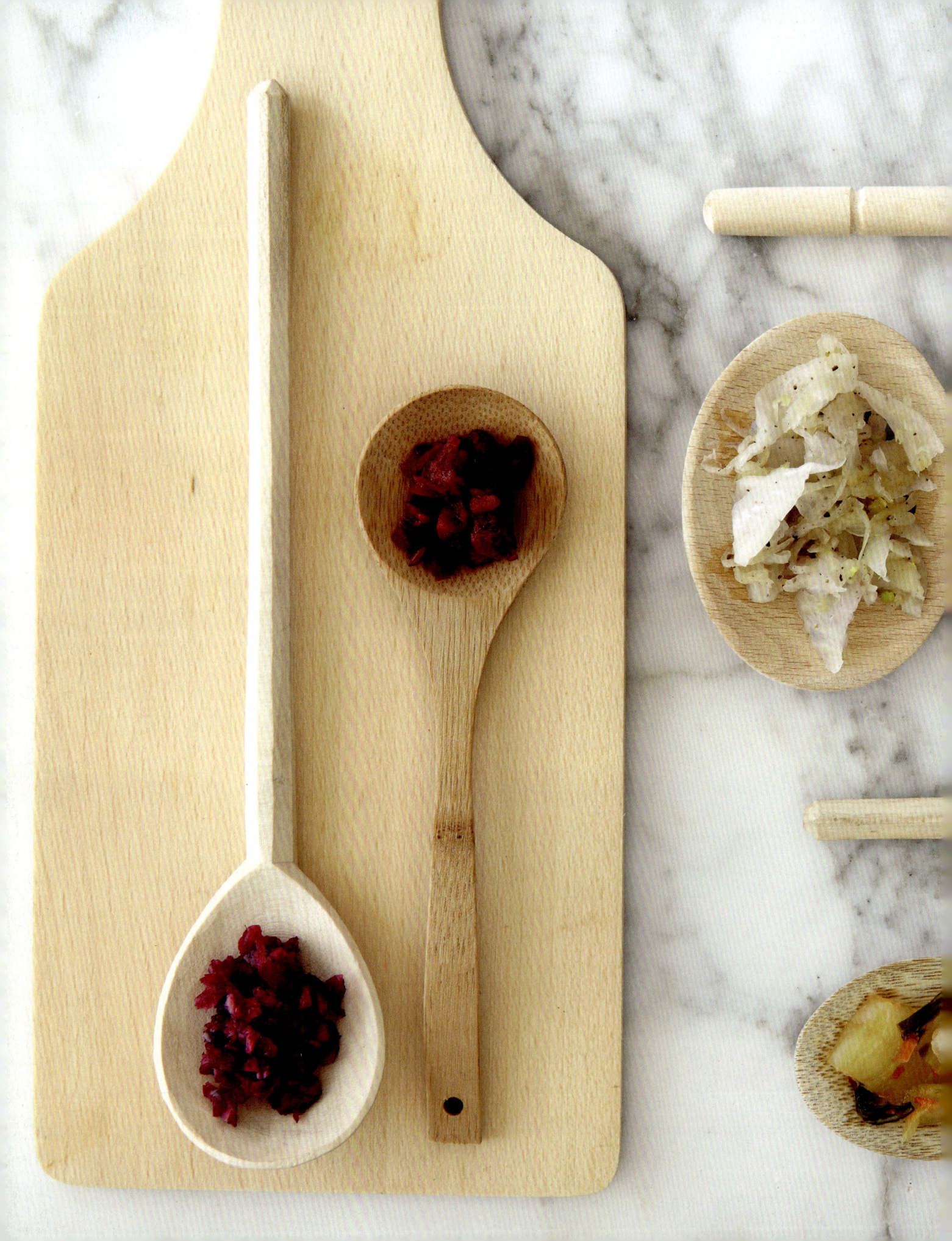

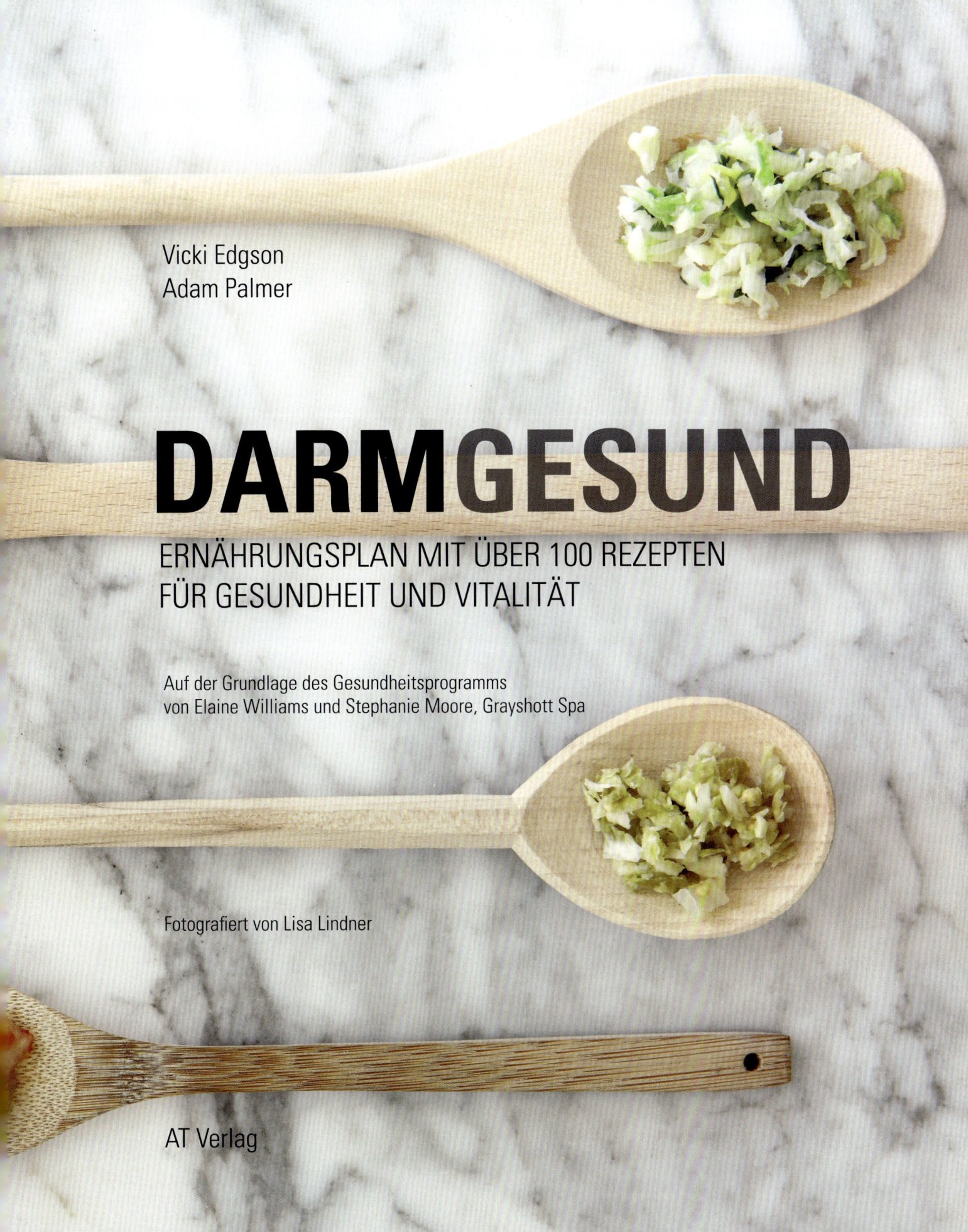

Vicki Edgson
Adam Palmer

DARMGESUND

ERNÄHRUNGSPLAN MIT ÜBER 100 REZEPTEN FÜR GESUNDHEIT UND VITALITÄT

Auf der Grundlage des Gesundheitsprogramms
von Elaine Williams und Stephanie Moore, Grayshott Spa

Fotografiert von Lisa Lindner

AT Verlag

Die Originalausgabe dieses Buches ist unter dem Titel »GutGastronomy« 2015 bei Jacqui Small LLP, Aurum Press, London, erschienen. Text-Copyright © 2015 Grayshott Spa, Vicki Edgson und Adam Palmer; Grayshott Health Regime Copyright © 2015 Elaine Williams und Stephanie Moore; Fotos und Gestaltung © 2015 Jacqui Small.

Aus dem Englischen übersetzt von Barbara Buchwalter

© 2015
AT Verlag, Aarau und München
Fotos: Lisa Lindner
Grafische Gestaltung: Maggie Town
Satz: AT Verlag
Printed in China

ISBN 978-3-03800-871-2

www.at-verlag.ch

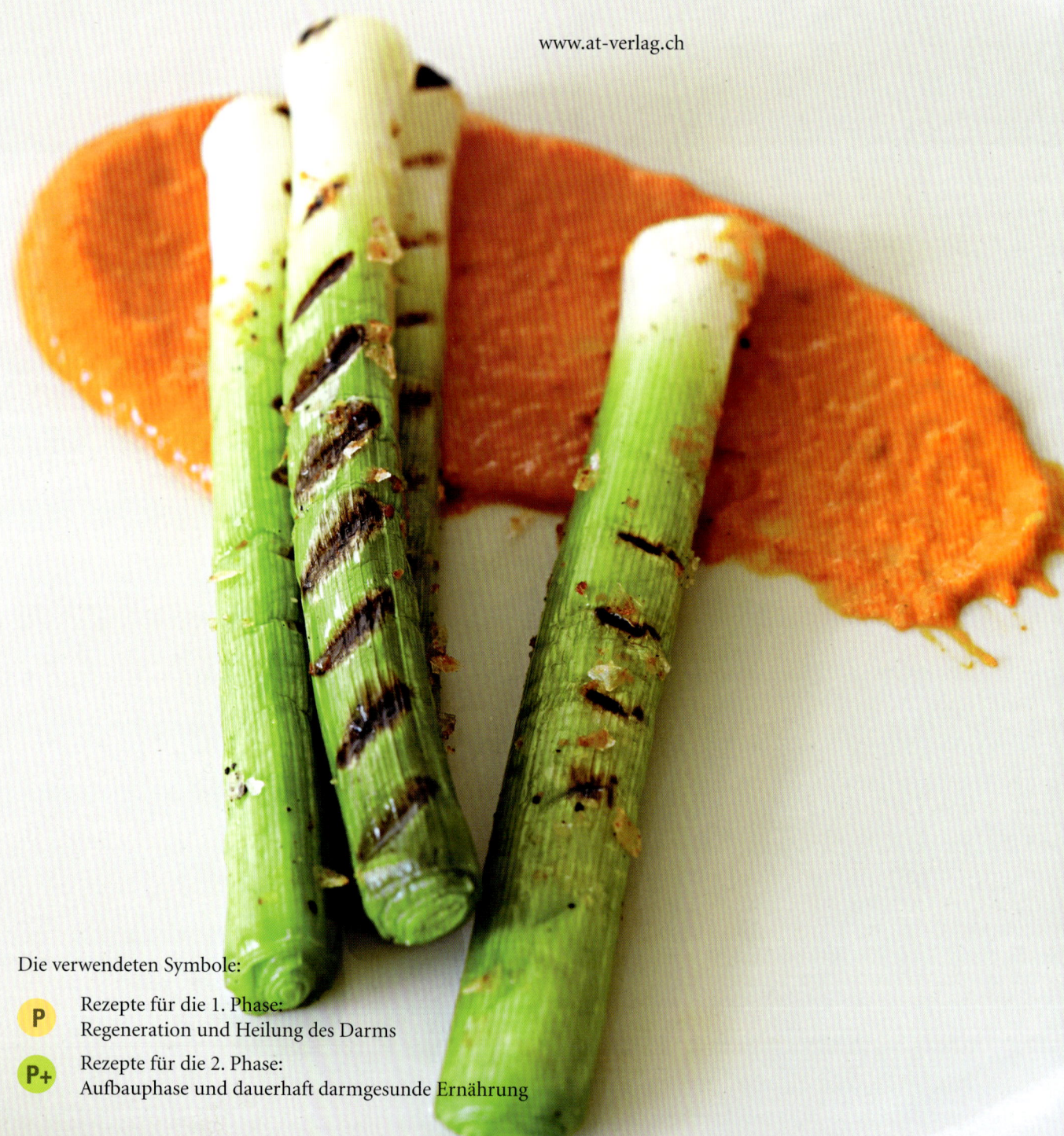

Die verwendeten Symbole:

P Rezepte für die 1. Phase:
Regeneration und Heilung des Darms

P+ Rezepte für die 2. Phase:
Aufbauphase und dauerhaft darmgesunde Ernährung

Inhalt

- 7 Vorwort: Der Weg zu wahrer Gesundheit

- 10 Einleitung
- 12 Wie der Körper funktioniert
- 16 Wissen, was man isst
- 18 Die Nahrungsmittelgruppen
- 38 Fermentierte Nahrungsmittel
- 44 Proteinreiche Fastenbrühen
- 48 So funktioniert der Darm-Ernährungsplan
- 50 So geht es weiter

- 55 Frühstück und kleine Gerichte
- 93 Suppen
- 116 Hauptgerichte
- 168 Gemüsebeilagen
- 194 Salate
- 220 Für besondere Anlässe

- 246 Rezept- und Zutatenverzeichnis
- 248 Bezugsquellen
- 248 Dank

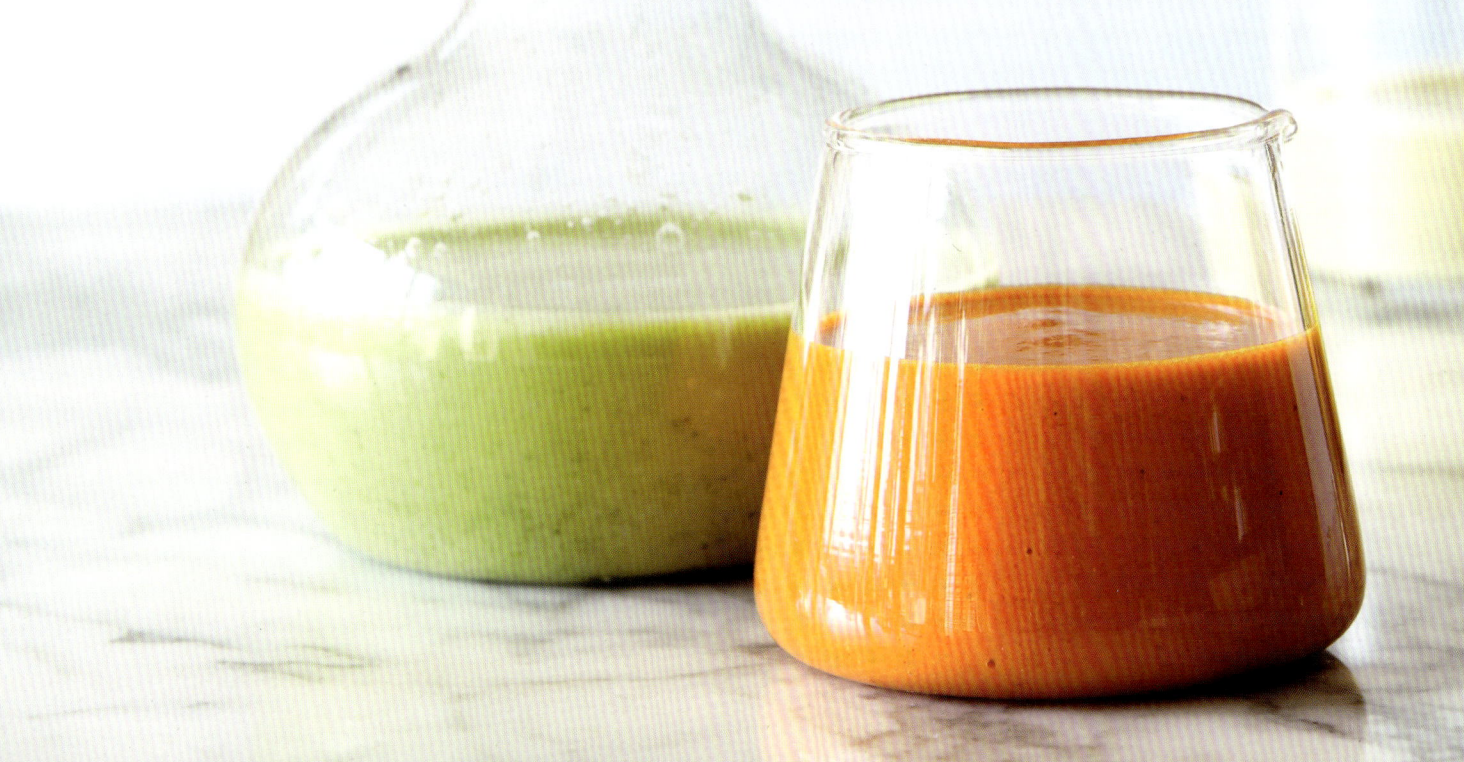

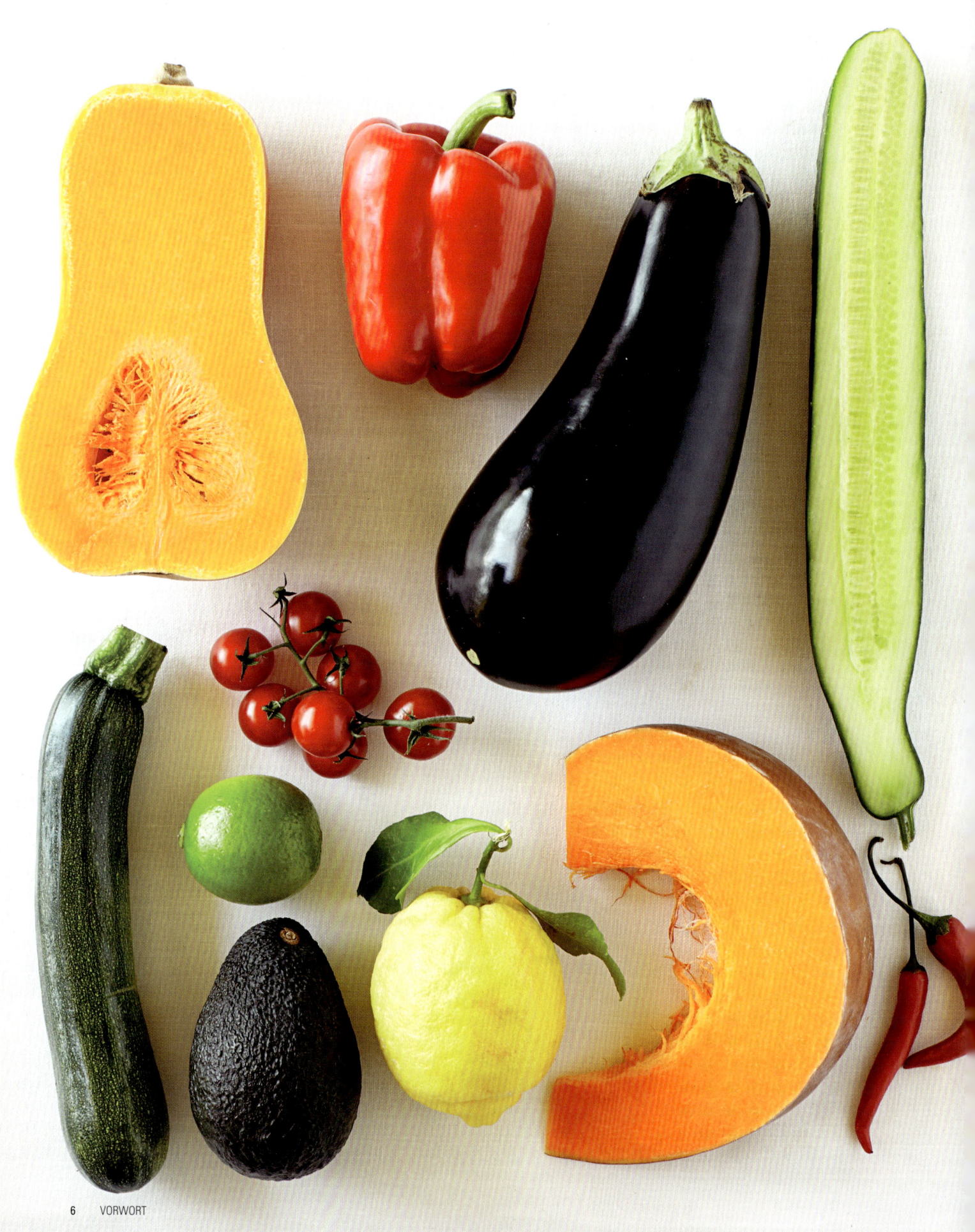

Vorwort:
Der Weg zu wahrer Gesundheit

In den letzten Jahrzehnten zeigen Ärzte, pharmazeutische Industrie und Lebensmittelindustrie ebenso wie Menschen überall auf der Welt ein zunehmendes Interesse an der Prävention und Erhaltung der Gesundheit. Dieses Interesse lässt sich an den vielfältigen Ernährungsempfehlungen, der gesteigerten Bedeutung der körperlichen Fitness und des persönlichen Erscheinungsbilds ablesen. Sowohl staatliche Institutionen des Gesundheitswesens wie auch die Privatwirtschaft wenden enorme Summen auf, um uns durch Veröffentlichungen, Empfehlungen und Werbung nahezubringen, was wir essen und welche körperliche Betätigung wir pflegen sollen; zugleich warnen sie uns vor den verheerenden Folgen, die uns drohen, wenn wir nicht auf all die (selbsternannten) Experten hören, deren Heil- und Wundermittel uns helfen sollen, einen gesünderen, fitteren und schöneren Körper zu bekommen.

Die übertriebenen Erfolgs- und Glücksverheißungen der verschiedenen Diäten beobachten viele mit wachsender Skepsis. In den allermeisten Fällen liefern sie keine nachhaltigen Ergebnisse, besonders wenn sie auf zunehmend seltsamen Kombinationen von zum Teil exotischen Nahrungsmitteln, Ernährungsvorschriften und unmöglich einzuhaltenden Diätplänen beruhen. Diese werden einer ständig steigenden Zahl von Menschen schmackhaft gemacht, die verzweifelt nach Erfolg suchen, aber von der Wirklichkeit unweigerlich enttäuscht werden, sowohl von dem, was man ihnen verkauft, als auch von ihrer eigenen Unfähigkeit, die versprochenen utopischen Ergebnisse zu erzielen. Bei einer transparenteren, sachlicheren und vernünftigeren Herangehensweise wäre für alle Interessierten offensichtlich, dass die meisten der angebotenen Lösungen schlicht und ergreifend eine Verschwendung von Geld und Zeit sind. Wie dem auch sei, es gibt tatsächlich wirksame Lösungen, erarbeitet von Fachleuten, deren Erfahrung für ehrliche und zuverlässige Resultate bürgt.

Angesichts der Symptome und Folgen unseres modernen Lebensstils gilt heute die Überzeugung, dass dem Verdauungstrakt und insbesondere dem Darm eine Schlüsselrolle für eine nachhaltige Gesundheit und Gesunderhaltung zukommt. Bereits Hippokrates, der Begründer der wissenschaftlichen Medizin (460 bis 370 v. Chr.), sagte: »Alle Krankheiten beginnen im Darm.«

Durch eine wissenschaftlich fundierte Ernährungsweise, falls nötig begleitet von therapeutischer Behandlung und Kräuteranwendungen, kann und muss Gesundheit sozusagen von innen nach außen entstehen; die empfohlene Ernährung, die auch die Grundlage dieses Buches bildet, basiert auf einem naturheilkundlich begründeten Ansatz zur Darmreinigung und zur Wiederherstellung eines ausgeglichenen, gut funktionierenden Verdauungssystems. Der entscheidende erste Schritt auf dem Weg zu nachhaltiger Gesundheit besteht darin, die fein austarierten komplexen Vorgänge des Verdauungssystems zu verstehen. Das hier vorgelegte Programm hat sich in der Praxis vielfach bewährt, ist erfolgreich und, was noch wichtiger ist, es wirkt nachhaltig – und das ist der Schlüssel zum Erfolg. Viele Menschen kennen das wundervolle Gefühl nach erfolgreich bestandener Diät oder Kur, nur um danach sofort wieder in ihre alte Routine zu verfallen. Auf sich allein gestellt, schaffen sie es nicht, sich an das vorgeschriebene Ernährungs- oder Übungsprogramm zu halten, und dadurch wird alles Erreichte bald wieder zunichte gemacht.

Das strukturierte Gesundheitsprogramm, das diesem Buch zugrundeliegt, beruht auf fünfzig Jahren Erfahrung in klinischer Forschung und Praxis. Obwohl es keine universelle Patentlösung oder Heilung für Übergewicht, Fettleibigkeit, Diabetes und all die Belastungen des modernen Lebens gibt, hat sich gezeigt, dass der hier beschriebene Ansatz funktioniert, dass er machbar und von nachhaltigem Erfolg gekrönt ist.

Eines unserer ersten und wichtigsten Anliegen war, der falschen Vorstellung vieler Menschen von der Notwendigkeit des »Entgiftens« und einer dazu unumgänglichen spartanischen und drastischen Diät zu begegnen. Nach unserer Auffassung ist dies ein Irrtum. Da die Anforderungen des modernen Lebens – mit anhaltendem Stress, Überarbeitung, Übermüdung, exzessivem Sport – den Organismus oft völlig auslaugen, besteht viel eher das Bedürfnis nach Nahrung, das heißt nach wahrhaft nährender und aufbauender Kost als nach Entgiftung und Reinigung durch Verzicht und Einschränkung. Eine der einschneidensten Folgen des modernen Lebensstils ist ein geschwächtes Verdauungssystem; deshalb steht dieses im Mittelpunkt unseres Programms, das sich auf die Darmgesundheit als Weg zu wahrer Gesundheit konzentriert.

Wir wollen den Menschen nicht nur zeigen, wie sie ihre Gesundheit wiedergewinnen und ihren Körper mit richtigem Essen (er)nähren können, sondern auch, dass der Verzehr bestimmter Nahrungsmittel von selbst die Darmreinigung unterstützt und fördert. So können wir mit voller Überzeugung den Verzehr von köstlichen Nahrungsmitteln empfehlen, die zugleich genussvoll sind und heilend wirken. Dazu gehören zum Beispiel hochwertiges rotes Fleisch (einschließlich des Fetts) von Tieren aus Weidehaltung, Fisch, Eier, fermentierte Lebensmittel, Butter, Rahm (Sahne), Nüsse, Avocado und eine bunte Auswahl an biologisch gezogenem Gemüse.

Bei diesem Ernährungsplan lassen sich zum Teil bereits nach einer Woche objektiv messbare Verbesserungen des Gesundheitszustands feststellen, etwa bei maßgeblichen Indikatoren wie Blutzucker, Cholesterin, Triglyzeriden und Gamma-GT-Wert. Während diese objektiv messbaren Ergebnisse vor allem die Ernährungsspezialisten und Mediziner begeistern, freuen sich die Anwenderinnen und Anwender am unerwarteten Gewichtsverlust, zumal Körperfett und nicht Muskeln abgebaut werden. Dies bestätigt zugleich die schon lange von uns vertretene Ansicht, dass nicht Gewichtsverlust das primäre Ziel ist, sondern dass dieser sich meist von selbst ergibt, wenn der Körper gesund und im Gleichgewicht ist. Unter- oder Übergewicht sind letztlich ein Zeichen eines tieferliegenden Problems. Wenn man dieses Problem löst, erreichen die Menschen meist von selbst ein gesundes Körpergewicht.

Wir hoffen, dass Sie als Leserinnen und Leser dieses Buches viel Freude und Erfolg mit unserem Ernährungsplan und mit den köstlichen und wahrhaft nährenden Rezepten von Adam Palmer haben. Genießen Sie Ihre überbordende Gesundheit!

Simon Lowe, Elaine Williams und Stephanie Moore
Grayshott Spa, Surrey, England

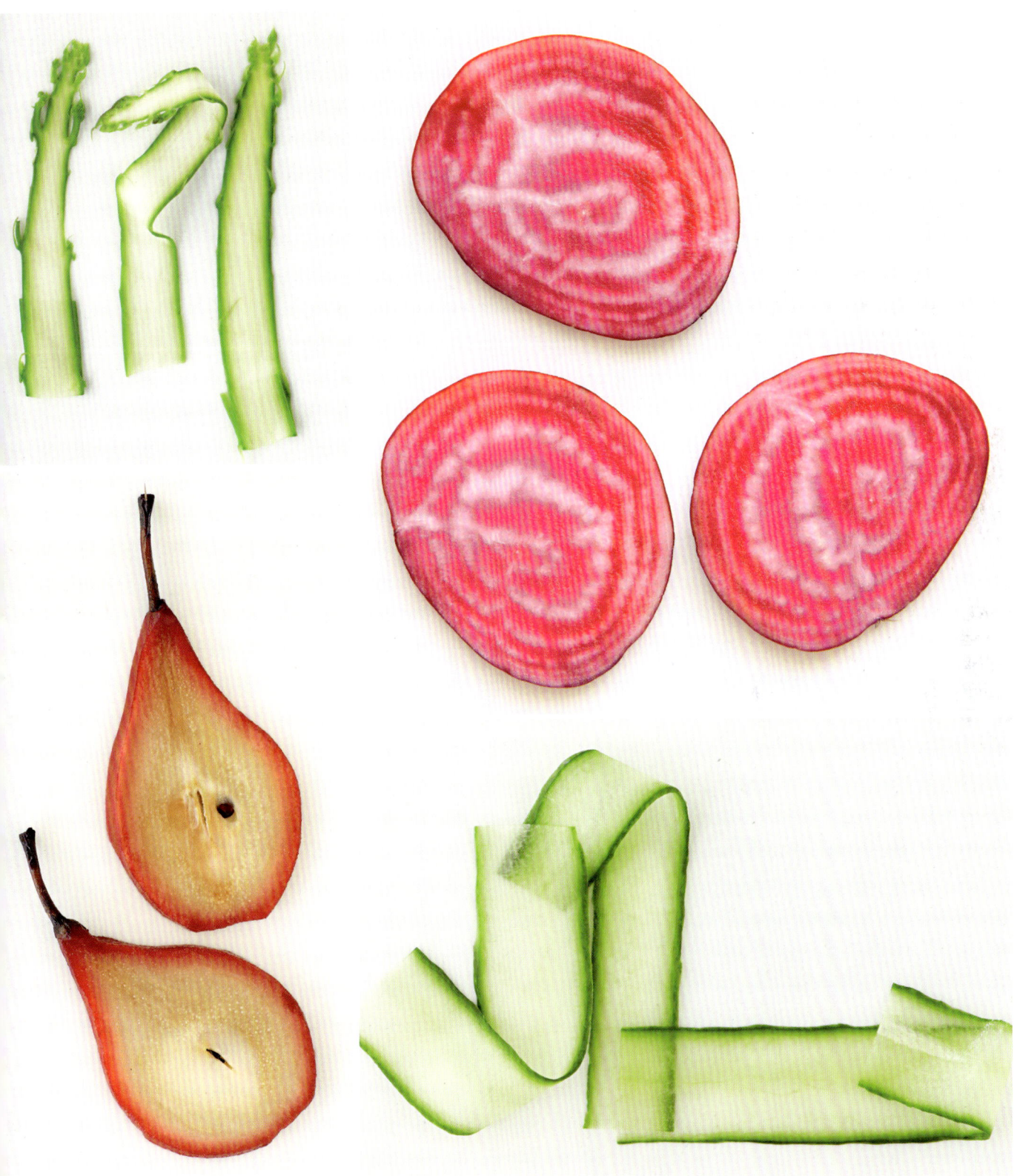

VORWORT

Einleitung

Der hier vorgeschlagene Darm-Ernährungsplan ist keine Diät, sondern eine Ernährungsweise, die in den letzten Jahren auf der Grundlage intensiver Forschung entwickelt wurde. Sie basiert auf soliden naturheilkundlichen Grundsätzen, die mit neuesten wissenschaftlichen Erkenntnissen untermauert wurden. Sie wurde von Hunderten von Menschen ausprobiert und zeigte, wie wichtig es ist, gut zu essen – und zwar jeden Tag. In einer Welt, in der man sich immer häufiger fragt, wo die Nahrung herkommt, wie sie angebaut oder gezüchtet wurde, war es nie wichtiger als jetzt, sich dafür zu interessieren, was man isst.

Die Grundprinzipien des Darm-Ernährungsplans sind auf der gegenüberliegenden Seite aufgelistet. Sie geben Ihnen eine Übersicht und sollen Sie dazu ermutigen, aus einer größeren Auswahl gesunder Lebensmittel auszuwählen, anstatt tagaus, tagein an denselben gewohnten Nahrungsmitteln festzuhalten. Die Quintessenz des Plans ist, dass es für Gaumen und Verdauungsapparat am besten ist, ganz verschiedene saisonale Nahrungsmittel (vorzugsweise aus regionaler Produktion) zu essen.

Die Reinigung und Regeneration des Verdauungssystems ist der Schlüssel zu einer nachhaltigen Gesundheit. Genauso regelmäßig wie wir die Zähne putzen und die Haare waschen, sollten wir auch unser Verdauungssystem pflegen. Es ist Teil des parasympathischen Nervensystems, das heißt, dass es wie die Atmung oder der Herzschlag eine der Körperfunktionen ist, die rund um die Uhr, sieben Tage die Woche selbsttätig funktioniert. In jüngerer Zeit wurde jedoch nachgewiesen, dass ein regelmäßiger zeitlich beschränkter Verzicht auf Nahrung – auch Intervallfasten genannt – neben anderen langfristigen Vorteilen dem Verdauungssystem ermöglicht, sich selbst zu heilen und zu regenerieren. Wenn das Intervallfasten über mehrere Monate praktiziert wird, hilft es auf natürliche Weise den Blutdruck zu senken, das schädliche LDL-Cholesterin (Low Density Lipoprotein) zu reduzieren und den Körper wieder ins Gleichgewicht zu bringen.

Dies können Sie zusammen mit dem Darm-Ernährungsplan erreichen, indem Sie sich zwei (nicht aufeinanderfolgende) Wochentage aussuchen, an denen Sie die Nahrungsaufnahme einschränken. An diesen Tagen essen Sie abends einen Teller Hühner- oder Rinderbrühe, für welche die Karkassen oder Knochen mehrere Stunden ausgekocht wurden, um ein Maximum an wertvollen Nährstoffen aus ihnen herauszulösen (siehe Seite 44). Dies ist das letzte Essen, das Sie vor dem Schlafen zu sich nehmen, bis zum Mittagessen am nächsten Tag. Diese »Reinigung« ist ganz einfach machbar; sie entlastet und setzt Energie frei, die sonst für die Verdauung benötigt würde. Der Verdauung eine Pause zu gönnen bedeutet, dass diese Energie im Körper an einer anderen Stelle verwendet werden kann.

Der hier vorgeschlagene Ernährungsplan ist sehr wirkungsvoll und hat in vielen Fällen zu ganz erstaunlichen Ergebnissen geführt. Lesen Sie auf den folgenden Seiten, wie er funktioniert und wie Sie ihn in die tägliche Praxis umsetzen können. Probieren Sie danach die köstlichen Rezepte aus; sie zeichnen sich alle durch einen besonders hohen Nährwert aus und entsprechen den auf der gegenüberliegenden Seite beschriebenen Grundprinzipien.

Die 10 Grundprinzipien des Darm-Ernährungsplans

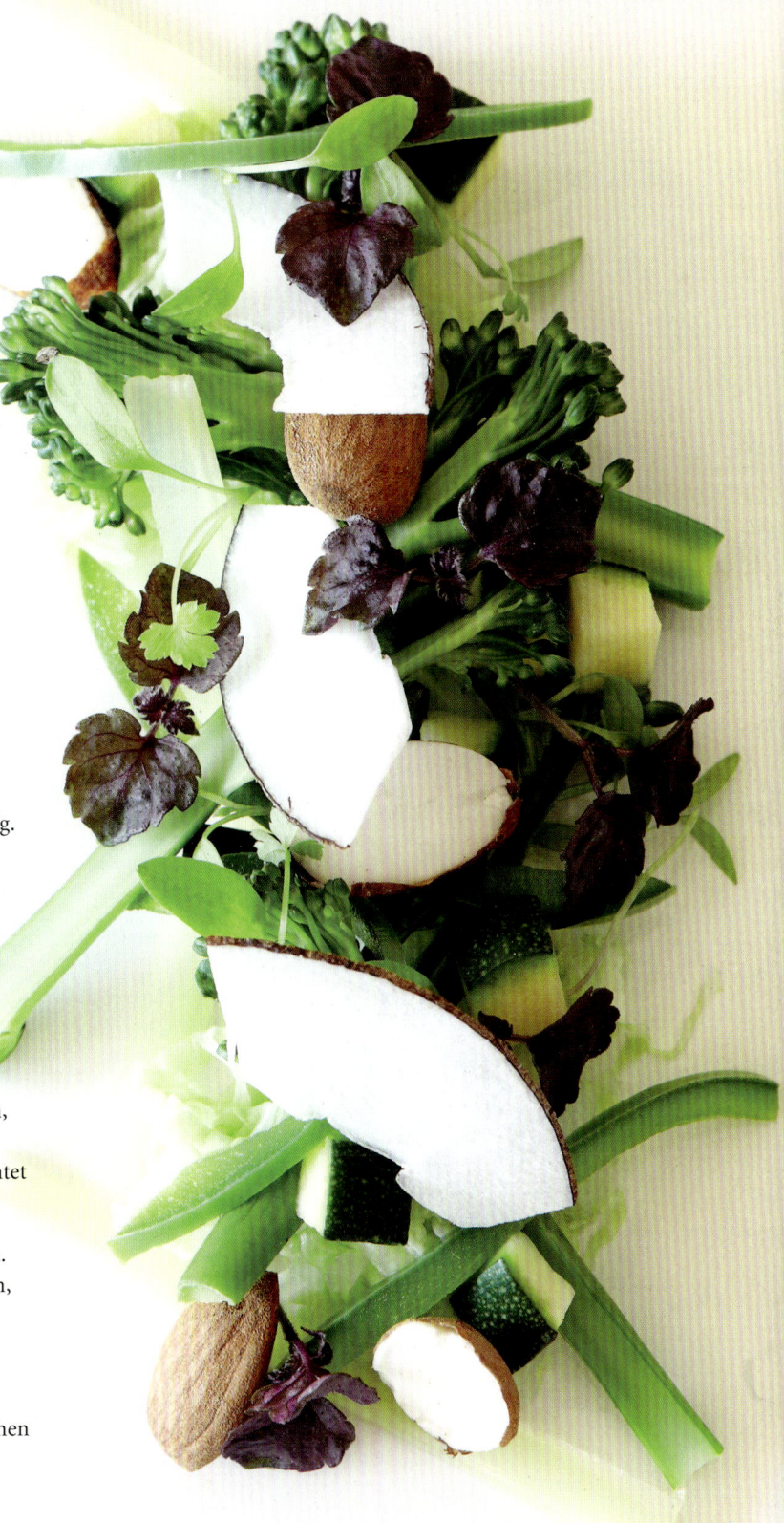

1 Die Darmgesundheit hängt entscheidend von einer gesunden Darmflora ab, die wiederum unsere Immunabwehr maßgeblich beeinflusst. Herzstück des Darm-Ernährungsplans ist die Herstellung einer gesunden Darmflora.

2 Zur Stärkung der Darmflora ist die regelmäßige Aufnahme fermentierter Nahrungsmittel wichtig. In unserem Ernährungsplan ist dies vor allem fermentiertes Gemüse, das viele gesunde Probiotika und Präbiotika enthält (unverdauliche Nahrungsbestandteile).

3 Vermieden werden Getreide, die meisten Hülsenfrüchte sowie einige Gemüsesorten, je nach ihrer Molekularstruktur und wie sie physiologisch abgebaut werden. Aus demselben Grund werden Milchprodukte weggelassen, da Lactose für ein sich regenerierendes Verdauungssystem zu komplex ist.

4 Nehmen Sie jeden Tag gesunde Fette zu sich; sie enthalten Nährstoffe und haben entzündungshemmende Eigenschaften.

5 Qualitativ hochwertiges Protein ist bei jeder Mahlzeit wichtig. Dabei ist tierisches Protein pflanzlichem vorzuziehen, da es vom Körper leichter abgebaut und umgesetzt werden kann.

6 Fleisch sollte möglichst von Tieren aus biologischer Weidehaltung stammen. Dieses Fleisch ist reich an entzündungshemmenden Omega-3-Fettsäuren und enthält weniger Antibiotika, die den nützlichen Mikroorganismen im Verdauungstrakt schaden.

7 Obst und Gemüse sollten aus biologischem Anbau stammen, bei dem auf das Spritzen mit den für den Darm besonders schädlichen antibakteriellen Wirkstoffen und Pestiziden verzichtet wird.

8 Als Salat gegessenes Gemüse sollte immer blanchiert werden. Durch das Blanchieren wird die Zellulosestruktur aufgebrochen, wodurch im Darm die Nährstoffe leichter herauszulösen sind.

9 Alle Nüsse, Sprossen und Hülsenfrüchte müssen vor dem Verzehr 24 Stunden eingeweicht werden. Dadurch werden Enzymhemmer eliminiert, die die Verdauungsfunktion schwächen könnten.

10 Vermeiden Sie Alkohol, solange Sie dem Ernährungsplan folgen, da die entzündungshemmende Wirkung eines der Ziele ist. Alkohol wirkt sich auf Entzündungen aus wie Benzin, das man ins Feuer gießt.

Wie der Körper funktioniert

Heute ist es in der Schulmedizin wie auch in der Naturheilkunde eine allgemein anerkannte Tatsache, dass die meisten Krankheiten im Darm beginnen und auch von dort aus geheilt werden können. Ein berühmter Ausspruch von Hippokrates lautet: »Lass die Nahrung deine Medizin sein und Medizin deine Nahrung.« Dieses Buch betrachtet das gesamte Verdauungssystem vom Mund bis zum Darm und widmet sich allen Aspekten, die zu seiner Verbesserung und Optimierung beitragen.

Die richtige Nahrung

Bewusst einkaufen

Frisches Essen sorgfältig auszuwählen und darauf zu achten, woher es kommt, ist ebenso wichtig wie Proteine und Kohlenhydrate in ausgewogener Form zu sich nehmen. Vieles von dem, was wir essen, wird in Massenproduktion hergestellt und im Supermarkt gekauft. Dabei spielen die saisonale Verfügbarkeit und wie die Tiere gehalten oder das Gemüse angebaut wurde, nur eine geringe Rolle. Daher empfehlen wir Ihnen, lokale Märkte aufzusuchen und die der jeweiligen Jahreszeit entsprechenden, natürlich gereiften und aus ethisch korrekter Produktion stammenden Nahrungsmittel zu kaufen.

Tiere aus Weidehaltung sind entspannter und weniger gestresst als solche aus Massentierhaltung, und das überträgt sich direkt auf das Produkt, das wir essen. Hühner aus intensiv bewirtschafteten Betrieben, die doppelt so viele Eier legen, als es ihnen natürlicherweise entspricht, produzieren weniger hochwertige Eier als freilaufende Hühner, da die Nährstoffe nicht genügend Zeit zum Reifen haben.

Aufmerksam essen

Nehmen Sie sich Zeit, Essen frisch zuzubereiten, das Ihren Körper nährt und Ihren Appetit befriedigt. Achten Sie darauf, wie viel Zucker in fertig verarbeiteten Lebensmitteln enthalten ist – er beeinflusst die Insulinausschüttung der Bauchspeicheldrüse, was wiederum das Verlangen nach zusätzlichem Zucker steigert. Wenn man frisches Essen in ausgewogener Form zu sich nimmt, liefert dies alle notwendigen Nährstoffe, ohne dass man zusätzlichen Zucker für Energie oder Kraft benötigen würde.

Aufmerksam essen heißt auch, ausreichend Zeit und eine ruhige Umgebung zum Essen zu haben. Kauen Sie die Nahrung sorgfältig und lernen Sie zu merken, wann Sie genug gegessen haben und satt sind. Der Magen meldet dem Gehirn, sobald er ausreichend Nahrung aufgenommen hat.

Das Richtige essen

Die steigende Zahl von Krankheiten und die zunehmende Fettsucht in westlichen Ländern zeigt, wie schädlich verarbeitete Lebensmittel und stark gesüßtes Essen für die Verdauung und, als Folge davon, für die Gesundheit sind. Sie müssen Proteine und Fett zu sich nehmen, um Körper und Geist zu nähren und für ein gesundes Verdauungssystem zu sorgen, das die Nahrung in effizienter Weise aufnimmt und wieder ausscheidet. Im Folgenden erfahren Sie auch, welche Nahrungsmittel Sie vermeiden sollten und warum. So können Sie erkennen, welche Nahrungsmittel gesund sind und welche Sie bevorzugt essen sollten.

Wie Stress die Verdauung beeinflusst

Stress oder Belastungen kommen im Körper in verschiedenen Formen vor und haben dann eine hormonale Wirkungskaskade zur Folge. Mögliche Ursachen sind:

Aufgenommene Substanzen: Medikamente und/oder Freizeitdrogen, Alkohol, zu viel Koffein, Zucker und Süßstoffe, verarbeitete Lebensmittel, Geschmacksverstärker, künstliche Farbstoffe, Fungizide, Pestizide und Wachstumshormone in der Nahrung.
Schwermetalle: Quecksilber- und Amalgamfüllungen in Zähnen, Metallstifte oder Platten aufgrund von Frakturen in Knochen oder Gelenken, Körperpiercings.
Umwelteinflüsse: Umweltverschmutzung, schlechte Lüftung, Klimaanlagen, Flugreisen, Bildschirmstrahlung, Dehydrierung.

Die Funktionsweise des Verdauungssystems

Im **Mund** beginnt die Verdauung mit der Produktion von Ptyalin, einem Verdauungsenzym, das bereits beim ersten Gedanken an Essen, durch dessen Duft oder Anblick produziert wird. Für eine gute Verdauung ist gutes Kauen entscheidend. Bis der Bissen Essen im Magen ankommt, sollte er so weit zerkleinert sein, dass er einer dicklichen Flüssigkeit ähnelt.

Im **Magen** wird durch die verschiedenen Muskelgruppen der Nahrungsbrei (ähnlich wie die Wäsche in der Waschmaschine) gedreht, gewälzt und weiter aufgebrochen, um zu gewährleisten, dass die verschiedenen Nahrungskomponenten im Dünndarm und im Dickdarm aufgenommen werden können. Der Magen ist die einzige stark saure Umgebung im Verdauungstrakt, mit einem pH-Wert zwischen 1,2 und 4,5 (der pH-Wert gibt an, wie sauer oder basisch eine Substanz ist; ein pH-Wert von 7 ist neutral); Voraussetzung ist, dass der Magen ausreichend Salzsäure und Proteasen (Enzyme zur Aufspaltung der konzentrierten Proteine) absondert. Die Säure sorgt auch dafür, dass schädliche Bakterien, die sich eventuell im Essen befinden, neutralisiert und abgetötet werden.

Die **Bauchspeicheldrüse** hat zwei Funktionen:
Verdauungsfunktion: Freisetzung der Verdauungsenzyme Protease (für Proteine), Amylase (für Kohlenhydrate) und Lipase (für Fette), um die Verdauung im Dünndarm zu unterstützen.
Hormonproduktion: Produktion von Insulin, das den Blutzuckerspiegel reguliert und meldet, wenn man genug gegessen hat, indem es Glukose (das Endprodukt der Verdauung) zum Gehirn und zu den Muskeln transportiert. Außerdem Produktion von Leptin, das dem Gehirn ebenfalls meldet, wenn man genügend gegessen hat. Diese Hormone arbeiten Hand in Hand; sie teilen dem Gehirn mit, wann genügend Nährstoffe aufgenommen sind, um Körper und Gehirn zu ernähren.

Die **Leber** produziert Gallensalze, die mit Gallenflüssigkeit aus der Gallenblase zusammentreffen und gemeinsam Fette aus der aufgenommenen Nahrung emulgieren oder aufbrechen. Durch Verwendung der richtigen Fette erhält der Körper nährstoffreiche Verbindungen, die für das richtige Funktionieren von Gehirn und Nervensystem sowie für die Herstellung von Hormonen lebenswichtig sind.

Der **Dünndarm** ist der erste Teil des Verdauungssystems, der tatsächlich wichtige Nährstoffe aufnimmt. Diese sind aus einer Kombination von Einfachzuckern mit Proteinen tierischer Herkunft und essenziellen Fetten entstanden. Einfachzucker sind die einfachste Form von Kohlenhydraten, die in Gemüse und Obst enthalten sind und am leichtesten zu verdauen sind (siehe Seite 24–28). Proteine tierischer Herkunft beziehen wir aus Fleisch, Geflügel und Milchprodukten, essenzielle Fette sind in Fisch, Nüssen und Samen enthalten. Neunzig Prozent aller Nährstoffe werden durch den Dünndarm aufgenommen, wo Milliarden von fingerähnlichen Gebilden, die Zotten, die Resorptionsfläche der Darmschleimhaut vergrößern.

Der **Dickdarm** ist nur dann gesund und leistungsfähig, wenn alle anderen Verdauungsorgane gut funktionieren und wenn seine Peristaltik funktioniert (die rhythmische Muskelbewegung, die die Fäkalien zur Ausscheidung durch den Dickdarm schiebt), um Verstopfung zu verhindern. Hier geschieht die Resorption der noch verbleibenden Nährstoffe (10 Prozent). Voraussetzung sind aber ausreichend Ballaststoffe in der Nahrung, um eine regelmäßige Darmbewegung sicherzustellen und zu verhindern, dass Abfallstoffe durch die Darmwand aufgenommen werden.

Emotionale Faktoren: Scheidung, Verlust eines geliebten Menschen, Arbeitslosigkeit, postnataler Stress, Ärger, Schmerz, Verstimmung, Angst, Einschüchterung und Mobbing, finanzielle Sorgen, Schulden.

Das Hormon Cortisol, das als Antwort auf einen Stressfaktor, sei es auf körperlicher oder seelischer Ebene, von den Nebennieren (sie liegen oberhalb der Nieren) ausgeschüttet wird, hat mit der sogenannten Kampf- oder Flucht-Reaktion aus der Frühzeit der menschlichen Entwicklung zu tun. Dem urzeitlichen Jäger diente die Ausschüttung hoher Konzentrationen an Cortisol dazu, dass er schneller und weiter rennen konnte und seine Aufmerksamkeit und Reaktionsfähigkeit geschärft wurden, um ihm das Leben zu retten oder die nächste Mahlzeit zu sichern. Im Anschluss daran folgte eine Phase, in der die Cortisol-Ausschüttung absank und sich der Frühmensch entspannte, aß und schlief, wobei sich seine Muskeln erholen konnten.

Cortisol ist für uns immer noch lebenswichtig; es löst jede körperliche Bewegung aus und regt unser Gehirn an, aber es sollte nicht permanent, sondern nur in Intervallen und phasenweise produziert werden. Heutzutage läuft die Cortisol-Ausschüttung aber oft ständig. Die Nebennieren, die das Cortisol ausschütten, überarbeiten sich und sind mit Nährstoffen unterversorgt, vor allem wenn reichlich Koffein, Fast-Food und Softdrinks konsumiert werden, um unter Stress weiter funktionieren zu können, anstatt auf unseren Körper und unser Gefühl hören, wenn wir erschöpft sind. Dieser Zustand kann zu erhöhtem Blutdruck, Herzerkrankungen, Angstgefühlen und Panikattacken führen. Diese Art von Stress kann auch ein wesentlicher Faktor für Entzündungszustände, vor allem im Darm sein, wo Blähungen, Winde, Verstopfung, Schmerzen und Beschwerden für sehr viele Menschen zur Normalität geworden sind. Ein hoher Cortisol-Spiegel beeinträchtigt zudem sowohl die Verdauungsfunktion als auch das Sättigungsgefühl nach dem Essen. Wenn Sie daher lernen, langsam und aufmerksam zu essen (siehe Seite 12), können Sie solche Probleme entscheidend verringern und so eine optimal arbeitende Verdauung ermöglichen.

Warum Antioxidantien so wichtig sind

Antioxidative Nährstoffe schützen uns vor Zellschäden durch Verschleiß, durch den körpereigenen Metabolismus und Stressfaktoren jeglicher Art. Sie schützen vor einer vorzeitigen Alterung von Haut, Gehirn und Herz und vor dem Nachlassen von Vitalität und Energie. Antioxidative Vitamine und Mineralien finden wir in vielen intensiv farbigen Lebensmitteln, vor allem in Gemüse und Beeren. Idealerweise sollten sie aus biologischem Anbau stammen, damit die in der Haut oder Schale von vielen Früchten oder Gemüsen enthaltenen Salvestrole nicht durch chemische Rückstände belastet sind. Salvestrole sind pflanzliche Substanzen, denen eine Anti-Krebs- und Anti-Aging-Wirkung nachgesagt wird; sie sollen Krebszellen neutralisieren können, ohne die umliegenden gesunden Zellen zu schädigen.

Tierische Proteine liefern reichlich Antioxidantien, wie die Spurenelemente Zink und Selen, die zum Schutz der Organe, zum Beispiel von Schilddrüse, Leber und Haut lebenswichtig sind.

Pflanzliche Proteinlieferanten wie Nüsse, Samen und deren Öle sowie Linsen sind ebenfalls gut, aber sie enthalten nicht alle neun essenziellen Aminosäuren wie die tierischen Proteine. Pflanzliche Proteine enthalten jedoch in gleichem Maße Vitamine und Mineralien, während tierische Proteine mehr Mineralien enthalten. Antioxidantien verstärken sich wechselseitig in ihrer Wirkung. Viele der Lebensmittel, die in unserem Ernährungsplan aufgeführt sind, enthalten die wichtigsten antioxidativen Nährstoffe.

> **Das Gehirn füttern**
>
> Mehr als 80 Prozent dessen, was wir essen, dient der Versorgung des Gehirns, dann erst werden die übrigen Organe versorgt. Sich im Kopf benebelt oder müde fühlen deutet meist darauf hin, dass wir mehr frische, nährstoffreiche Nahrung zu uns nehmen sollten. Sobald Sie dieses Ernährungsprogramm mindestens drei Wochen lang durchgeführt haben, werden Sie sich im Kopf wacher und im Körper energiegeladener fühlen.

Die wichtigsten Antioxidantien

Vitamin A (auf tierischer Basis): in Rindfleisch, Lamm, Kalbsleber und Nieren.

Beta-Carotin (pflanzliche Basis des Vitamins A): in Kirschen, allen Beeren, Karotten, Roter Bete, Rotkohl, Auberginen, Tomaten (rote und orange).

Vitamin C: in Paprika, Kiwi, Brokkoli, Kohl, Mangold, Spinat, Erbsen, Tomaten, Zitrusfrüchten und Papaya.

Vitamin E: in Avocado, Sesamsamen, Chia-Samen, Sonnenblumen- und Kürbiskernen, in allen Nüssen und ihren Ölen.

Selen: in Garnelen, Sardinen, Lachs, Jakobsmuscheln, Kabeljau, Huhn, Truthahn, Lamm, Rindfleisch, Cashews, Macadamianüssen, Walnüssen, Paranüssen, Sonnenblumen- und Kürbiskernen.

Zink: in Schalentieren, einschließlich Austern, Muscheln und Garnelen, Eiern, Rindfleisch, Lamm, Rehfleisch, Huhn, Ente, Pekannüssen, Walnüssen, Mandeln, Pilzen und Kakao.

Glutathion (das primäre Antioxidans, das die anderen Antioxidantien regeneriert): in Avocado, Spargel, Zwiebeln, Knoblauch, Spinat, Brokkoli und grünem Blattgemüse, in Äpfeln, Kurkuma, rotem Fleisch, Huhn, Eiern und fermentierter Milch (nur in der Folgephase P+).

Wissen, was man isst

Um die Grundlagen dieser Ernährung besser zu verstehen, erfahren Sie hier mehr über die zehn Grundprinzipien des Darm-Ernährungsplans. Wir empfehlen Ihnen, diesen Plan mindestens zwei bis drei Wochen lang durchzuführen, um die Wiederherstellung eines gesunden Verdauungssystems sicherzustellen. Bei manchen Menschen tritt schnell eine Besserung ein, bei anderen braucht es zwischen 7 und 21 Tagen, um spürbare Ergebnisse zu erzielen. Der 14-Tage-Plan auf Seite 49 zeigt Ihnen als Beispiel, wie Ihr Speiseplan aussehen könnte. Ab Seite 50 erfahren Sie, wie die weitere Ernährung nach Abschluss der ersten Phase aussieht und welche Nahrungsmittel wieder in den Speiseplan aufgenommen werden können, um gleichzeitig die Darmgesundheit zu erhalten.

Die Gewohnheiten ändern

Obwohl Sie sich vielleicht nicht bewusst sind, dass Sie Verdauungsprobleme haben, werden Sie bei Befolgung dieses Ernährungsplans verschiedene positive Wirkungen beobachten: Ihr Gewicht wird sich normalisieren, Haut, Haare und Nägel werden gesünder, Ihr Gehirn wird leistungsfähiger, und Sie werden klarer denken können. Ein gut funktionierendes Verdauungssystem spielt eine wesentliche Rolle für die Nährstoffaufnahme, die wiederum für eine optimale Gesundheit benötigt wird. Wenn Sie feststellen, wie gesund und vital Sie sich mit dieser Ernährungsweise fühlen, werden Sie kaum mehr in frühere Gewohnheiten zurückfallen.

Menschen mit ernsthaften Verdauungsproblemen, wie Reizdarmsyndrom, Colitis oder Divertikulitis sollten den Ernährungsplan befolgen, bis alle Beschwerden abgeklungen sind, und nicht zu früh mit der Folgephase (P+) beginnen.

Die Verdauungssäfte anregen

Wir empfehlen, vor jeder Hauptmahlzeit zwei Teelöffel Sauerkraut oder ein anderes fermentiertes Gemüse zu essen, um die Produktion von Magensäure und Enzymen zu stimulieren. Sie können dies mit Magenbitter, selbst gemachtem Sauerkraut oder sauer eingelegten Pilzen erreichen (siehe Seite 151). Sie regen die Gallenproduktion und die Bauchspeicheldrüse an.

Flüssigkeitsaufnahme

Flüssigkeitsaufnahme ist der Schlüssel zu einer gut funktionierenden Verdauung und außerdem auch die Grundlage der meisten physiologischen Vorgänge. Die beste Art, den Körper ausreichend mit Flüssigkeit zu versorgen, ist, viel stilles (reines/gefiltertes) Wasser, eventuell mit einem Zitronenschnitz darin, zu trinken oder alle Kräutertees, die Sie mögen. Fruchtsäfte, Alkohol und koffein- oder teinhaltige Getränke wie Kaffee und Schwarztee sind zu vermeiden, da diese Getränke das Gleichgewicht der Darmflora ernsthaft stören.

Intervallfasten

Das Intervallfasten, das seit Jahrtausenden in verschiedenen Kulturen geübt wird, hat viele positive Auswirkungen. Wir empfehlen, so wie im 14-Tage-Plan (siehe Seite 49) vorgesehen, das Intervallfasten in den Darm-Ernährungsplan einzubeziehen, um dem Darm eine Pause zu gönnen, die Zellerneuerung anzuregen und den Alterungsprozess zu verlangsamen. Die positiven Auswirkungen einer periodisch reduzierten Nahrungsaufnahme sind gut erforscht und ausführlich dokumentiert. Regelmäßig durchgeführtes Intervallfasten kann den LDL-Cholesterin-Spiegel und einen zu hohen Blutdruck senken und ausgleichend auf den Blutzuckerspiegel wirken (wodurch wiederum die Gefahr des Auftretens von Diabetes Typ 2 reduziert werden kann). Das Intervallfasten kann auch sehr hilfreich sein, das Gewicht zu halten und die Gewichtszunahme in der Körpermitte zu verringern. Weitere langfristige Vorteile sind ein verbesserter Schlafrhythmus, eine größere Aufmerksamkeit und eine bessere Konzentration.

Zur Erhaltung der Darmgesundheit und um dem Darm von Zeit zu Zeit eine Pause zu gönnen, empfiehlt es sich daher, das Intervallfasten als Teil eines gesunden Lebensstils und nicht als Diät zu betrachten.

Lebensmittel, die Sie im Darm-Ernährungsplan genießen können

Fleisch, Geflügel, Wild und Eier sollten möglichst aus biologischer und/oder Weide- oder Auslaufhaltung stammen. Die Lebensmittel sind dadurch qualitativ hochwertiger und das Essen von besserer Qualität, ohne den Körper übermäßig zu belasten. In diesen Lebensmitteln sind die meisten lebenswichtigen Proteine für Heilung und Genesung enthalten. Das Verhältnis von Omega-3- zu Omega-6-Fettsäuren ist in Fleisch von Tieren aus ausschließlicher Weidehaltung besser ausgewogen und damit gesünder.

Tiefseefische ernähren sich von Krill oder anderen Kleinstlebewesen, die ihren Omega-3-Gehalt erhöhen. Omega-3-Fettsäuren wirken entzündungshemmend und versorgen gleichzeitig das Gehirn und das gesamte Nervensystem. Während des Darm-Ernährungsplans sollten mindestens dreimal pro Woche fette Fische (Sardinen, Makrelen usw.) gegessen werden, da sie ein exzellenter Proteinlieferant sind. Achten Sie auf natürlich geräucherten Fisch; damit vermeiden Sie die Chemikalien, die man in industriell geräucherten Fischen findet.

Obst, Gemüse und Blattsalate sollten der Saison entsprechend gewählt werden; dann sind sie natürlich gereift und wurden nicht mit dem Schiff von einem Ende der Welt ans andere transportiert. Der Jahreszeit entsprechendes Obst oder Gemüse, das aus regionalem Anbau stammt und voll ausgereift ist, ist leicht verdaulich, da die darin enthaltenen Enzyme die Verdauung auf gesunde Weise unterstützen. Aufgrund ihrer Ballaststoffe und ihrer Antioxidantien sind sie für die Darmgesundheit unentbehrlich.

Linsen, Limabohnen und Spalterbsen sollten immer eingeweicht und gut gekocht werden, um die darin enthaltenen Enzymhemmer (Enzyminhibitoren) zu verringern und sie leichter verdaulich zu machen. Vermeiden Sie alle anderen Hülsenfrüchte innerhalb des Darm-Ernährungsplans.

Lebensmittel, auf die Sie im Darm-Ernährungsplan verzichten sollten

Milchprodukte Auf Milch, Käse und Joghurt von Kühen, Ziegen oder Schafen ist innerhalb des Darm-Ernährungsplans zu verzichten. Manche Menschen haben eine Laktose-Intoleranz, die die normale Funktionsweise des Darms beeinträchtigt und zu einer Darmentzündung führt. Wir verzichten ebenfalls auf Sojamilch, da die im Handel erhältlichen Produkte aus gentechnisch veränderten Sojabohnen hergestellt sein können, was hormonelle Störungen verursachen kann. Alternativen sind aus ausgeweichten Mandeln, Haselnüssen oder Cashewkernen hergestellte Milch oder Kokosmilch. Sie alle enthalten ausreichend Proteine, essenzielle Fettsäuren und Mineralien, die das Verdauungssystem beruhigen.

Getreide Innerhalb des Darm-Ernährungsplans sind Getreide vom Speiseplan gestrichen, da sie komplexe Kohlenhydrate enthalten, die die Darmzellen schädigen und zu Entzündungen oder einer Beeinträchtigung der Funktion der Darmzotten führen können. Aufgrund ihrer komplexen Struktur sind Getreide schwer verdaulich und benötigen mehr Verdauungskraft, um sie aufzuspalten, was wiederum die Erholung und Gesundung des Darms beeinträchtigt.

Alkohol Innerhalb des Darm-Ernährungsplans ist jede Art von Alkohol zu vermeiden. Alkohol kann zu Entzündungen der Darmschleimhaut führen, den Blutzuckerspiegel stören und dadurch Stimmungs- und Leistungsschwankungen verursachen. Alkoholische Getränke enthalten zudem für den Gärungsprozess eine gewisse Menge an Zucker. Rotweine aus biologisch-dynamischer Herstellung enthalten jedoch reichlich Antioxidantien und dürfen in der Folgephase gelegentlich getrunken werden, allerdings nur zum Essen.

Die Nahrungsmittelgruppen

Proteine, Kohlenhydrate und gute Fette in ausgewogener Form zu sich zu nehmen ist entscheidend für Gesundheit und Wohlbefinden. In vielen Diäten wird eine dieser Nahrungsmittelgruppen ausgeschlossen, um den Körper zu zwingen, eingelagertes Fett als Energielieferant zu verbrennen. Dies ist jedoch weder eine nachhaltige noch eine gesunde Vorgehensweise, da Nahrungsmittel aus allen drei Gruppen benötigt werden, um im Körper verschiedene Funktionen zu erfüllen.

Perfekte Proteine

Proteine tierischer und pflanzlicher Herkunft sind unerlässlich für den Aufbau und die Reparatur der Körperzellen; jede Entwicklungsstufe eines Fötus hängt von den Proteinen ab. Das Wort Protein kommt vom griechischen protos und bedeutet »grundlegend« oder »vorrangig«. Proteine stehen im Zentrum unseres Darm-Ernährungsplans; sie helfen den Blutzuckerspiegel auszugleichen und schützen so vor Heißhungerattacken. Sie unterstützen die Regulierung des Leptin-Hormons, das in den Fettzellen gebildet wird und uns über den Hypothalamus im Gehirn mitteilt, wann wir genügend gegessen haben. Im Dickdarm sind die Aminosäuren, die aus den Proteinen stammen, die wir zu uns nehmen, eine wichtige Komponente für die Reparatur der Darmzotten, über die die meisten Nährstoffe aus dem Essen aufgenommen werden.

Es ist wesentlich einfacher, die Nährstoffe, die wir benötigen, aus tierischem Protein zu beziehen als aus pflanzlichem, vor allem für alle, die ein schwaches Verdauungssystem haben. Tierische Proteine können wesentlich einfacher verdaut und absorbiert werden. Vitamin B12 und Eisen (wichtig für die Gesundheit des kardio-vaskulären Systems, für das Hormongleichgewicht und die Verdauungsfunktion) tierischer Herkunft sind für den Körper einfacher zu nutzen.

Wieviel Protein brauchen wir?

Die neun essenziellen Aminosäuren (Histidin, Leucin, Lysin, Isoleucin, Methionin, Phenylanalin, Threonin, Valin und Trypophan) müssen wir mit der Nahrung aufnehmen, da unser Körper sie nicht selbst produzieren kann. Alle neun essenziellen Aminosäuren finden sich in tierischem Protein, während die pflanzlichen Alternativen (Nüsse und Samen, einige Hülsenfrüchte und Bohnen, Getreide und daraus hergestellte Produkte) nur jeweils einen Teil der neun essenziellen Aminosäuren enthalten. Sie müssen daher in Kombination gegessen werden, um alle wichtigen Stoffe zu liefern. Dies ist einer der Gründe, warum in unserem Ernährungsplan das tierische Protein so wichtig ist. Eier und Fleisch aus biologischer Produktion sind ein ganz wesentlicher Teil dessen, was Sie essen dürfen.

Die Verdauung von Proteinen, ihre Zerlegung und Absorption, dauern wesentlich länger als von Kohlenhydraten, was die Regulierung der Insulinausschüttung erleichtert. Dies verhindert ein plötzliches Ansteigen des Blutzuckerspiegels, was wiederum das Risiko, an Diabetes zu erkranken, vermindert. Erwachsene brauchen ungefähr 25–30 Gramm Protein pro Mahlzeit für eine gesunde körperliche Fitness und um die Erneuerung und Regeneration der Körperzellen zu gewährleisten. Diese Proteine können eine Kombination aus tierischen und pflanzlichen Quellen sein; Sie brauchen nicht nur tierisches Protein zu sich zu nehmen. Das Linsengericht auf Seite 73 zum Beispiel liefert eine Kombination aus tierischem (Eier) und pflanzlichem Protein (Linsen). Wir empfehlen auf jeden Fall, an den Tagen, an denen Sie nicht fasten, zum Abendessen etwas tierisches Protein einzuplanen, um Heißhunger vorzubeugen und sicherzustellen, dass Ihr Schlaf nicht durch ein Auf und Ab des Blutzuckerspiegels gestört wird.

Biologisch oder nicht?

Alle tierischen Proteine sollten aus biologischer Landwirtschaft und von Tieren in Weide- oder Auslaufhaltung stammen, damit Wachstumshormone, Antibiotika und die negativen Effekte der Massentierhaltung vermieden werden. Dies gilt vor allem für Rinder und Geflügel, die unter nicht artgerechten Umständen gehalten werden und oft mit Antibiotika vollgestopft sind, um eine ganze Reihe von Krankheiten zu bekämpfen.

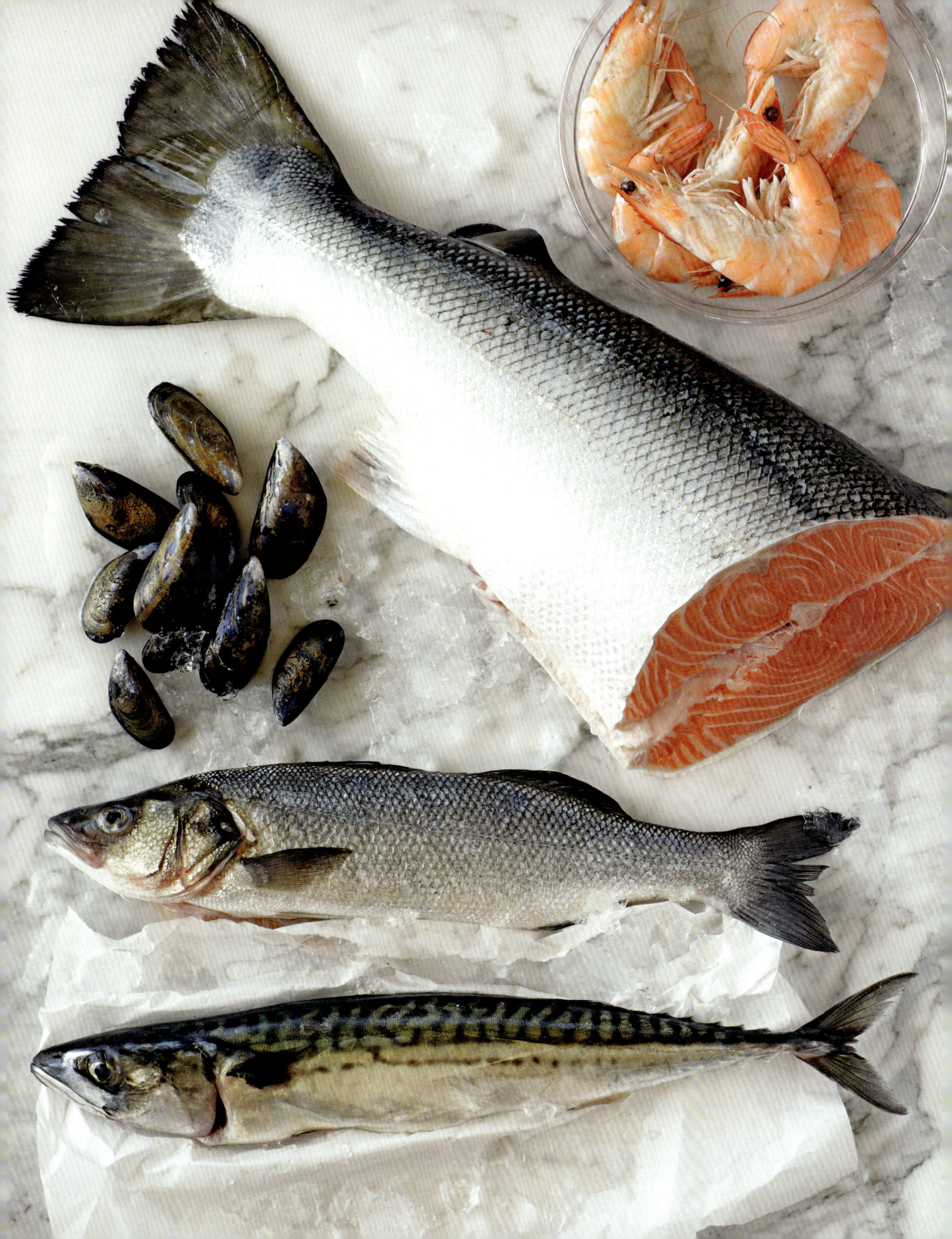

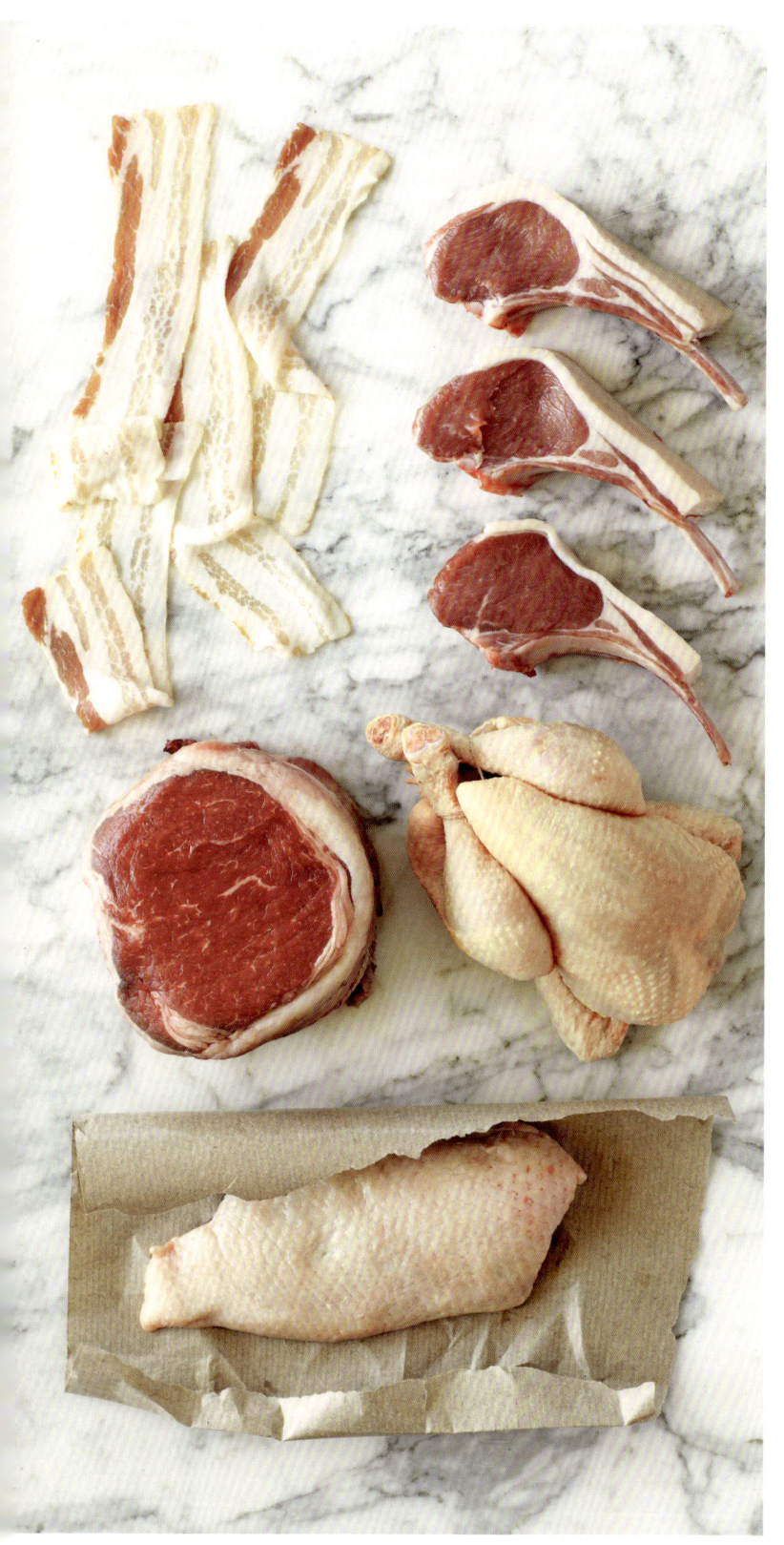

Wir empfehlen, nur Produkte biologischer Herkunft zu verwenden; dies gilt vor allem für Eier, die in vielen Rezepten unseres Ernährungsplans vorkommen, da sie alle Nährstoffe enthalten, die Körper und Gehirn brauchen. Gleichzeitig sind sie ein günstiges, nahrhaftes und vielseitig verwendbares Nahrungsmittel.

Bei Fisch ist die Frage, ob Wildfang oder Zuchtfisch, schwieriger zu beantworten, da mittlerweile ein sehr großer Teil des verfügbaren Fischs aus Zuchtbetrieben kommt; daher empfehlen wir Fisch aus nachhaltiger, möglichst biologischer Zucht, da sich diese Fischfarmen verpflichten, auf die Entwicklung und Ernährung ihrer Fische genau zu achten.

Der Fisch, der bei uns im Supermarkt oder im Restaurant angeboten wird, wurde laut gesetzlichen Vorschriften nach dem Fang sofort schockgefroren. Dadurch wird der Fisch in seiner allerfrischesten Form konserviert, und es wird garantiert, dass er in einem Zustand in den Handel kommt, der dem fangfrischen Fisch so nahe wie möglich kommt. Die Frische des Fischs ist ganz einfach festzustellen: Die Augen sollten noch glänzen und nicht eingefallen sein, das Fleisch sollte fest sein und weder unangenehm nach Fisch riechen noch so schmecken.

Das in tierischen **Milchprodukten** enthaltene Kasein kann Entzündungen auslösen und schleimbildend wirken, indem es die Enterozyten (Resorptionszellen) in der Darmschleimhaut reizt und dadurch die Aufnahme der Nährstoffe durch den Darm in die Blutbahn beeinträchtigt. Bei manchen Menschen kann dies zu einer Allergie führen, mit starken Bauchkrämpfen und Durchfall (mögliche Auslöser für Morbus Crohn und Reizdarmsyndrom), für die meisten führt es eher zu einer Unverträglichkeitsreaktion (Laktose-Unverträglichkeit), wie zum Beispiel laufende Nase, verstopften Nasennebenhöhlen oder Ekzemen. Wie schwach die Reaktion auch sein mag, sie stellt eine permanente Herausforderung für das Immunsystem dar und erhöht so die Wahrscheinlichkeit, auf andere Lebensmittel empfindlich oder allergisch zu reagieren.

Wir empfehlen Ihnen, alle Milchprodukte wie Milch, Käse, Rahm (Sahne), Joghurt und Milch- oder Rahmeis mindestens 3 Wochen vom Speiseplan zu streichen.

PROTEINE TIERISCHER HERKUNFT AUF EINEN BLICK

PROTEINE IM DARM-ERNÄHRUNGSPLAN	NÄHRSTOFFE	POSITIVE WIRKUNG
FLEISCH Lamm, Rind, Schwein, Speck, Schinken, Wild	Eisen, Calcium, alle B-Vitamine, Vitamin E, CLA (konjugierte Linolsäure), Omega-3- und Omega-6-Fettsäuren	Gesunde Knochen, Energie, niedriger glykämischer Index, ausgeglichener Blutzuckerspiegel, Gewichtsverlust, kräftiges Haar, gesunde Haut und Nägel, Unterstützung der Immunabwehr, entzündungshemmend
INNEREIEN Kalbsleber, Hühnerleber, Nieren	Hoher Vitamin-A-Gehalt, alle B-Vitamine, Vitamin D, Eisen, Zink, Kupfer, Omega-3- und Omega-6-Fettsäuren	Gesunde Knochen, Stärkung des Herz-Kreislauf-Systems, kräftigt Haare, Haut und Nägel, Stärkung der Immunabwehr
GEFLÜGEL Huhn, Truthahn, Perlhuhn, Ente, Wachtel, Fasan	Zink, Phosphor, B-Vitamine, Omega-3- und Omega-6-Fettsäuren	Stärkung der Immunabwehr, natürliche antibiotische Eigenschaften, stärkt den Stoffwechsel und die Energieproduktion, gesunde Haare, Haut und Nägel
EIER Alle Arten von Eiern sind erlaubt	Perfektes Protein, Vitamine A, D, E, alle B-Vitamine, Calcium, Eisen und Magnesium	Stärkt Gehirn, Knochen und Bänder, Haare, Zähne und Nägel, Stärkung der Immunabwehr, erstklassiges Protein
FETTER FISCH (nicht geräuchert) Lachs, Sardine, Makrele	Omega-3-Fettsäuren, Vitamin E, Calcium, Phosphor, Selen und Jod	Stärkung der Immunabwehr, stärkt und hydriert alle Zellen, stärkt Knochen, Haut und Haare, Gehirn, Nervensystem und Gedächtnis
WEISSER FISCH Heilbutt, Steinbutt, Kabeljau, Schellfisch, Wolfsbarsch, Dorade, Rotzunge, Seezunge, Meeräsche	Zink und Selen, Calcium, Phosphor, Vitamin E, Omega-3-Fettsäuren, Folsäure und Jod; ist fettarm	Niedriger glykämischer Index, ausgeglichener Blutzuckerspiegel, Unterstützung der Schilddrüsenfunktion, stärkt Haut, Haare, Gehirn und kognitive Funktionen
SCHALENTIERE Jakobsmuscheln, Garnelen, Tintenfisch, Muscheln, Krebse	Sehr hoher Gehalt an Zink und Selen, Eisen, Kupfer und Vitamin B12	Stärkung der Immunabwehr, des Stoffwechsels, der Energie, ausgeglichener Blutzuckerspiegel

VERMEIDEN SIE alle Milchprodukte (außer Butter) und jede Art von verarbeitetem Fleisch ebenso wie Fisch- oder Fleischwaren, die mit chemischen Zusatzstoffen geräuchert wurden, sowie Thunfisch aus der Dose.

Tierische Proteine, die nicht erlaubt sind

Nicht alle tierischen Proteine sind gut für den Körper – es sei denn, sie sind hier im Ernährungsplan aufgeführt. Die folgenden Proteine sollten Sie vermeiden:

Dosenfisch sollte nur dann gegessen werden, wenn er in Salzlake eingelegt und die Dose innen nicht mit Aluminium verkleidet ist. Vermeiden Sie auch Dosenfisch in Tomatensauce, da durch die Säure der Tomaten das Aluminium im Fischfleisch eingelagert wird; dies kann das Nervensystem schädigen. Spülen Sie Dosenfisch in jedem Fall immer sorgfältig ab und tupfen Sie ihn mit Küchenpapier trocken, bevor Sie ihn mit Salat, Nudeln oder anderen Nahrungsmitteln vermischen.

Thunfisch, ob frisch oder aus der Dose, enthält in seinem Fettgewebe Rückstände von Quecksilber und Aluminium. Essen Sie daher keinen Thunfisch! Dies ist während der Schwangerschaft ganz besonders wichtig.

Geräuchertes oder verarbeitetes Fleisch: Mit Ausnahme von Fleisch oder Fisch, die über echtem Eichenholz geräuchert wurden, sollten Sie innerhalb des Darm-Ernährungsplans kein verarbeitetes Fleisch essen, da es eine Reihe von Zusatz- und Konservierungsstoffen enthält, die der besseren Haltbarkeit wegen und zur Verhinderung von Farbveränderungen beigefügt werden. Kaufen Sie frische Produkte anstelle von vakuumverpackten; sie sind frischer und enthalten weniger Konservierungsstoffe.

Proteine pflanzlicher Herkunft

Genau wie Proteine tierischer Herkunft, enthalten auch pflanzliche Proteinquellen Kohlenhydrate. Daher werden einige dieser Proteinquellen in unserem Ernährungsplan nur eingeschränkt verwendet; entscheidend ist das in ihnen vorliegende Verhältnis an Proteinen und Kohlenhydraten und ob sie vorwiegend aus Einfachzuckern bestehen und daher für das Verdauungssystem leichter abzubauen sind, ohne möglicherweise Entzündungen oder Blähungen zu verursachen.

Limabohnen und weiße Bohnen

Nur diese beiden Bohnensorten sind in der ersten Phase des Darm-Ernährungsplans erlaubt (da sie als Kohlenhydrate Einfachzucker enthalten). Am besten ist es, getrocknete Bohnen zu verwenden und diese in Wasser mit etwas Zitronensaft über Nacht einzuweichen. Danach werden sie zweimal aufgekocht. Sollte dies aus zeitlichen Gründen nicht möglich sein, können Sie für die zweite Phase des Ernährungsplans (Folgephase) und sobald alle Verdauungsprobleme verschwunden sind, Bio-Hülsenfrüchte in der Dose kaufen (siehe Seite 52). Die Hülsenfrüchte sollten immer mindestens zweimal abgespült werden, das sie aus Gründen der Haltbarkeit viel Salz und/oder Zucker enthalten.

Linsen und Spalterbsen, alle Nüsse, Samen, Körner und Öle

Alle Linsen (Puy-Linsen, braune Linsen, rote oder gelbe), Spalterbsen, Nüsse, Samen und Körner sollten vor dem Kochen mindestens 12 Stunden in Wasser eingeweicht werden, um die Phytate, die sich unter ihrer Haut oder Schale befinden, zu entfernen. Diese können den Darm reizen und die Aufnahme von Mineralien stören. Außerdem sind sie sehr schwer verdaulich.

Chia-Samen, Kürbis- und Sonnenblumenkerne sowie Sesamsamen sollten genauso vorbereitet werden; sie werden aber schneller prall und müssen nicht so lange eingeweicht werden. Wir empfehlen, diese Zutaten nicht nur während der ersten Phase des Darm-Ernährungsplans auf diese Weise einzuweichen, sondern dies auch während der Folgephase zu tun. Viele Menschen sind sich nicht bewusst, wie schwer verdaulich die Haut von Nüssen, Samen und Kernen ist.

Spülen Sie Nüsse, Samen und Kerne nach dem Einweichen immer gut ab, damit die Phytate gründlich entfernt werden. Sie können dann entweder auf saugfähigem Küchenpapier oder 10–20 Minuten auf einem Blech im vorgeheizten Backofen auf der niedrigsten Temperaturstufe getrocknet werden.

PROTEINE PFLANZLICHER HERKUNFT AUF EINEN BLICK

PROTEINE IM DARM-ERNÄHRUNGSPLAN	NÄHRSTOFFE	POSITIVE WIRKUNG
HÜLSENFRÜCHTE Puy-Linsen, braune, gelbe und rote Linsen, gelbe und grüne Spalterbsen, Bohnenkerne, Limabohnen	Calcium, Magnesium, Zink, Vitamin A, C und B-Vitamine. Sie enthalten doppelt so viel Proteine wie Weizen oder Reis.	Senkung des LDL-Cholesterins, Senkung des Blutdrucks, Regulierung des Blutzuckerspiegels, Sättigungsgefühl (durch langsame Abgabe von Energie), Gewichtsreduktion
NÜSSE UND KASTANIEN Pistazien, Haselnüsse, Walnüsse, Paranüsse, Mandeln, Pinienkerne, Cashewkerne, Kokosnuss (Kokosfett, -mehl, -butter, -wasser und -milch). Kastanien (vermeiden Sie Kastanienmehl!)	Omega-3- und Omega-6-Fettsäuren, Calcium, Vitamin E, Olein und Mangan	Senkung des LDL-Cholesterins, Regulierung des Blutzuckerspiegels, gut für das Herz, für Haut, Haare und Nägel, stärkt Knochendichte, Immunsystem und kognitive Funktionen
SAMEN UND KERNE Kürbiskerne, Sonnenblumenkerne, Sesamsamen, Chia-Samen, Alfalfasamen sowie daraus gezogene Sprossen	Vitamin E, Omega-3- und Omega-6-Fettsäuren, Zink, Selen, Calcium und Mangan	Senkung des LDL-Cholesterins, Regulierung des Blutzuckers, gut für das Herz und für kognitive Funktionen

VERMEIDEN SIE geröstete und gewürzte Snacks aus Nüssen, Samen und Kernen; sie werden oftmals zu hoch erhitzt, die essenziellen Fettsäuren verändern sich (oxidieren) und werden ranzig.

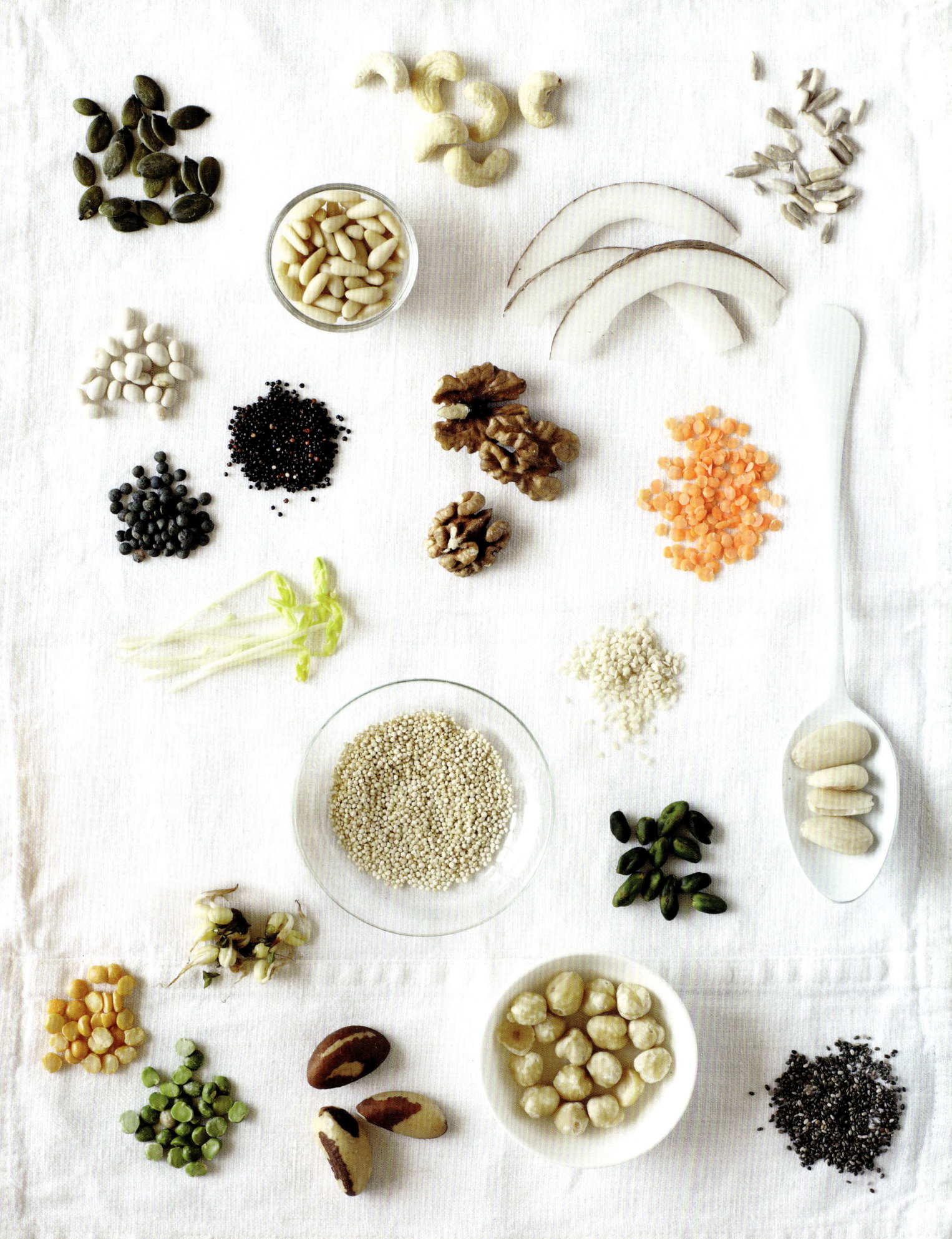

Kohlenhydrate

Kohlenhydrate sind in den meisten Nahrungsmitteln enthalten, die wir essen, in Getreide, Obst und Gemüse, ebenso in Bohnen und Erbsen (diese enthalten auch einige Proteine, deren Aminosäurenprofil aber nicht ebenso komplett ist wie Proteine tierischer Herkunft). Für viele von uns sind Kohlenhydrate die wichtigste Energiequelle, die wir als Treibstoff für unseren Körper verwenden. In diesem Abschnitt beschäftigen wir uns mit Obst und Gemüse; Hülsenfrüchte und Nüsse wurden bereits auf den vorangehenden Seiten.

Einfache und komplexe Kohlenhydrate

Obst und Gemüse werden in verschiedene Untergruppen eingeteilt: Jene, deren Kohlenhydrate sehr leicht in Einfachzucker zerlegt werden können, werden am leichtesten aufgenommen. Einfachzucker (Monosaccharide) sind die einfachste Form von Kohlenhydraten. Sie ermöglichen es dem Verdauungssystem, mehr von den benötigten Nährstoffen aufzunehmen. Zweifachzucker (Disaccharide, sie bestehen aus zwei Einfachzuckern) oder Polysaccharide (sie bestehen aus langen Ketten von Einfachzuckern) finden sich in Kartoffeln, Weizen, Süßkartoffeln, Pastinaken und Knollensellerie, ebenso in jeder Art von Zucker. Zweifach- und Mehrfachzucker sollten Sie innerhalb des Darm-Ernährungsplans vermeiden.

Keine raffinierten Zucker und Kohlenhydrate

Der Verzicht auf Getreide und Getreideprodukte ist ein wesentlicher Bestandteil des Darm-Ernährungsplans, da es sich dabei um komplexe Kohlenhydrate handelt. Für ein Verdauungssystem im Ruhe- und Erholungszustand wäre es zu schwierig, diese aufzuspalten. Das gilt auch für Pseudogetreide wie Buchweizen, Quinoa oder Amarant, die zwar kein Getreide sind, sich im Darm aber wie Getreide verhalten. Diese Pseudogetreide können Sie, zusammen mit anderem Getreide, einschließlich Basmatireis, in der Folgephase (siehe Seite 50–53) wieder in den Speiseplan aufnehmen.

Vermeiden sollten Sie alle raffinierten Getreideprodukte, wie sie in vielen Frühstücksflocken, Keksen, Kuchen, Weißbrot und süßen Backwaren enthalten sind, die einen Großteil der Nahrung in der westlichen Welt ausmachen. Viele dieser Produkte enthalten außerdem Zucker, Konservierungs- und Süßstoffe, und der größte Teil der wertvollen Inhaltsstoffe wurde durch Ausmahlen, Verarbeiten und Bleichen aus ihnen entfernt. Diese Nahrungsmittel sind, neben Alkohol und Koffein, besonders schädlich für die Darmschleimhaut, da mit dem Zucker die schädlichen Darmbakterien, die bakterielle Infektionen hervorrufen können, gefüttert und die nützlichen Bakterien, die wir für einen gesunden Darm brauchen, abgetötet werden.

Gemüse

Wurzelgemüse liefert Antioxidantien und Energie, die langsam freigesetzt wird, grünes Blattgemüse und Salate enthalten vor allem viele Antioxidantien, Ballaststoffe und Mineralien, die für alle Vorgänge im Körper erforderlich sind. Ganz unterschiedliches Gemüse zu essen ist der Schlüssel zu einer guten Gesundheit: Jedes Gemüse liefert eine Auswahl an Nährstoffen, aber wenn sie in Kombination gegessen werden, ist die Auswahl viel größer und umfangreicher.

Für die Arbeit der Muskeln (einschließlich des Herzmuskels) benötigen wir Calcium und Magnesium, die in vielen Gemüsen enthalten sind. Je fester ein Gemüse ist, desto höher ist das Calcium-Magnesium-Verhältnis. Magnesium wird auch für die Bewegungen des Dickdarms benötigt (Peristaltik), Calcium für ein gesundes Nervensystem, gesunde Zähne und Knochen sowie zur Blutgerinnung. Daher sollten Sie jeden Tag eine Auswahl an verschiedenen Gemüsen essen.

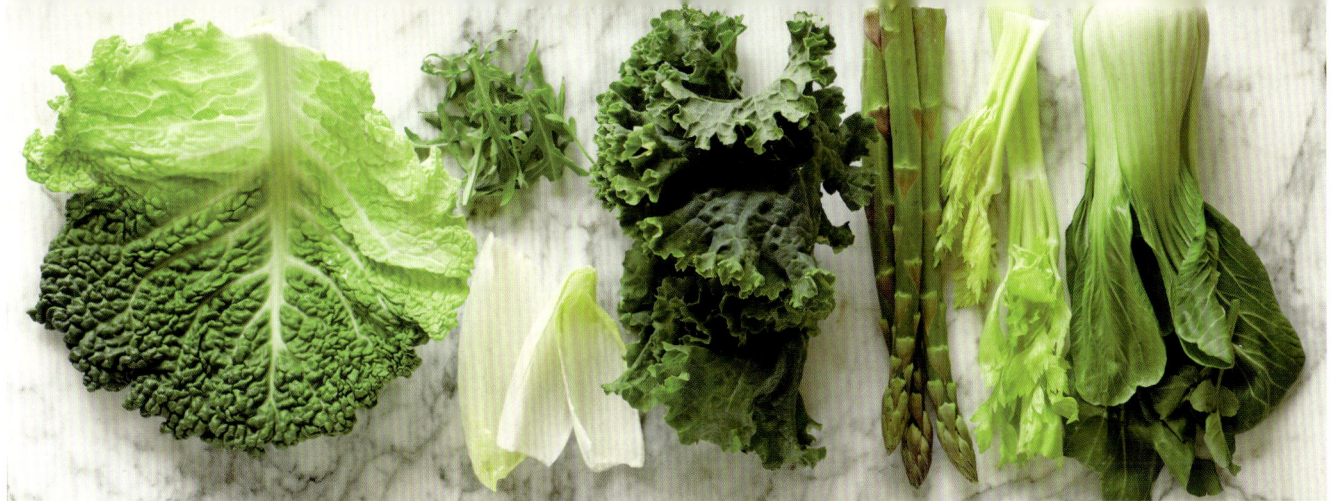

GRÜNES GEMÜSE UND BLATTSALATE AUF EINEN BLICK

GEMÜSE/SALAT	NÄHRSTOFFE	WIRKUNG
Artischocken	Vitamine C und K, Folsäure, Magnesium, Mangan	Entwässernd, verdauungsfördernd, erhöht die Magensäure, lindert Reizdarm-Syndrom, entgiftet die Leber, stimuliert die Gallenblase, verbessert den Gallenfluss, stabilisiert den Blutzucker
Blumenkohl	Vitamine C und K, Folsäure, Mangan	Blutreinigend, hilft bei Zahnfleischbluten, gut bei Nieren- und Gallenproblemen, hohem Blutdruck und für die Verdauung, antioxidierend
Brokkoli	Vitamine A, C und K, Kalium	Reinigt den Darm, entgiftet, stimuliert die Leber
Endivie	Vitamin A und K, Folsäure	Bei Asthma, Blutarmut, für Leber und Gallenblase, Gewichtsreduktion
Grünkohl	Vitamin K, Beta-Carotin, Eisen, Calcium	Cholesterinsenkend, antioxidierend, gut für die Augen
Gurke	Vitamin C, Kalium	Unterstützt die Aufnahme von Eisen, entwässernd, abführend, unterstützt die Verdauung, reguliert den Blutzucker
Karde	Vitamine C und K, Beta-Carotin	Gut für die Augen, reguliert den Blutzucker, für gesunde Knochen
Kopfsalat	Vitamin K, Beta-Carotin, Mangan	Hydrierung, für Knochen, Gelenke, Arterien und Bindegewebe
Pak Choi	Vitamine A, C und K	Für gesunde Muskeln, Nervenfunktion und Immunsystem, antioxidierend
Rucola (Rauke)	Vitamine A und C, Beta-Carotin, Calcium, Folate, Phytonährstoffe	Für Leber, gesunde Knochen, Augen und Haut
Sellerie	Vitamine C und K, Folsäure, Kalium	Blutdrucksenkend, für Herz-Kreislauf, bei Migräne und arthrotischen Gelenksveränderungen, verdauungsunterstützend
Spargel	Vitamine C und K, Folsäure, Mangan, Kalium	Gibt Energie, stimuliert die Nieren, antibakteriell
Spinat	Vitamin K, Beta-Carotin, Mangan, Magnesium	Reguliert den Blutdruck, stärkt das Immunsystem, für gesunde Knochen, reich an Antioxidantien
Wasserkresse	Vitamine A, C und K, Calcium, Eisen	Entwässernd, kann Nieren- oder Gallensteine auflösen, blutreinigend, stimuliert die Schilddrüse
Wirsing	Vitamine B6, C und K, Mangane	Stimuliert das Immunsystem, tötet Bakterien und Viren ab, antioxidativ; roh gegessen: verdauungsfördernd, entgiftet den Magen
Zucchini	Vitamin C, Kalium	Reguliert den Blutdruck, stärkt das Immunsystem, stabilisiert Blutzucker- und Insulinspiegel, verhindert Verstopfung, lindert Reizdarm-Syndrom

WURZELGEMÜSE UND PILZE AUF EINEN BLICK

GEMÜSE/PILZE	NÄHRSTOFFE	POSITIVE WIRKUNG
Bärlauch	Vitamin B6, Magnesium, Mangan, Selen, Schwefel, Zink	Antimikrobiell, antiseptisch, Senkung von Blutdruck und Cholesterinspiegel, für Knochen und Herz
Gelbe Bete	Folsäure, Vitamin C, Mangan, Kalium	Stimuliert Leberentgiftung, darmreinigend, beugt Verstopfung vor, senkt den Cholesterinspiegel, antioxidativ
Knoblauch	Vitamin C, Calcium, Kalium, Mangan, Selen, Zink	Stärkt das Immunsystem, natürliche antibakterielle Wirkstoffe, antiseptisch, antiviral, abschwellend
Lauch	Vitamine B6, C, Mangan, Eisen	Reinigend, entwässernd, krampflösend, unterstützt die Heilung von Magengeschwüren
Frühlingszwiebeln	Vitamine B2, B3, B5, C, Eisen, Mangan, Kalium	Natürliche antibakterielle Wirkstoffe, krampflösend, wirkt beruhigend auf die Verdauung
Pilze	Vitamine B2, B3, B5, Kupfer, Selen, Kalium	Niedriger glykämischer Index, langsame Freisetzung von Energie
Rote Bete	Folsäure, Vitamin C, Beta-Carotin, Mangan, Kalium	Stimuliert die Leberentgiftung, darmreinigend, beugt Verstopfung vor, senkt den Cholesterinspiegel, antioxidativ
Rote Zwiebeln	Vitamine B6, C, Mangan, Eisen	Natürliche antibiotische Wirkung, antiviral, lindert Asthma und Allergien, reguliert den Blutzuckerspiegel, gut für das Nervensystem
Schalotten	Vitamine B2, B3, B5, C, Eisen	Unterstützt Energieproduktion und Herz-Kreislauf-System
Weiße Zwiebeln	Vitamine B6, C, Mangan	Antiseptisch, antibiotisch, natürliches Antihistaminikum, Blutzuckerregulierung

VERMEIDEN SIE alle Arten von Kartoffeln, Süßkartoffeln, Pastinaken, Yamswurzeln und Topinambur.

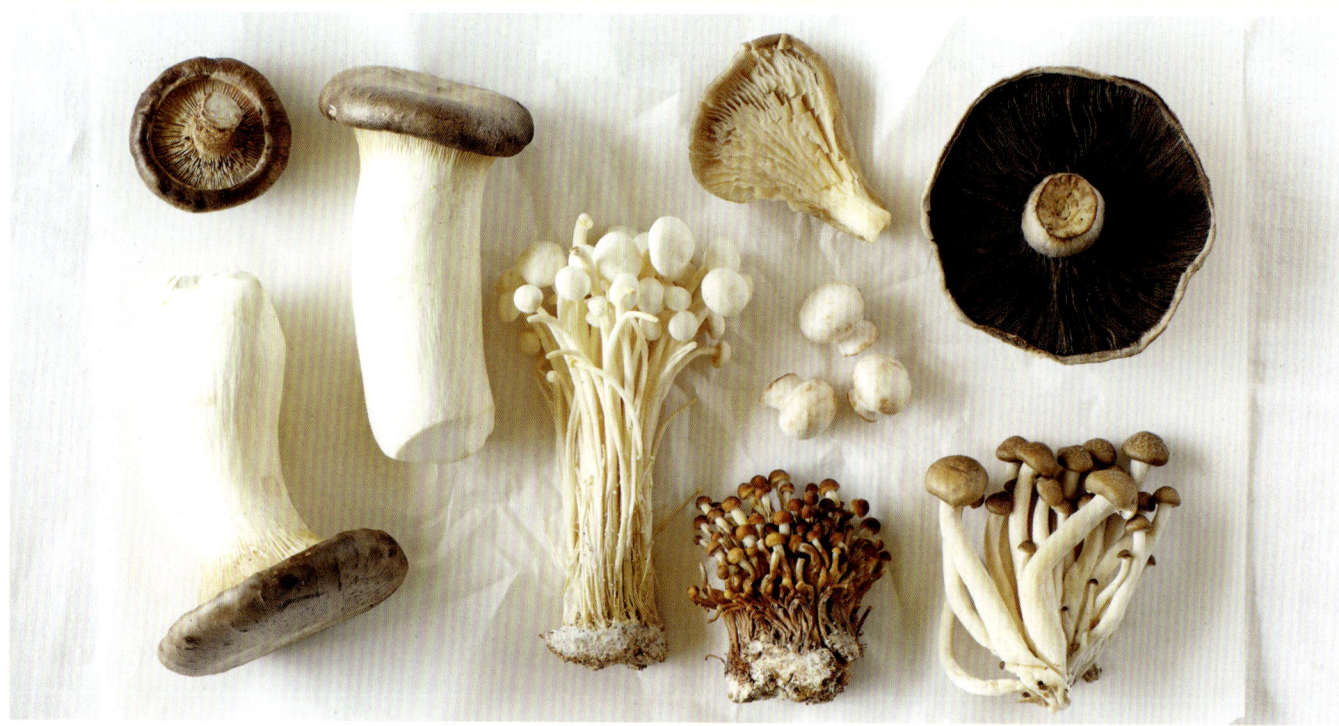

Gemüse enthalten zudem viele Ballaststoffe und sind aufgrund ihrer antioxidativen Fähigkeiten zur Heilung und Wiederherstellung der Darmgesundheit besonders wichtig. Verwenden Sie immer saisonales Gemüse und variieren Sie es möglichst viel, damit Sie alle Nährstoffe in ausgewogener Weise sich zu nehmen.

Essen Sie Gemüse nicht roh, sondern blanchieren Sie es immer; dadurch wird die Zellulose aufgespalten, um so die Nährstoffe freizusetzen (siehe dazu auch Seite 196–199). Salatblätter können jedoch roh gegessen werden. Festeres Gemüse wie Brokkoli und Spargel sollte leicht gedämpft, gebraten oder geröstet werden.

Da Sie bei diesem Ernährungsplan kein Getreide essen sollten, empfehlen wir, zu jeder Mahlzeit mehr Gemüse zusammen mit einigen Proteinen zu essen, um den Blutzuckerspiegel zu regulieren und Hungergefühle zu vermeiden.

Essen Sie grünes Gemüse

Grünes Gemüse enthält die meisten Nährstoffe und eine ganz Reihe von antioxidierend wirkenden Vitaminen und Mineralien, die sämtliche Körperorgane schützen und alle Nährstoffe liefern, die für die Zellen benötigt werden. Die meisten enthalten Vitamin C (siehe Tabelle Seite 25), das wir täglich mit der Nahrung aufnehmen müssen, da unser Körper es nicht speichern kann. Es gilt als eines der wichtigsten schützenden Vitamine und hilft zusammen mit den anderen Antioxidantien, den Darm zu regenerieren und vorhandene Toxine zu neutralisieren.

Früchte

Die in unserem Ernährungsplan erlaubten Früchte sind alle sehr leicht verdaulich und verursachen im Darm nur eine sehr geringe Gasentwicklung. Die meisten Früchte sollten zum Frühstück eingenommen werden, denn auf leeren Magen gegessen, lässt sich das Auftreten von Blähungen und Darmwinden vermindern. Auch in manchen Salaten werden Früchte verwendet. Es ist besser, diese zu Mittag zu essen als am Abend, um Blähungen und Unwohlsein zu vermeiden.

Reife Früchte sind unreifen stets vorzuziehen, da sie leichter verdaulich sind (siehe Liste der erlaubten Früchte auf der folgenden Seite). Alle Früchte enthalten schützende Antioxidantien, die helfen, Giftstoffe, mögliche krankheitserregende Bakterien und Viren unschädlich zu machen (siehe Seite 14–15).

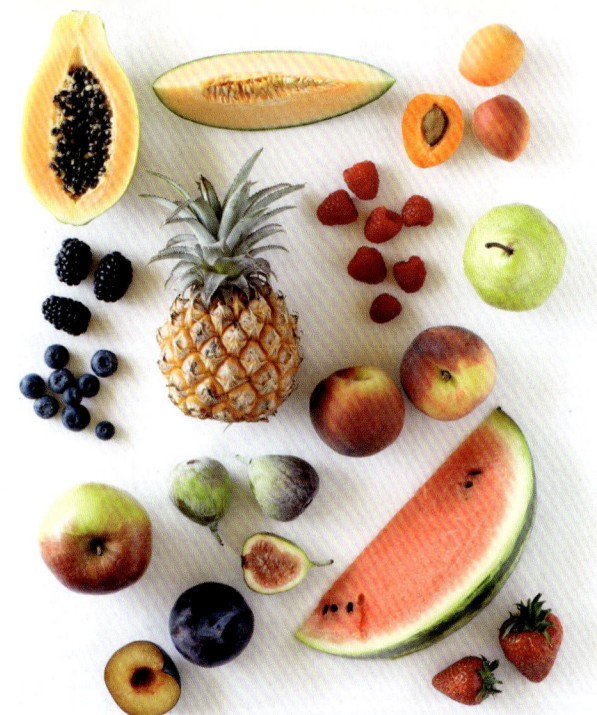

Vitamin A ist in den Früchten in Form von Beta-Carotin enthalten, eines der stärksten Carotinoide, das besonders gut für die Haut ist. Genauso wie Antioxidantien die Früchte vor Umweltgiften schützen, so schützen sie auch die Darmschleimhäute im Verdauungstrakt.

Die in den Früchten enthaltenen B-Vitamine spielen eine Rolle bei der Energieerzeugung auf Zellebene. Sie sind verantwortlich für die Funktion des Gehirns, der Nebennieren (Stressverarbeitung) und der Schilddrüse.

Kohlenhydrate, die Sie vermeiden sollten

Folgende Kohlenhydrate sollten Sie während des Darm-Ernährungsplans vermeiden:

Zucker und Süßstoffe: Agar-Agar, Agavendicksaft, Aspartam, Balsamessig, Johannisbrot (Carob), Kakaopulver, Maissirup, Melasse, Pektin (in Äpfeln, Fruktosepulver), Pfeilwurz, Schokolade, Zuckerrübensirup
Getreide und Pseudogetreide: Amarant, Buchweizen, Bulgur, Couscous, Gerste, Getreideflocken, alle Getreidemehle, Grieß, Hafer, Hirse, sämtliche Nudeln, Quinoa, Roggen, Tapioka, Weizen und Weizenkeime
Früchte: Datteln, Dosenfrüchte, Rosinen, Trauben, alle Trockenfrüchte; Apfelsaft und alle anderen Fruchtsäfte
Gemüse: Dicke Bohnen, Kartoffeln (alle Arten), Okra, Pastinaken, Rüben, Sojabohnen, Topinambur, Yamswurzeln, Zuckermais; eingemachtes Gemüse oder Dosengemüse
Hülsenfrüchte: Bohnen (Weiße, Augenbohnen, Cannellini-Bohnen, Kidneybohnen usw.), Kichererbsen

FRÜCHTE AUF EINEN BLICK

FRUCHT	NÄHRSTOFFE	POSITIVE WIRKUNG
Apfel	Vitamin C, Bioflavonoide, Calcium, Magnesium	Unterstützt die Eisenaufnahme, lindert Verstopfung, fördert nützliche Darmbakterien, eliminiert Toxine
Aprikose	Beta-Carotin, Carotinoide, Vitamin C, Kalium	Fördert eine gute Darmfunktion, Eisenaufnahme
Avocado	Vitamine B6, E, K, Folsäure	Verbessert Hauttonus und -feuchtigkeit, senkt den LDL-Cholesterinwert
Birne	Vitamine C, K, Beta-Carotin, Kupfer	Harntreibend, Schilddrüsenfunktion, eliminiert Toxine aus dem Verdauungstrakt, Ballaststoffe
Blaubeeren, Heidelbeeren	Vitamine C, E, Beta-Carotin	Antioxidantien, vermindert das Risiko von Herzerkrankungen und altersbedingten degenerativen Erkrankungen, stärkt das Immunsystem, gut für die Augen
Brombeeren	Vitamine C, K, Bioflavonoide, Kupfer, Mangan	Blutreinigend, lindert Durchfall, stärkt das Immunsystem
Cranberries	Vitamin C, Bioflavonoide, Mangan	Antibakteriell, antioxidativ, unterstützt Verdauungstrakt, Harnwege sowie Herzkreislauf- und Immunsystem
Erdbeeren	Vitamin C, Bioflavonoide, Mangan, Kalium	Liefert Energie, lindert Ekzeme und Asthma, Anti-Aging-Antioxidantien
Feigen	Beta-Carotin, Vitamin C, Calcium	Natürliches Abführmittel bei Darmträgheit, eliminiert Toxine
Granatapfel	Vitamine B5, C, Bioflavonoide, Kalium	Antioxidativ, blutdrucksenkend, verbessert Blutkreislauf und Herzgesundheit, antibakteriell, stärkt das Immunsystem
Himbeeren	Vitamine B2, C, Folsäure, Magnesium, Mangan	Stärkt das Immunsystem, antioxidativ, verbessert die Hirnfunktion
Holunderbeeren	Beta-Carotin, Flavone, Vitamine A, K und C	Senkt den Cholesterinspiegel, stärkt Immunsystem und Herz, wirkt antibakteriell, bekämpft virale Infekte
Johannisbeeren	Vitamine C, E, Kalium, Ballaststoffe	Ballaststoffe, krampflösend, antioxidativ, stärkt Immunsystem und Hautgesundheit
Kirschen	Vitamine C, K, Bioflavonoide, Calcium	Entzündungshemmend, lindert Kopfschmerzen, hilft bei Gicht und Arthritis, reguliert den Schlafrhythmus
Nektarine	Beta-Carotin, Vitamine A, C, Kalium	Unterstützt die Verdauung, reguliert den pH-Wert, stärkt Immunsystem und Hautgesundheit
Oliven	Beta-Carotin, Vitamin E, Calcium, Eisen	Unterstützt Gallenblase und Leber, für Hautgesundheit
Pfirsich	Vitamin C, Beta-Carotin, Carotinoide, Bioflavonoide, Kupfer	Alkalisch, reinigt Nieren und Blase
Pflaume	Vitamine C, K, Beta-Carotin, Bioflavonoide, Kupfer	Stärkt das Immunsystem, erhöht die Eisenaufnahme
Rhabarber	Vitamine C, K, Carotinoide, Calcium, Kalium	Verbessert Blutkreislauf, Verdauung und Herzgesundheit
Tomate	Vitamine C, K, Beta-Carotin, Folsäure, Lycopin, Calcium	Entzündungshemmend, alkalisch, verringert Leberentzündungen, schützt vor Prostata-, Lungen- und Magenkrebs
Wassermelone	Vitamine B1, B6, C, Beta-Carotin, Magnesium, Kalium	Gut für Herz-Kreislauf-System, natürliche Entwässerung, alkalisch

VERMEIDEN SIE alle Dosenfrüchte und Fruchtsäfte sowie alle getrockneten Früchte, die geschwefelt wurden (andernfalls über Nacht einweichen).

Fette

Das Gehirn besteht zu sechzig Prozent aus Fett; alle Nerven und das gesamte Nervensystem sind von der Zufuhr der richtigen essenziellen Fettsäuren abhängig, um optimal funktionieren zu können. Die in unserem Ernährungsplan vorgesehenen guten Fette wirken sich zudem positiv auf Stimmung und Konzentration, auf Haare und Haut aus. Durch die fettlöslichen Vitamine A, D, E und K wird außerdem das Immunsystem gestärkt. Die meisten der in unserer Nahrung vorhandenen Fette sind eine Kombination aus essenziellen einfach oder mehrfach gesättigten Fettsäuren, sodass es nicht darum geht, ein Fett wegzulassen und es durch ein anderes zu ersetzen.

Gesättigte Fettsäuren

Innerhalb des Darm-Ernährungsplans sollten Sie Fette immer in ihrem möglichst natürlichen Zustand verzehren, indem Sie zum Beispiel das sichtbare Fett an Fleisch und Geflügel (Haut) belassen, Salate mit Dressings anmachen, die essenzielle Fettsäuren halten (z. B. Walnussöl) und fettreichen Fisch essen, wie Lachs und Makrele. Viele proteinreiche Lebensmittel enthalten Fettsäuren, einige davon in gesättigter Form. Diese gesättigten Fettsäuren finden sich meist in Proteinen tierischer Herkunft sowie in Kokos- und Palmöl. Gesättigte Fettsäuren wurden lange für ungesund gehalten; man glaubte, sie würden das »schlechte« LDL-Cholesterin (Low Density Lipoprotein) in Blut und Arterien erhöhen, was zu Herzerkrankungen und Schlaganfällen führen kann. Wir wissen aber heute, dass es die Kombination aus gesättigten Fettsäuren und Zucker ist, die Ablagerungen in den Arterien verursacht, welche zu degenerativen Erkrankungen führen, und nicht das Fett selbst. Ohne die Verbindung mit Zucker sind gesättigte Fettsäuren gesund; sie bewirken, dass man sich weniger hungrig fühlt und Gewicht verliert.

Gesättigte Fettsäuren, die man in rotem Fleisch, Geflügel, Kokosfett, Palmöl, Butter und geklärter Butter (Ghee) findet, sind reich an konjugierten Linolsäuren (siehe Kasten), die im Körper eingelagertes Fett aufzuspalten helfen. Es ist die Kombination von hochwertigem Protein mit Gemüsen und Salat, den Verdauungstrakt zu heilen und zu regenerieren.

Essenzielle Fettsäuren

Die beiden Hauptgruppen der essenziellen Fettsäuren, Omega-3 und Omega-6, werden als essenziell bezeichnet, weil der Körper sie nicht selbst herstellen kann. Wir müssen sie mit der Nahrung aufnehmen und aus dem Fett beziehen, das wir essen. Beide Gruppen ergänzen sich in ihren Vorzügen (obwohl Omega-6 auch Entzündungen fördern kann), müssen sich aber auch gegenseitig ausgleichen. Sie sind unerlässlich für die Gesundheit des Gehirns, des Herzens, des Herzkreislaufsystems und sie »ölen« im buchstäblichen Sinn unsere Gelenke. Menschen, die sich sehr fettarm oder fettfrei ernähren, neigen stärker zu rheumatoider Arthritis und anderen entzündlichen Gelenkerkrankungen oder auch zu Ekzemen.

Die wichtigste Quelle für Omega-3-Fettsäuren sind fettreiche Kaltwasserfische (wie Makrele, Sardine und Lachs). Omega-3 ist genauso wie konjugierte Linolsäure ebenfalls in weißem Fisch enthalten, in Wolfsbarsch, Brasse, Schellfisch, Seelachs, Kabeljau und Heilbutt, aber auch in Seegras und Algen. Darüber hinaus ist es im Fett von Tieren aus Weide- oder Auslaufhaltung und in Bio-Eiern enthalten (daher die Empfehlung, immer biologisch hergestellte Produkte zu verwenden). Zwar sind diese Fettsäuren auch in Nüssen und Samen vorhanden, aber das Omega-3 aus dieser Quelle ist für den Körper nicht so einfach aufzunehmen und zu verarbeiten wie Fette tierischer Herkunft. Daher verwenden wir in vielen Rezepten dieses Buches Fette tierischen Ursprungs. In erster Linie sind die Omega-3-Fettsäuren wichtig für die

---

Die Rolle von konjugierter Linolsäure (CLA)

In den vergangenen zehn Jahren wurde festgestellt, dass rotes Fleisch den höchsten CLA-Gehalt hat. CLA ist eine der essenziellen Fettsäuren aus der entzündungshemmenden Omega-3-Gruppe und sie hilft beim »Verbrennen« von eingelagertem Körperfett, daher wird sie auch als »Fatburner« bezeichnet. Mittlerweile gibt es einige Präparate zur Gewichtsverminderung, die CLA enthalten; sie sind aber niemals so wirkungsvoll, wie wenn die konjugierte Linolsäure direkt in der Nahrung enthalten ist, die wir zu uns nehmen.

Gesättigte Fette sind am besten zum Kochen geeignet, denn sie sind stabil und lassen sich nicht leicht zerstören. Butterschmalz, Schweinespeck, Butter und geklärte Butter (Ghee) oder Gänsefett wandeln sich beim Erhitzen nicht in Transfette um (ranzige, schädliche Fette). Eine vegetarische Alternative dazu ist Kokosfett oder -öl. Zum Kochen ist es die allerbeste Variante, aber verwenden Sie ein hochwertiges Produkt, das neutral und nicht nach Kokosnuss schmeckt!

FETTE AUF EINEN BLICK

FETTE	NÄHRSTOFFE	POSITIVE WIRKUNG
TIERISCHE FETTE		
Butter, Ghee (geklärte Butter)	Gesättigte Fettsäuren, Vitamine A, D, E und K, B12, Chrom, Zink	Immunsystem, Antioxidans, reguliert den Blutzuckerspiegel und vermindert Heißhunger
Ente, Gans	Einfach ungesättigte Fettsäuren, Omega-6, Vitamin E, Palmitoleinsäure	Stabiles Öl zum Kochen, bekämpft Darmmikroben, antibakteriell
Fisch: alle weißen Fische, Lachs, Sardine, Sardelle	Omega-3, DHA (eine mehrfach ungesättigte Fettsäure), Vitamin E, Palmitoleinsäure	Immunsystem, Gehirngesundheit, Konzentration, Gedächtnis, Nervensystem
Rind und Lamm	50 % gesättigte, 40 % einfach ungesättigte Fettsäuren (Omega-, CLA), Palmitoleinsäure	Gewichtsreduktion, Herzgesundheit, antimikrobiell
Schalentiere: Krebs, Hummer, Miesmuscheln	Zink, Selen, Calcium	Immunsystem, Knochengesundheit, Schilddrüse, Stoffwechsel, Gedächtnis
Speck und Schmalz (Schwein)	Einfach ungesättigte Fettsäuren, Omega-6, Vitamin E, Palmitoleinsäure	Stabiles Fett zum Kochen bei hoher Temperatur, antimikrobiell
PFLANZLICHE FETTE		
Avocado	Vitamine B6, C, E, K, Omega-3, einfach ungesättigte Fettsäuren und Ölsäure	Antioxidantien, Herzgesundheit, Immunsystem, Haare, Haut (nur kaltgepresstes Öl verwenden)
Chia	Größter pflanzlicher Omega-3-Lieferant, Vitamin E, Ballaststoffe, Protein, Vitamine B1, B2, B3, Mangan, Magnesium, Zink	Vollwertiges Lebensmittel, entzündungshemmend, Gehirn, Konzentration, gesunde Haare und Haut
Kokosnuss	Einfach ungesättigte Fettsäure, Laurinsäure (auch in Muttermilch enthalten), Vitamin E	Gut zum Kochen geeignet, antimikrobiell, antimykotisch, für Haare, Haut, Nägel
Kürbiskerne	Omega-3 und Omega-6-Fettsäuren, Vitamin E	Omega-3 und Omega-6-Fettsäuren, Vitamin E
Olive	Vitamine C, E, Omega-3-Fettsäuren, Ölsäure	Antioxidans, für Haare, Haut, Herz, Herzkreislaufsystem (nur kaltgepresstes Öl; niedrig erhitzen)
Sesamsamen	Selen, Omega-3 und Omega-6 Fettsäuren, Vitamin E, arm an gesättigten Fettsäuren	Haut und Haare, Immunsystem, antioxidativ, Herzgesundheit
Sonnenblumenkerne	Wenig gesättigte Fettsäuren, viel Ölsäure, Omega-3 und Omega-6, Vitamin B1, B2, B6	Gewichtsreduktion, senkt den LDL-Cholesterinspiegel, wirkt beruhigend (nur kaltgepresstes Öl für Dressings)
Walnuss	Vitamin E, Kupfer, Mangan, Omega-3-Fettsäuren, Magnesium	Herzgesundheit, Haut, Haare, Gehirn, Stimmung und Konzentration

VERMEIDEN SIE »falsche«, künstlich hergestellte Fette, einschließlich Margarine und streichfähig gemachte pflanzliche Butterersatzprodukte.

Gesundheit von Herz und Gehirn. Sie haben eine stark entzündungshemmende Wirkung und spielen daher auch eine Rolle bei der Vorbeugung von Arteriosklerose (Ablagerungen, die durch einen Überschuss an LDL-Cholesterin und Kalkablagerungen entstehen, die zu Schlaganfall und Herzerkrankungen führen können). Omega-3 unterstützt die Herstellung von Serotonin (das »Glückshormon«, ein Neurotransmitter, der im Darm synthetisiert und im Gehirn verwendet wird), das unter anderem für eine gute Stimmung sorgt, Konzentrationsfähigkeit, Zufriedenheit und Gelassenheit fördert.

Die Omega-6-Fettsäuren, die in Nüssen, Samen, Kernen und deren Ölen vorkommen, werden zum Aufbau von Gehirn und Muskeln, für das Zellwachstum und zur Heilung und Regeneration benötigt. Außerdem ergänzen sie die Omega-3-Fettsäuren. Beide Fettsäuregruppen arbeiten Hand in Hand; während das Verhältnis von Omega-3 zu Omega-6 idealerweise zwei zu eins sein sollte, beträgt es in unserer heutigen Ernährung

Kokosnuss

Kokosfett oder -öl wird als das beste pflanzliche Fett gepriesen, dies aus folgenden Gründen:
- Es reguliert den Blutzucker, indem es die Abgabe von Glukose ins Blut verlangsamt.
- Es verringert Heißhunger (auf Süßes).
- Kokosfett, Kokosnussfruchtfleisch und Kokosmilch unterstützen die Immunabwehr gegen Bakterien und Pilze.
- Es unterstützt die Schilddrüsenfunktion, erhöht die Stoffwechselaktivität und liefert Energie.
- Es hilft, den Blutdruck zu senken und fördert die Herzgesundheit.
- Es verbessert die Elastizität der Haut, verleiht dem Haar Volumen und Glanz.

aber tatsächlich zwanzig zu eins! Dies liegt wahrscheinlich am übermäßigen Konsum von abgepackten und verarbeiteten Fleischprodukten und Snacks. Das bestehende Missverhältnis von Omega-3 und Omega-6 ist denn auch einer der Hauptgründe, die dafür sprechen, frischen Nahrungsmitteln den Vorzug vor verarbeiteten zu geben.

Eine dritte Gruppe von essenziellen Fettsäuren sind die einfach ungesättigten Fettsäuren. Sie unterstützen die Herzgesundheit und vermindern atherosklerotische Ablagerungen, indem sie die Ausschüttung von Gallenflüssigkeit fördern. Oliven-, Erdnuss-, Avocado- und Macadamianussöl gehören in diese Gruppe. Diese Öle sollten nur in kaltgepresster Form und nur für Dressings verwendet werden.

Mandelmilch

Aus Mandeln kann man einen nahrhaften Milchersatz herstellen. Dazu 150 g rohe Mandeln über Nacht in einer Schüssel in Wasser einweichen. Am folgenden Tag die Mandeln abgießen und unter kaltem Wasser sorgfältig abspülen. Die Mandeln mit 500 ml Wasser in den Mixer geben und 2 Minuten auf höchster Geschwindigkeit mixen. Ein Sieb mit einem Seihtuch auslegen und über einen Messbecher hängen. Die Mandelmischung durch das Sieb pressen. Dies ergibt etwa 500 ml Mandelmilch. Sie kann luftdicht verschlossen bis zu 2 Tage im Kühlschrank aufbewahrt werden.

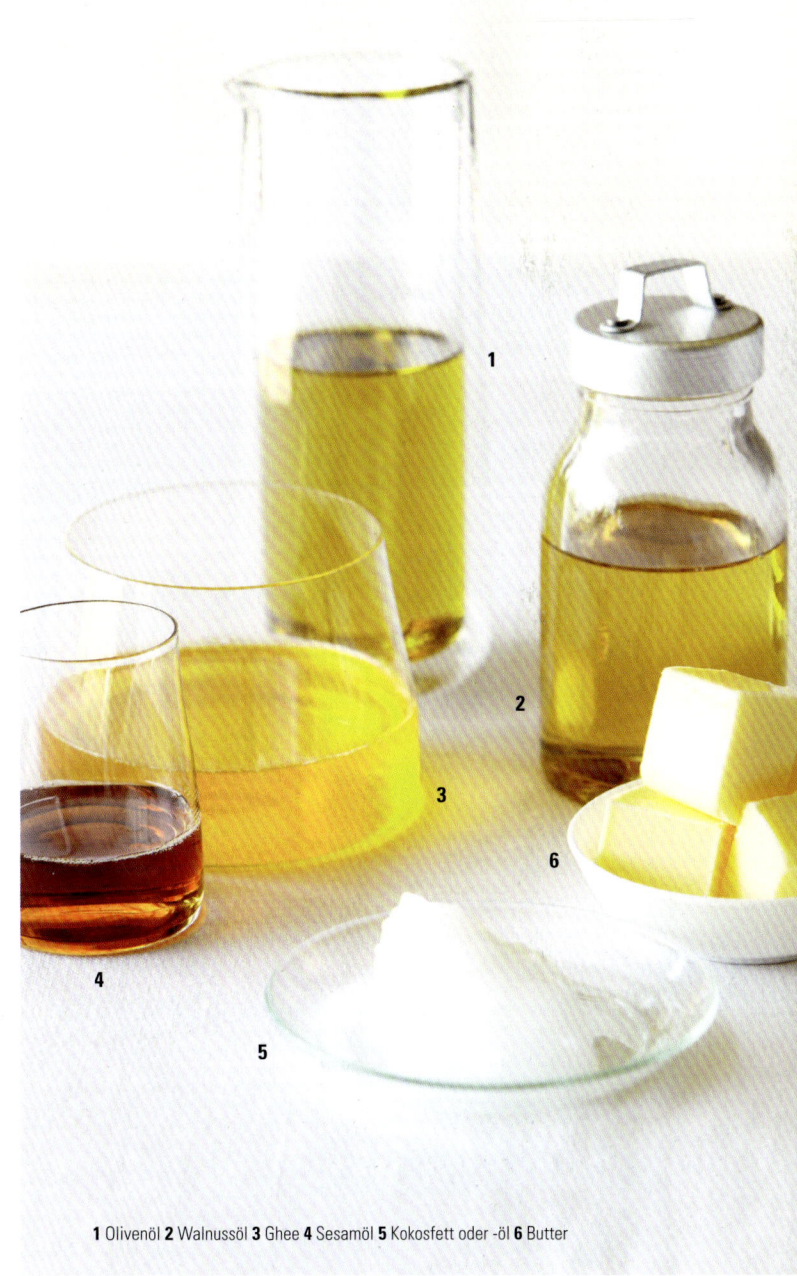

1 Olivenöl **2** Walnussöl **3** Ghee **4** Sesamöl **5** Kokosfett oder -öl **6** Butter

Kräuter und Gewürze

Neben ihrer kulinarischen Bedeutung haben alle Küchenkräuter und Gewürze auch bedeutende ernährungsphysiologische Auswirkungen.

Viele Kräuter und Gewürze gibt es sowohl getrocknet als auch frisch zu kaufen. Getrocknete Kräuter und Gewürze schmecken eher etwas intensiver, weshalb Sie zum Würzen von Gerichten etwas weniger davon brauchen. Viele Kräuter können Sie auch in Töpfen auf dem Küchenfenster oder im Garten selbst ziehen.

Kräuter

Basilikum Dieses mediterrane Gewürzkraut hat einen kräftigen, frisch pfeffrigen Geschmack und enthält viele Antioxidantien, die zellschützend wirken. Darüber hinaus hat Basilikum antibakterielle und entzündungshemmende Eigenschaften und enthält die für ein gesundes Herz wichtigen Nährstoffe Beta-Carotin und Magnesium. Es eignet sich für Suppen, Smoothies, Salate, Tomatengerichte und Pesto.

Lorbeer ist eines der ältesten und bekanntesten Gewürzkräuter. Er ist reich an Beta-Carotin, Vitamin C, Zink und Selen, den primären Antioxidantien. Er wirkt antiseptisch und schützt Haut und Schleimhaut. Regelmäßig verzehrt, schützt er vor Insektenstichen. Er findet Verwendung in Suppen, Eintöpfen, Aufläufen, Fleisch- und Gemüsegerichten.

Schnittlauch der wie Zwiebeln, Knoblauch und Lauch zur Gattung der Lauchgewächse (Allium) gehört, ist frisch und leicht beißend im Geschmack. Er ist bekannt für seine antibakterielle, antimykotische und antivirale Wirkung und unterstützt die Reinigung des Verdauungstrakts. Er trägt ebenfalls zur Senkung einer erhöhten Cholesterinproduktion bei. Schnittlauch enthält mehr Vitamin A und K als alle anderen Lauchgewächse. Verwenden Sie Schnittlauch großzügig in Suppen, Salaten und zu Fischgerichten.

Koriander (Stängel und Blätter) wird in vielen mediterranen und asiatischen Gerichten verwendet. Er zählt zu den Kräutern mit dem höchsten Gehalt an Vitamin K, das sehr wichtig für die Gesundheit der Knochen ist, und enthält zudem die Vitamine C und A, die für die Gesundheit der Augen und die Heilung des Darm wichtig sind. Koriander ist für seine antibakteriellen Eigenschaften bekannt. Entweder man liebt seinen ausgeprägten Geschmack oder aber man verabscheut ihn. Er schmeckt gut in Suppen, Säften, Fischgerichten, zu Gemüse und in vielen asiatischen und mexikanischen Gerichten.

Minze hat einen würzig frischen Duft und darmberuhigende, antibakterielle und antimikrobielle Eigenschaften; sie lindert Verdauungsprobleme, Bauchschmerzen und Blähungen. Am besten ist es, Minze als Tee zuzubereiten oder sie zu Lamm, Fisch, in Suppen und Salaten zu verwenden.

Petersilie ist aufgrund ihrer reinigenden und antibakteriellen Wirkung als die beste natürliche Zahnpasta bekannt. Außerdem enthält sie viel Vitamin C, Folsäure und Flavonoide, deren Wirkung als starke Antioxidantien anerkanntermaßen die Herzgesundheit stärkt.

Rosmarin hat ein kräftiges Aroma, wirkt stimulierend auf das Nervensystem und fördert Aufmerksamkeit und Konzentration. Rosmarin verstärkt den Blutfluss

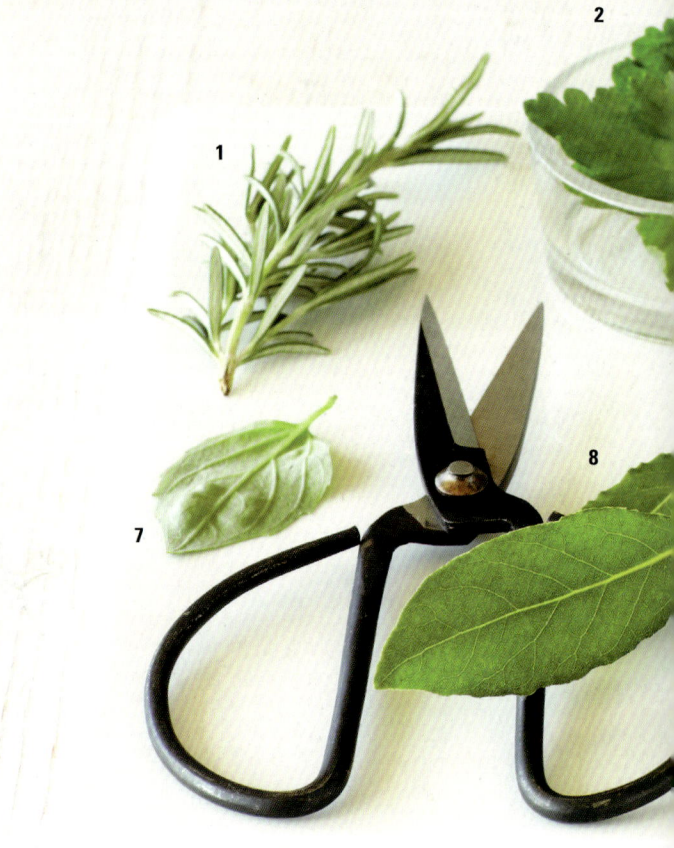

1 Rosmarin **2** Glatte Petersilie **3** Estragon **4** Thymian **5** Salbei **6** Schnittlauch **7** Basilikum **8** Lorbeer **9** Dill **10** Kerbel **11** Koriander **12** Minze **13** Rosmarinblüten

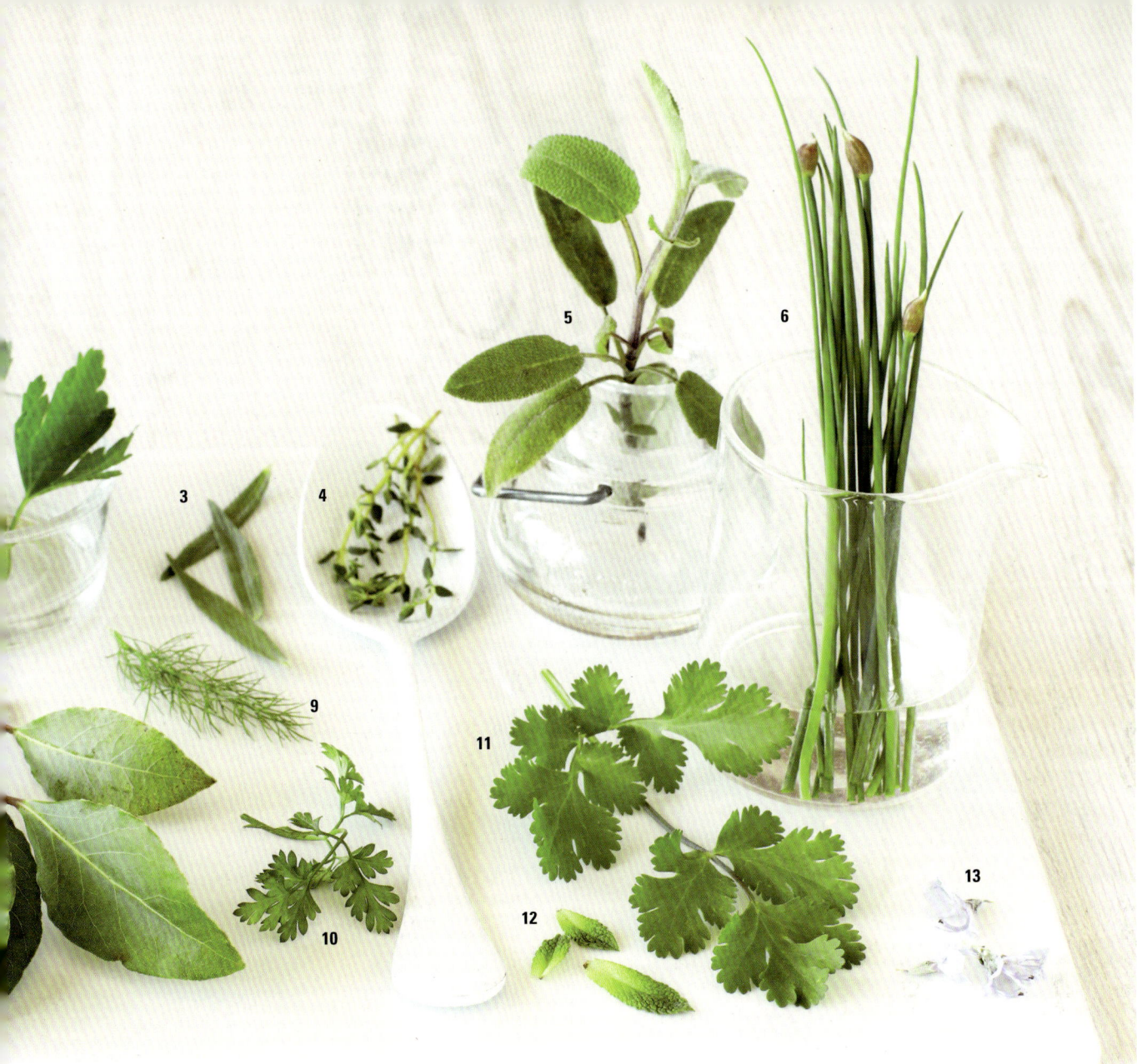

in Richtung Herz, Kopf und Gehirn, hat entzündungshemmende Eigenschaften und kann bei Asthma und Atemproblemen helfen. Rosmarin passt als Würze zu Fisch, Fleisch und Kartoffeln (sofern diese verwendet werden dürfen), in Marinaden und Dressings.
Rosmarinblüten Mit ihrem feinen, zarten Duft und einer ganzen Palette an antiseptischen, antiallergischen und antimykotischen Wirkungen empfiehlt sich ihre Verwendung in Salaten, in Kräutertees oder als Topping für Suppen und Saucen.
Salbei gehört wie Rosmarin zur Familie der Lippenblütler (Lamiaceae). Die in ihm enthaltene Rosmarinsäure wird im Verdauungstrakt leicht absorbiert und entfaltet im Blutkreislauf eine entzündungshemmende Wirkung. Salbei wirkt stimulierend auf die Neuronen im Gehirn, unterstützt Konzentration und Gedächtnis. Verwenden Sie ihn großzügig in Suppen, Eintöpfen und zu verschiedenen Fleischgerichten.
Estragon steigert die Gallenproduktion und hilft dadurch, Fett leichter zu verdauen. Er liefert starke Antioxidantien, die die Funktionen des Verdauungstraktes und die Sehkraft unterstützen. Sein leicht bitteres, würziges Aroma reinigt den Gaumen, unterstützt das Gleichgewicht der weiblichen Hormone und wirkt sich wohltuend auf die Herzgesundheit aus.
Thymian hat einen zarten Duft und enthält starke Antioxidantien. Er hat zahlreiche antimikrobielle Eigenschaften und hilft, das Niveau der DHA (mehrfach ungesättigte Fettsäure) zu erhöhen. Es passt gut zu Geflügel- und Fischgerichten, Eintöpfen, Suppen und in Kräutertees.

Gewürze

Kardamom unterstützt die Verdauung und lindert Verdauungsprobleme. Durch die Ausscheidung von Gift- und Abfallstoffen über die Nieren hilft er auch Infektionen abzuwehren.

Zimt wirkt regulierend auf den Blutzuckerspiegel, indem er die Wirkung von Insulin verstärkt. Er hat eine starke entzündungshemmende Wirkung und hilft bei Gelenkschmerzen, Reizdarmsyndrom und Hautproblemen.

Chili(pulver) kann die Gewichtsreduktion unterstützen, indem es den Stoffwechsel ankurbelt und zur Ausschüttung von Endorphinen führt, die stimmungsaufhellend wirken. Es ist hervorragend für die Herzgesundheit – zur Blutverdünnung und zur Verbesserung des Cholesterinspiegels. Chili wirkt antimykotisch und antibakteriell, enthält viele Antioxidantien und ist nachweislich blutzuckersenkend.

Gewürznelken sind reich an Antioxidantien, Vitamin A und Beta-Carotin, Omega-3-Fettsäuren und anderen Vitaminen. Sie wirken entzündungshemmend, antiseptisch und blähungswidrig. Sie mildern Verdauungsstörungen und Verstopfung und enthalten Kalium, das zur Blutdruckregulierung benötigt wird.

Koriandersamen schmecken aromatisch, süß und leicht zitronig. Sie sind reich an Antioxidantien und den Vitaminen A und C. Korianderöl wirkt zellschützend.

Fenchelsamen haben ein süßes Anisaroma. Sie lindern Menstruationsbeschwerden und unterstützen die Hormonregulierung. Sie enthalten zahlreiche Flavonoide, die eine antioxidative Wirkung haben, schädliche freie Radikale im Körper neutralisieren und so vor Krebs, Infektionen, Alterung und degenerativen neurologischen Krankheiten schützen.

Bockshornklee ist ein typisch indisch-orientalisches Gewürz, hat antivirale Eigenschaften und hilft bei Erkältung und Grippe. Es vermindert die Reizbarkeit während der Wechseljahre und lindert das Prämenstruelle Syndrom. Bockshornkleesamen enthalten sehr viele lösliche Ballaststoffe, die zur Blutdrucksenkung beitragen und verleiht ihnen dadurch eine Schlüsselrolle bei der Verbesserung der Symptome von Diabetes 1 und 2.

Ingwer ist ein wärmendes, aromatisches Gewürz, das die Atemwege beruhigt, Erkältung und Husten lindert. Ingwer enthält starke entzündungshemmende Komponenten, die Gingerole, die Arthritis, Gelenk- und Muskelschmerzen lindern, die Gasbildung verhindern und die Verdauung unterstützen. Ingwer soll gegen Erbrechen und Übelkeit in der Schwangerschaft hilfreich sein.

Wacholderbeeren haben wie andere bitter schmeckende Gewürze verdauungsfördernde Eigenschaften, da die Bitterstoffe die Produktion von Speichel, Verdauungsenzymen und Magensäure erhöhen. Sie haben auch diuretische Eigenschaften und vermindern Blähungen und Wassereinlagerungen. Sie enthalten viele Antioxidantien.

Senfsamen (weiße) sind ein exzellenter Lieferant von Selen und Magnesium und haben entzündungshemmende Eigenschaften. Sie werden bei Asthma- und Erkältungssymptomen sowie bei arthritischen Schmerzen und Muskelbeschwerden eingesetzt. Sie enthalten Eisen und Kupfer, die das Immunsystem stärken.

Muskatnuss ist ein süßes, aromatisches, stimmungsaufhellend wirkendes Gewürz. Es enthält Kalium, Calcium, Eisen, Magnesium und Zink und ist reich an B- und C-Vitaminen, Folsäure und Beta-Carotin. Muskatnuss stimuliert das Gehirn, verbessert die Konzentrationsfähigkeit, mindert Stress, wirkt gegen Müdigkeit, Angstgefühle und Depressionen. Es kann auch zur Linderung von Gelenk- und Muskelschmerzen eingesetzt werden. Es lindert Verdauungsprobleme und verbessert den Schlaf.

Pfefferkörner (schwarze) stimulieren die Sekretion von Salzsäure im Magen, verbessern die Verdauung und verhindern die Entstehung von Darmgasen, Durchfall und Verstopfung. Sie können schweiß- und urintreibend wirken und so Giftstoffe aus dem Körper spülen.

Mohnsamen (schwarze) Die Ölsamen der Mohnpflanze enthalten Calcium, Kupfer, Phosphor und Mangan – Minerale, die die Knochen stärken und schützen, aber auch die Funktion des Herzens und des Nervensystems unterstützen. Ihr Geschmack ist mild, sie enthalten viele Ballaststoffe und können cholesterinsenkend wirken.

Kurkuma ist bekannt für seine heilenden Eigenschaften, insbesondere zur Behandlung von Wunden und Hauterkrankungen wie Psoriasis (Schuppenflechte). Er hat ausgeprägte antibakterielle, antivirale und antimykotische Eigenschaften. Da er freie Radikale neutralisiert, verfügt er über einen Anti-Aging-Effekt. Er verbessert die Entgiftung der Leber, stärkt Immunsystem, Verdauungs- und Nervensystem.

Vanille hat beruhigende und angstlösende Eigenschaften. Sie ist eine gute Quelle für Antioxidantien, wirkt entzündungshemmend und antibakteriell, unterstützt die Wundheilung und lindert Hautinfektionen. Sie enthält sehr viel Vitamin B, das der Schlüssel für eine gesund aussehende Haut ist.

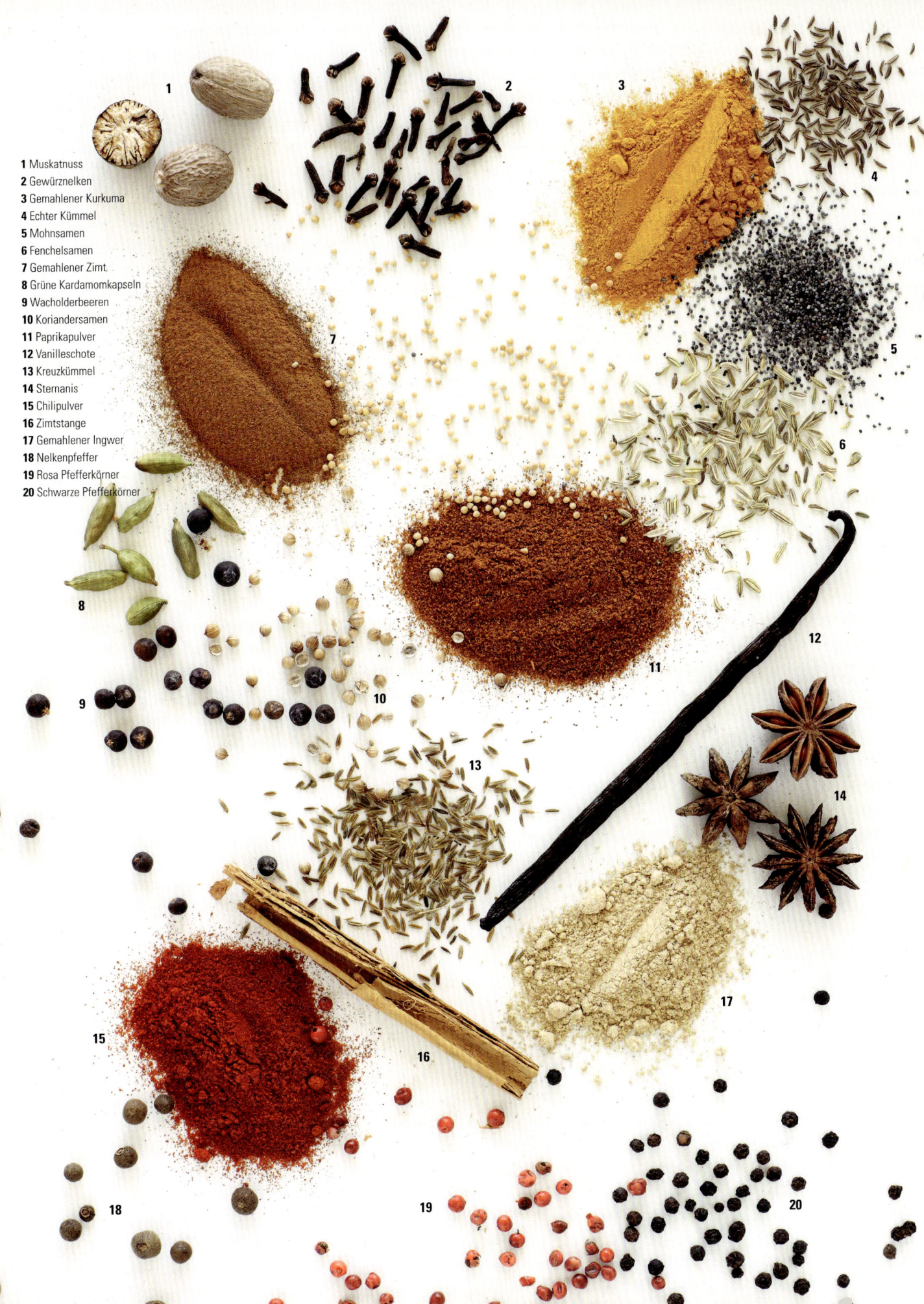

1 Muskatnuss
2 Gewürznelken
3 Gemahlener Kurkuma
4 Echter Kümmel
5 Mohnsamen
6 Fenchelsamen
7 Gemahlener Zimt
8 Grüne Kardamomkapseln
9 Wacholderbeeren
10 Koriandersamen
11 Paprikapulver
12 Vanilleschote
13 Kreuzkümmel
14 Sternanis
15 Chilipulver
16 Zimtstange
17 Gemahlener Ingwer
18 Nelkenpfeffer
19 Rosa Pfefferkörner
20 Schwarze Pfefferkörner

Würzsalze

Hochwertiges Salz hilft dem Körper, Nährstoffe aus den Nahrungsmitteln aufzunehmen. Ein komplexes Salz, wie zum Beispiel das rosa Himalayasalz, liefert neben Natrium viele andere Mineralien. Die folgenden Würzsalze (sie ergeben jeweils rund 150 g) halten sich luftdicht verschlossen und kühl gelagert etwa 3 Monate.

Limettenschale, Kaffirlimetten und Zitronengras

3 TL Limettenschale, in feine Zesten geschnitten
2–3 frische Kaffirlimettenblätter
2 Stängel Zitronengras, geschält
100 g hochwertiges Meersalz
40 g rosa Himalayasalz

Die Limettenschale auf einem mit Backpapier ausgelegten Blech verteilen und im 110 Grad heißen Ofen 3 Stunden oder in der Mikrowelle fünfmal jeweils 20 Sekunden auf Höchststufe trocknen; mehrmals umrühren.
Kaffirlimettenblätter und Zitronengras ganz fein hacken. Mit der Limettenschale und beiden Salzen vermischen.

Mandarine, Kreuzkümmel, Fenchel und Chili

3 EL Mandarinenschale, in feine Zesten geschnitten
1 TL Kümmelsamen, geröstet
1 TL Fenchelsamen, geröstet
1 EL getrocknete Chipotle oder andere Chili, fein gehackt
100 g hochwertiges Meersalz
40 g rosa Himalayasalz

Die Mandarinenschale auf einem mit Backpapier ausgelegten Blech verteilen und im 110 Grad heißen Ofen 3 Stunden oder in der Mikrowelle fünfmal jeweils 20 Sekunden auf Höchststufe trocknen; mehrmals umrühren.
Kümmel- und Fenchelsamen mischen und in der Gewürzmühle oder im Mörser mahlen. Mit der Mandarinenschale, Chili und beiden Salzen mischen.

Orange, Wacholder, Rosmarin und Thymian

4 EL Orangenschale, in feine Zesten geschnitten
12–15 Wacholderbeeren
½ Bund frischer Zitronenthymian
½ Bund frischer Rosmarin
100 g hochwertiges Meersalz

Die Orangenschale auf einem mit Backpapier ausgelegten Blech verteilen und im 110 Grad heißen Ofen 3 Stunden oder in der Mikrowelle fünfmal jeweils 20 Sekunden auf Höchststufe trocknen; mehrmals umrühren.
Die Wacholderbeeren mahlen. Thymianblättchen und -blüten sowie Rosmarinnadeln so fein wie möglich hacken. Alles mit dem Meersalz vermischen.

Fünf-Gewürze-Pulver und Grapefruit

3 EL Grapefruitschale, in feine Zesten geschnitten
100 g hochwertiges Meersalz
1 Sternanis
2 Gewürznelken
1 cm Zimtstange
½ TL Szechuanpfefferkörner
1 TL Fenchelsamen, geröstet und gemahlen

Die Grapefruitschale auf einem mit Backpapier ausgelegten Blech verteilen und im 110 Grad heißen Ofen 3 Stunden oder in der Mikrowelle fünfmal jeweils 20 Sekunden auf Höchststufe trocknen; mehrmals umrühren.
Die Grapefruitschale mit allen anderen Zutaten vermischen.

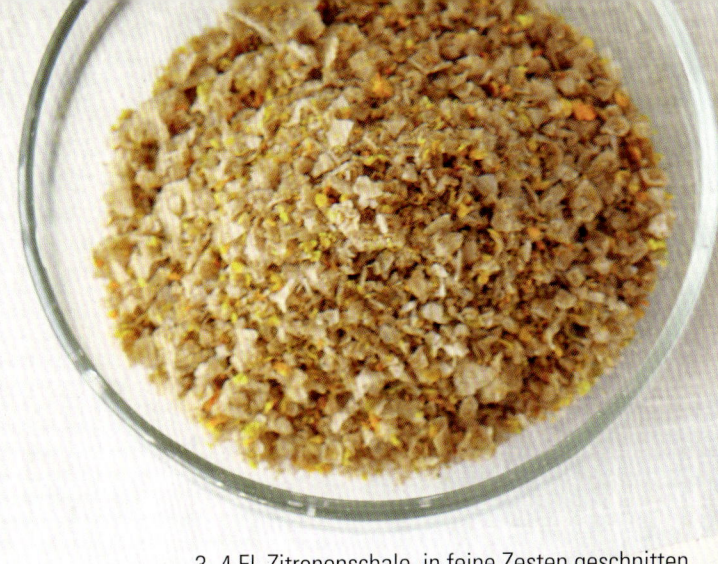

Zitrone, Paprika und Knoblauch

Die Zitronenschale auf einem mit Backpapier ausgelegten Blech verteilen und im 110 Grad heißen Ofen 3 Stunden oder in der Mikrowelle fünfmal jeweils 20 Sekunden auf Höchststufe trocknen; mehrmals umrühren.
Die Zitronenschale mit allen anderen Zutaten vermischen.

3–4 EL Zitronenschale, in feine Zesten geschnitten
3 Knoblauchzehen, fein geschnitten
1 TL geräuchertes scharfes Paprikapulver
100 g hochwertiges Meersalz

Würzsalz mit Orange, Wacholder, Rosmarin und Thymian

Würzsalz mit Fünf-Gewürze-Pulver und Grapefruit

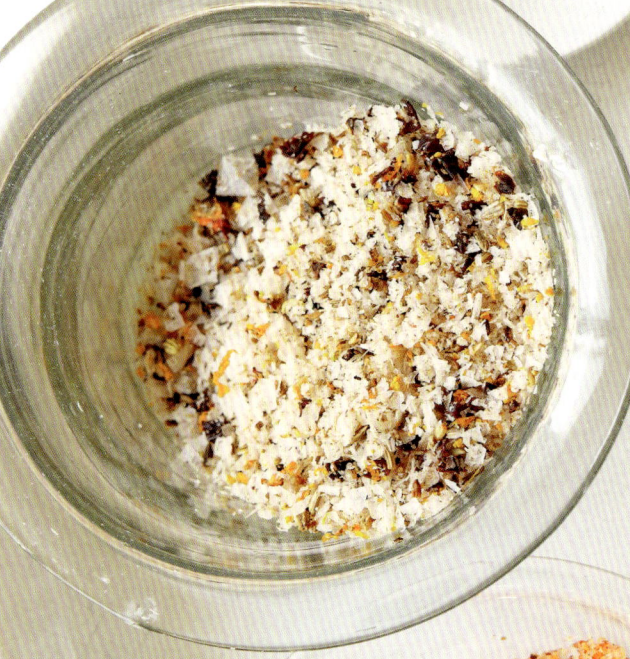

Würzsalz mit Mandarine, Kreuzkümmel, Fenchel und Chili

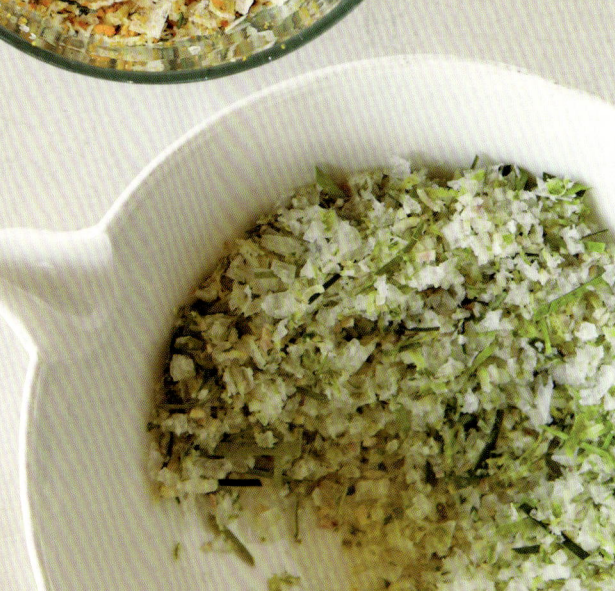

Würzsalz mit Limettenschale, Kaffirlimetten und Zitronengras

Fermentierte Nahrungsmittel

Wir empfehlen zur Unterstützung der Verdauung vor jeder Mahlzeit eine kleine Portion sauer eingelegte oder fermentierte Nahrungsmittel. Diese haben in vielen Kulturen eine lange Tradition, in Japan ist es der eingelegte Ingwer oder Rettich, in Korea ist Kimchi, eine Art vergorenes Gemüse, sogar ein Nationalgericht. Fermentierte Nahrungsmittel bewirken durch die in ihnen enthaltenen Bakterien, Hefen und Pilze eine Art »Vorverdauung« der Nahrung, sie spalten Kohlenhydrate, Fette und Proteine auf und bilden Probiotika, die das Wachstum nützlicher Bakterien im Darm begünstigen.

Der Nutzen fermentierter Nahrungsmittel

Fermentierte Lebensmittel sind für manche Menschen gewöhnungsbedürftig, werden von den meisten aber schon nach wenigen Tagen akzeptiert. Eingelegtes Gemüse schmeckt zwar leicht säuerlich, aber in der Tat wirkt es, nachdem es verdaut wurde, basisch. Seine wichtigste Aufgabe ist, die Produktion von Salzsäure im Magen anzuregen. Stress behindert die Herstellung von Salzsäure im Magen, da, wie bereits früher erklärt wurde, durch die Ausschüttung von Cortisol aus den Nebennieren alle Vorgänge im Körper, die nicht für die »Kampf-oder-Flucht-Reaktion« notwendig sind, abgestellt werden. In einer sehr stressigen Situation wird die Verdauung in Wartestellung versetzt, um dringendere Körperfunktionen wahrzunehmen. Wenn das Verdauungssystem bereits im Magen nicht richtig funktioniert, wirkt sich das negativ auf die Vorgänge in Dünn- und Dickdarm aus. Sauerkraut und andere fermentierte Gemüse bringen das Verdauungssystem in Schwung, indem sie den Magen anregen, mehr Säure zu produzieren.

Sauerkraut und anderes fermentiertes Gemüse

Sauerkraut, wie es traditionell in Polen und Deutschland hergestellt wird, wird aus Weißkohl gemacht. Die schwefelhaltigen Senfölglycoside (Isothiocyanate) im Kohl enthalten krebshemmende Stoffe und haben dadurch einen weiteren gesundheitlichen Vorteil. Sauerkraut ist bei uns das gebräuchlichste fermentierte Gemüse und kann in vielen Supermärkten fertig gekauft werden. Auch wenn das besser ist als gar kein Sauerkraut, so ist es doch weniger schmackhaft und weniger wirkungsvoll als selbstgemachtes. Das werden Sie selbst feststellen, wenn Sie gekauftes und selbstgemachtes Sauerkraut probiert haben. Im Rezeptteil dieses Buches schlagen wir Ihnen mehrere alternative Zubereitungen vor, inspiriert von Gerichten aus verschiedenen Ländern der Welt.

Um Kohl und anderes rohes Gemüse sauer einzulegen, wird es gehobelt oder fein geschnitten und dann gepresst oder gestampft, damit die darin enthaltene Flüssigkeit austritt. Dann wird alles mit Salz (oder anderen Gewürzen) vermischt, damit die Gärung in Gang kommt, die das Gemüse leichter verdaulich macht. Im DarmErnährungsplan werden Einfachzucker (die einfachste Form von Kohlenhydraten) bevorzugt, und diese sollten zu Beginn jeder Mahlzeit eingenommen werden. Die folgenden Rezepte können zwei bis drei Wochen im Voraus hergestellt werden; je länger sie fermentieren, desto mehr Zellulose wird aufgespalten und desto intensiver wird der Geschmack. Das eingelegte Gemüse wird bei Raumtemperatur fermentiert, bis es ausreichend gegärt ist. Dann wird es im Kühlschrank gelagert (siehe Seite 41), wodurch die Fermentation gestoppt wird. Sein typisch säuerlicher Geruch kommt von den Milchsäurebakterien, die bei der Fermentierung entstehen. Dadurch entstehen auch viele weitere nützliche Bakterien. Und genau das ist im Rahmen unseres Ernährungsplans sein Nutzen, nämlich die Darmgesundheit zu verbessern, das Immunsystem zu stärken und das Auftreten des Reizdarmsyndroms zu verhindern.

Magenbitter und Apfelessig

Bitterstoffe und Bitterextrakte, die helfen die Nahrung im Magen zu zersetzen, sind lebenswichtig. Nehmen Sie sie vor jeder Mahlzeit in etwas Wasser ein. Magenbitter gibt es in Gesundheits- und Bioläden (zum Teil auch in alkoholfreier Variante, allerdings ist auch die alkoholhaltige Variante in der dafür eingesetzten kleinen Menge erlaubt). Apfelessig ist eine altmodische, aber immer noch sehr wirksame Alternative. Ein knapper halber Teelöffel in einem Glas Wasser verrührt ist ausreichend.

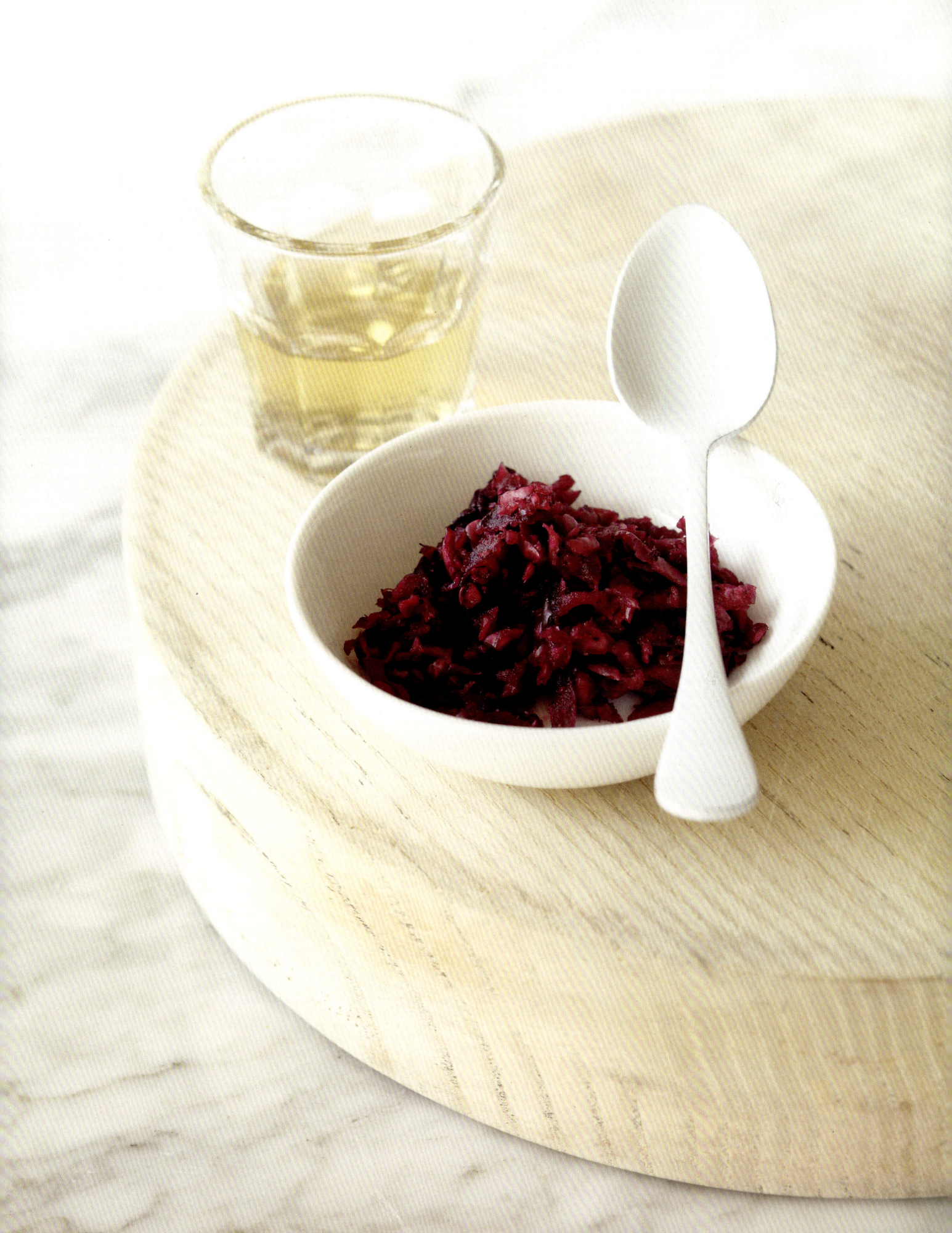

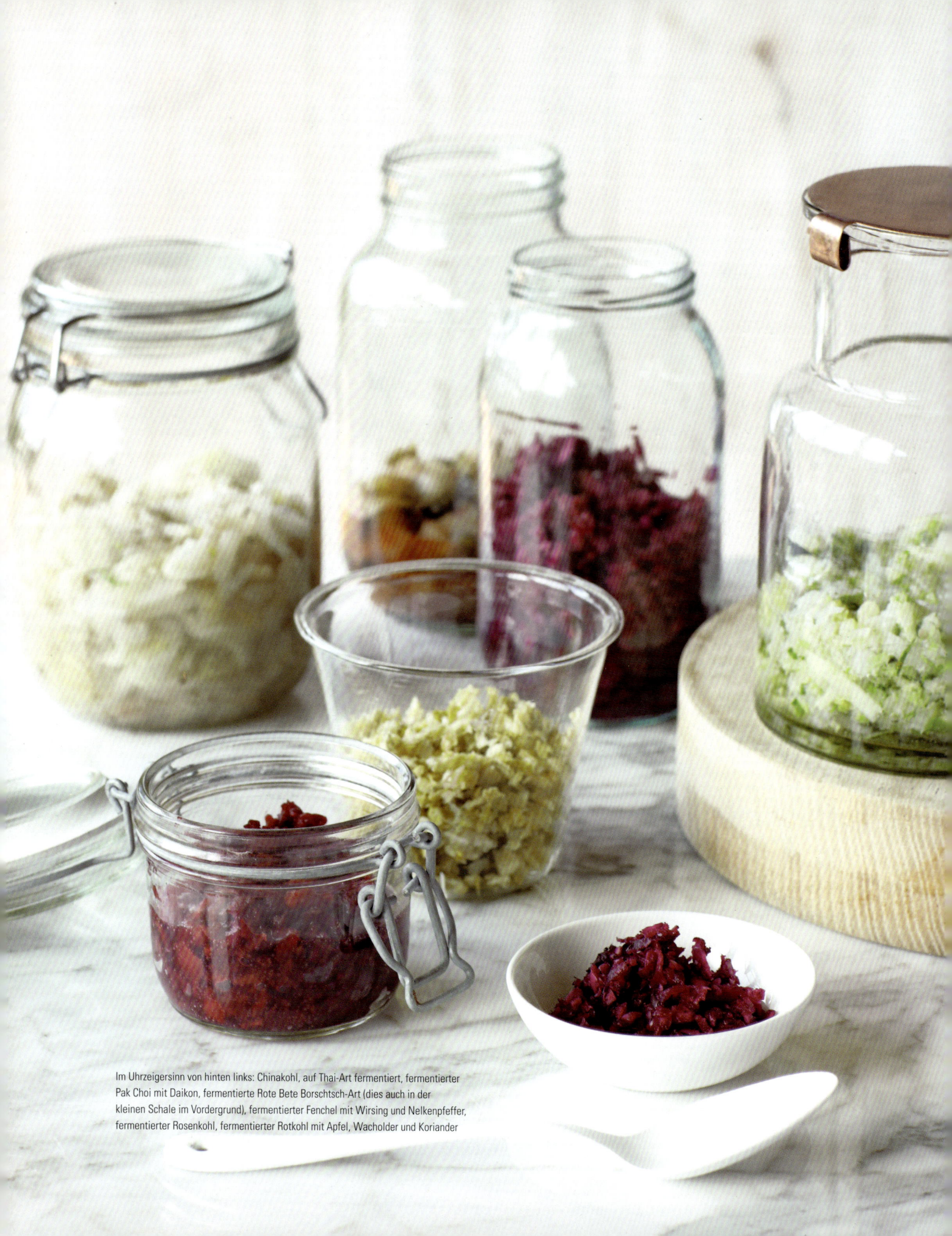

Im Uhrzeigersinn von hinten links: Chinakohl, auf Thai-Art fermentiert, fermentierter Pak Choi mit Daikon, fermentierte Rote Bete Borschtsch-Art (dies auch in der kleinen Schale im Vordergrund), fermentierter Fenchel mit Wirsing und Nelkenpfeffer, fermentierter Rosenkohl, fermentierter Rotkohl mit Apfel, Wacholder und Koriander

Fermentiertes Gemüse selbst herstellen

Natürlich finden Sie Sauerkraut auch im Supermarkt, aber es ist besser, sein fermentiertes Gemüse selbst herzustellen. Bei den folgenden Rezepten dauert die Fermentierung mindestens drei Wochen. Das braucht zwar etwas Geduld, lohnt sich aber auf jeden Fall.

Fermentierter Pak Choi mit Daikon

Für ein 2-Liter-Glas
2 rote Paprikaschoten, entkernt, grob zerkleinert (200 g)
2 milde rote Chili (30 g)
50 g frischer Ingwer, geschält, gehackt
2–3 Knoblauchzehen, geschält, gehackt
1 EL Meersalz
2 EL Fischsauce (Nam pla)
700 g Pak Choi, in 1 cm breite Streifen geschnitten
2 kg Daikon (japanischer Rettich), geschält, 1 cm groß gewürfelt
2 Frühlingszwiebeln, zerkleinert

Ein Einmachglas von 2 Liter Fassungsvermögen gründlich auswaschen und trocknen. Dann kochendes Wasser einfüllen, wieder ausleeren, das Glas auf ein Backblech stellen und im 140 Grad heißen Backofen vollständig trocknen lassen (sterilisieren).

Paprika, Chili, Ingwer, Knoblauch, Meersalz und Fischsauce im Mixer fein pürieren.

Pak Choi, Daikon und Frühlingszwiebeln in eine große Schüssel geben. Mit der Paprikamischung übergießen und die Zutaten mit einem Holzstampfer (Kartoffelstampfer) zerdrücken, damit ein Teil des Saftes austritt. Das Salz unterstützt diesen Vorgang, da es natürlicherweise Feuchtigkeit entzieht.

Sobald das Gemüse in der Schüssel mit etwas Flüssigkeit bedeckt ist, alles in das Einmachglas füllen. Das Glas bis 3 cm unter den Rand füllen, den oberen Rand säubern. Darauf achten, dass das Gemüse immer mit etwas Flüssigkeit bedeckt ist. Das Glas verschließen. Bei Raumtemperatur ohne direkte Sonneneinstrahlung 3 Wochen stehen lassen. Dann mit einem sauberen Löffel prüfen, ob das Gemüse schon genügend fermentiert ist Das Glas anschließend im Kühlschrank aufbewahren. Durch die niedrige Kühlschranktemperatur. verlangsamt sich die Fermentierung. Das Gemüse hält sich bis zu einem Monat.

Fermentierter Rosenkohl

Für ein 2-Liter-Glas
2 kg Rosenkohl
175 g Schalotten, fein geschnitten
3 EL Meersalz
2 EL gelbe Senfsamen
1 gute Handvoll (25 g) Thymianblätter, abgestreift

Ein Einmachglas von 2 Liter Fassungsvermögen sterilisieren wie oben beschrieben. Den Rosenkohl waschen, putzen und im Mixer zerkleinern. Zusammen mit den anderen Zutaten in eine große Schüssel geben. Mit einem Holzstampfer (Kartoffelstampfer) den Rosenkohl und die anderen Zutaten zerdrücken, damit ein Teil ihres Saftes austritt. Das Salz unterstützt diesen Vorgang zusätzlich.

Sobald das Gemüse mit Flüssigkeit bedeckt ist, alles bis 3 cm unter den Rand in das sterilisierte Glas füllen. Das Glas verschließen und bei Raumtemperatur ohne direkte Sonneneinstrahlung 3 Wochen stehen lassen. Dann mit einem sauberen Löffel prüfen, ob das Gemüse schon genügend fermentiert ist.

Das Glas anschließend im Kühlschrank lagern. Das Gemüse hält sich bis zu einem Monat.

Fermentierter Fenchel mit Wirsing und Nelkenpfeffer

Für ein 2-Liter-Glas
900 g Fenchel, fein geschnitten
1¼ kg Wirsing, fein geschnitten
1 EL Nelkenpfeffer, im Mörser fein zermahlen
2 EL Meersalz

Ein 2-Liter-Einmachglas sterilisieren, wie auf Seite 41 beschrieben.
Alle Zutaten in eine große Schüssel geben und den Fenchel und Wirsing mit einem Holzstampfer (Kartoffelstampfer) zerdrücken, damit ein Teil ihres Saftes austritt. Das Salz unterstützt diesen Vorgang zusätzlich.
Sobald das Gemüse mit Flüssigkeit bedeckt ist, alles bis 3 cm unter den Rand in das sterilisierte Glas füllen. Das Glas verschließen und bei Raumtemperatur ohne direkte Sonneneinstrahlung 3 Wochen stehen lassen. Dann mit einem sauberen Löffel prüfen, ob das Gemüse schon genügend fermentiert ist.
Das Glas anschließend im Kühlschrank lagern. Das Gemüse hält sich gut einige Wochen.

Fermentierter Rotkohl mit Apfel, Wacholder und Koriander

Für ein 2-Liter-Glas
3 kg Rotkohl, fein gehobelt
20 Wacholderbeeren, im Mörser fein gemahlen
1 TL Koriandersamen, im Mörser fein gemahlen
300 g Äpfel (säuerliche Sorte, z. B. Granny Smith), entkernt, gerieben
60 g Meersalz

Ein 2-Liter-Einmachglas sterilisieren, wie auf Seite 41 beschrieben.
Alle Zutaten in eine große Schüssel geben mit einem Holzstampfer (Kartoffelstampfer) zerdrücken, damit ein Teil ihres Saftes austritt. Das Salz unterstützt diesen Vorgang zusätzlich.
Sobald das Gemüse mit Flüssigkeit bedeckt ist, alles bis 3 cm unter den Rand in das sterilisierte Glas füllen. Das Glas verschließen und bei Raumtemperatur ohne direkte Sonneneinstrahlung 3 Wochen stehen lassen. Dann mit einem sauberen Löffel prüfen, ob das Gemüse schon genügend fermentiert ist.
Das Glas anschließend im Kühlschrank lagern. Das Gemüse hält sich bis zu einem Monat.

Fermentierte Rote Bete Borschtsch-Art

Für ein 2-Liter-Glas
800 g Karotten, geputzt und geschält
800 g Butternut-Kürbis
1 kg rohe Rote Bete (Randen)
1 EL Kümmelsamen
500 g rote Zwiebeln, geschält
3 EL rosa Himalayasalz

Ein 2-Liter-Einmachglas sterilisieren, wie auf Seite 41 beschrieben.
Alle Zutaten in der Küchenmaschine grob hacken, bis das Gemüse in ungefähr 1 cm große Stücke zerkleinert ist.
Dann alle Zutaten mit den Händen (gründlich gewaschen oder mit Handschuhen) durchkneten, bis etwas Flüssigkeit austritt. Das Gemüse bis 3 cm unter den Rand in das sterilisierte Glas füllen, verschließen und bei Raumtemperatur ohne direkte Sonneneinstrahlung 3 Wochen gären lassen. Dann mit einem sauberen Löffel prüfen, ob das Gemüse schon genügend fermentiert ist. Die Farbe des Gemüses verändert sich dabei und es wird weicher. Sie können es jetzt direkt essen, aber der Geschmack verbessert sich, wenn es noch eine Zeitlang im Kühlschrank ziehen kann.

Chinakohl, auf Thai-Art fermentiert

Für ein 2-Liter-Glas
2 kg Chinakohl, in dünne Streifen geschnitten
4 Stängel Zitronengras, geschält, fein geschnitten
8 Kaffirlimettenblätter
1–2 grüne Chili, entkernt, fein gehackt
2 Schalotten, fein gehackt
2 Frühlingszwiebeln, fein gehackt
80 g frischer Ingwer, geschält, fein gerieben
60 g Koriandergrün, fein gehackt
2 EL Fischsauce (Nam pla)
2 EL Meersalz

Ein 2-Liter-Einmachglas sterilisieren, wie auf Seite 41 beschrieben.
Alle Zutaten in eine große Schüssel geben und mit einem Holzstampfer (Kartoffelstampfer) zerdrücken, damit ein Teil ihres Saftes austritt. Das Salz unterstützt diesen Vorgang zusätzlich. Das dauert etwa 5 Minuten.
Sobald das Gemüse mit Flüssigkeit bedeckt ist, alles bis 3 cm unter den Rand in das sterilisierte Glas füllen. Das Glas verschließen und bei Raumtemperatur ohne direkte Sonneneinstrahlung 3 Wochen stehen lassen. Dann mit einem sauberen Löffel prüfen, ob das Gemüse schon genügend fermentiert ist.
Das Glas anschließend im Kühlschrank lagern. Das Gemüse hält sich bis zu einem Monat.

Hinweis: Während der Zeit des Fermentierens bilden sich natürlicherweise Gase. Daher die Gläser ab und zu kontrollieren und falls nötig den Deckel kurz öffnen und das Gas entweichen lassen. Dann wieder verschließen.

Proteinreiche Fastenbrühen

In der gehobenen Gastronomie ist es üblich, für eine Geflügel- oder Fleischbrühe immer Karkassen oder Knochen zuerst im Backofen zu rösten und dann mehrere Stunden auf kleiner Hitze auszukochen, um das Beste aus Knochen und Knochenmark zu extrahieren. Die in den Knochen enthaltenen Mineralien werden herausgelöst und die daraus hergestellte konzentrierte Brühe ist sehr aromatisch und reich an Nährstoffen. Unsere Fastenbrühen, eine Hühnerbrühe und eine Rinderbrühe, sind sehr einfach herzustellen und haben ein komplexes, köstliches Aroma. Genießen Sie diese Fastenbrühen zum Beispiel beim Intervallfasten oder wenn Sie abnehmen wollen. Beide Brühen dienen auch als Grundlage für mehrere Suppen im Rezeptteil, daher lohnt es sich, eine größere Menge davon zuzubereiten und im Gefrierschrank aufzubewahren. Hühnerkarkassen sollten Sie daher immer für Brühe verwenden; Rinderknochen bekommen Sie bei Ihrem Metzger.

Hühnerbrühe

Diese Hühnerbrühe kann als Suppe gegessen oder als Zutat für andere Gerichte verwendet werden. Sie können Sie im Voraus in doppelter oder dreifacher Menge zubereiten und tiefgefrieren. Für einen intensiveren Geschmack die Brühe um ein Drittel reduzieren, bevor Sie am Ende die Garnitur hinzufügen.

Für 4 Portionen
- 1½ kg Hühnerknochen (Karkassen), klein gehackt
- 4 Stangen Sellerie
- 4 Karotten
- 2 Zwiebeln
- 5 Knoblauchzehen
- 15 g Koriandersamen
- 15 g Fenchelsamen
- 2 Sternanis
- 1 TL Szechuanpfefferkörner
- 3 Lorbeerblätter
- ½ Bund Thymian
- 100 g rohes Hühnerfleisch, gehackt
- 2 Eiweiß

Für die Gemüsegarnitur:
- 2 Frühlingszwiebeln, fein geschnitten
- 2½ cm frischer Ingwer, geschält, in feine Streifen geschnitten
- einige feine Karottenstreifen
- 1 TL Tamari (glutenfreie Sojasauce)
- Saft von ½ Limette
- 1 Prise Chiliflocken

Den Backofen auf 200 Grad vorheizen.
Sellerie, Karotten, Zwiebeln und Knoblauch klein würfeln. Mit den Hühnerknochen, Koriandersamen, Sternanis, Fenchelsamen und Szechuanpfeffer vermischen. Alles in einen Bräter geben und im vorgeheizten Backofen 30 Minuten goldbraun rösten. Dann alles in einen großen Topf geben und mit 4 Liter kaltem Wasser bedecken. Alles sichtbare Fett mit einem Löffel von der Oberfläche abschöpfen.
Lorbeerblätter und Thymian hinzufügen. Das gehackte Hühnerfleisch mit dem Eiweiß mischen und in den Topf geben (es dient zum Klären des Fonds und wird danach wieder entfernt). Die Brühe mindestens 4 Stunden ganz leicht köcheln lassen, bis die Flüssigkeit etwas eingekocht und aromatisch würzig ist. Die Brühe abkühlen lassen und im Kühlschrank aufbewahren. Anschließend durch ein Sieb gießen, um Gemüse und Knochen zu entfernen.
Nach Belieben etwas Brühe 1 cm hoch in eine kleine Schüssel füllen und im Kühlschrank geleeartig fest werden lassen. Sobald es fest ist, aus dem Kühlschrank nehmen, in Würfel schneiden und als Suppeneinlage verwenden.
Kurz vor dem Servieren Geleewürfel, Frühlingszwiebeln, Ingwer und Karottenstreifen in Suppenschalen füllen. Die Brühe wieder aufwärmen und über das Gemüse gießen. Mit Tamari, einem Spritzer Limettensaft und Chiliflocken würzen.

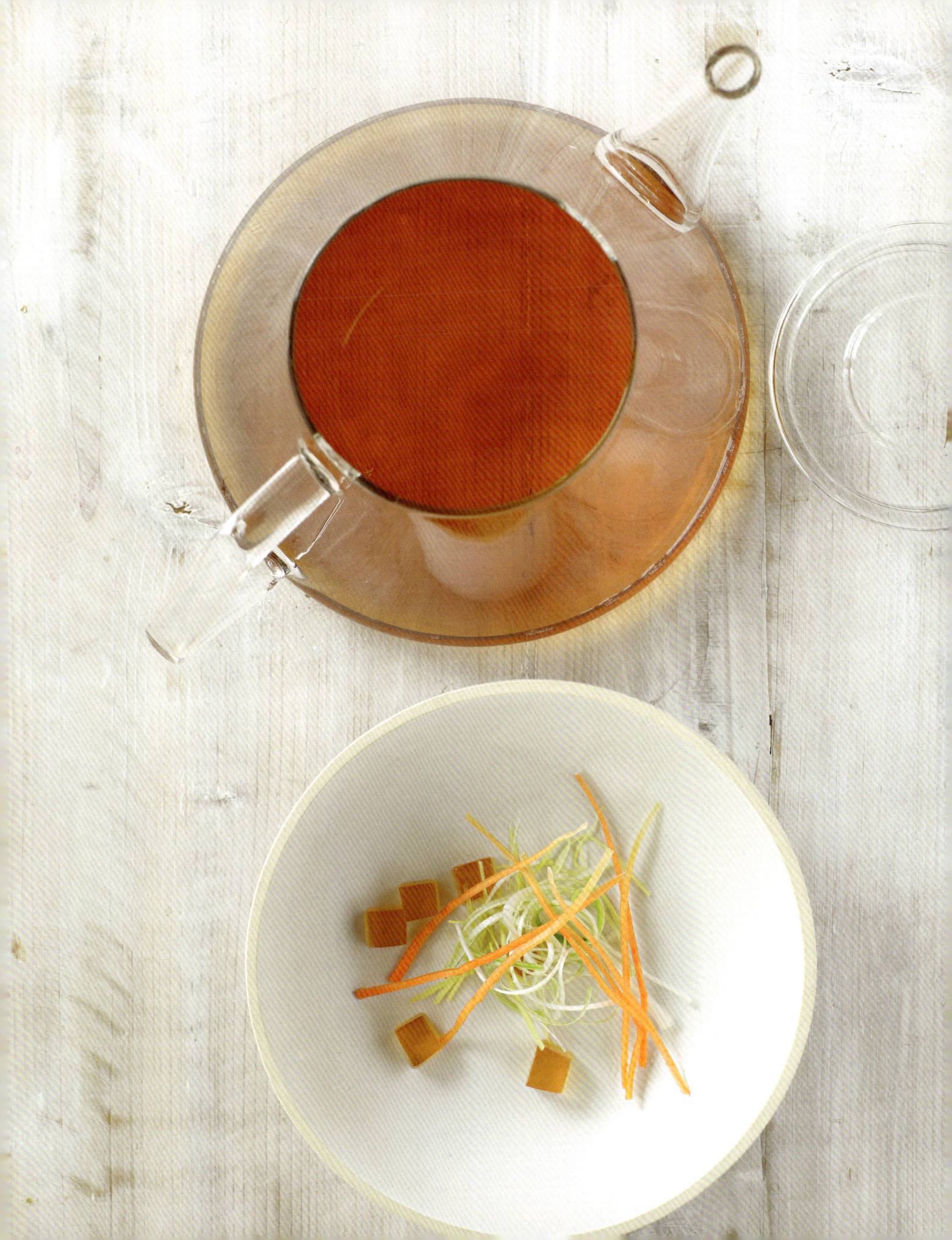

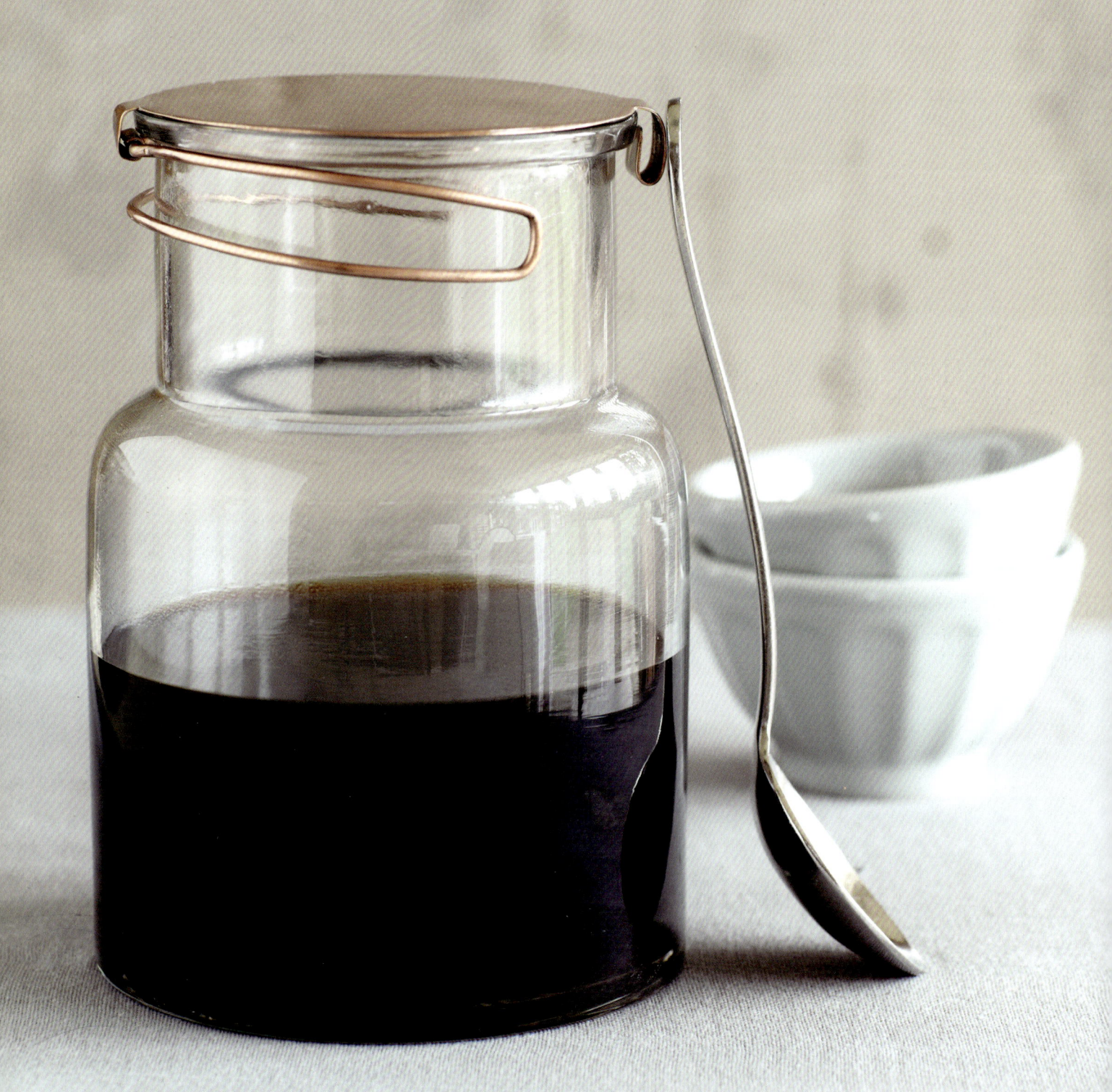

Rinderbrühe

Der Geschmack von selbstgemachter Rinderbrühe ist durch nichts zu übertreffen. Und eine Fleischbrühe aus einem Würfel oder aus dem Glas ist, ganz ehrlich, keine Alternative, vor allem auch, weil bei diesen der Salzgehalt zu hoch ist. Selbst wenn Sie normalerweise kein Rindfleisch essen, sollten Sie sich Markknochen beim Metzger holen und Rinderbrühe selbst machen.

Für 4 Portionen
3 kg Rindermarkknochen, vom Metzger in 3 cm große Stücke gehackt
4 Karotten, in grobe Stücke geschnitten
3 große Zwiebeln, in grobe Stücke geschnitten
4 Stangen Sellerie, in Stücke geschnitten
2 Lorbeerblätter
10 schwarze Pfefferkörner
½ Bund Thymian

Für die Garnitur:
20 g Alfalfasprossen
1 große Tomate, gehäutet, entkernt, gewürfelt

Den Backofen auf 220 Grad vorheizen.
Die Markknochen in einen großen Bräter legen und im vorgeheizten Backofen 40 Minuten rösten.
2 Teelöffel Fett aus dem Bräter abschöpfen und darin in einem großen Topf auf mittlerer Hitze das Gemüse goldbraun rösten.
Lorbeerblätter, Pfefferkörner, Thymianzweige und die gerösteten Markknochen in den Topf geben. Mit 5 Liter kaltem Wasser bedecken. Das Fett von der Oberfläche abschöpfen und die Brühe erhitzen, bis sie leicht köchelt. 6 Stunden leise köcheln lassen, dabei von Zeit zu Zeit das Fett abschöpfen.
Die Brühe durch ein Sieb abgießen und entweder sofort verzehren oder in Gefrierbehälter füllen, abkühlen lassen und tiefgefrieren.
Nach Belieben etwas Brühe 1 cm hoch in eine kleine Schüssel füllen und im Kühlschrank geleeartig fest werden lassen. Sobald es fest ist, aus dem Kühlschrank nehmen, in Würfel schneiden und als Suppeneinlage verwenden.
Kur vor dem Servieren die Garnitur aus Geleewürfeln, Alfalfasprossen und Tomatenwürfeln in die heiße Brühe geben.

NÄHRWERT-INFO
Rindermarkknochen sind einer der ergiebigsten Lieferanten für alle neun essenziellen Aminosäuren, die zur Heilung, Regeneration und Neubildung von Zellen im Körper benötigt werden. Zusammen mit den B-Vitaminen, Magnesium und Kalium des Gemüses liefern sie alles, was der Körper in einer Phase reduzierter Nahrungsaufnahme benötigt.

So funktioniert der Darm-Ernährungsplan

Der Darm-Ernährungsplan sollte mindestens zwei, besser noch drei Wochen lang befolgt werden, um sicherzustellen, dass der Verdauungstrakt ausreichend Zeit zur Heilung und Regeneration hat. Es lohnt sich durchzuhalten, denn in dieser Zeitspanne können wirklich bedeutende Ergebnisse erzielt werden. Wenn Sie sehen, wie sich in dieser Zeit Ihre Symptome bessern, Sie mehr Energie (und einen flacheren Bauch) haben, Haare, Haut und Nägel gesünder sind, wird es Ihnen leichter fallen, diesen Ernährungsplan halb- oder vierteljährlich zu wiederholen, um die größtmöglichen positiven Auswirkungen zu erzielen.

So funktioniert die Umsetzung im Alltag

Die folgenden Tipps und Hinweise helfen Ihnen, den Ernährungsplan Ihrem Alltag und Ihrem Lebensstil anzupassen.

- Mahlzeiten und Einkaufslisten im Voraus planen und sich Zeit dafür reservieren. Dies verhindert »Panik«-Einkäufe oder »Panik«-Essen.
- Am Wochenende oder abends, wenn Sie Zeit haben, frische Zutaten vorbereiten, z. B. Salatzutaten waschen und/oder blanchieren und in fest verschlossenen Plastikdosen oder in Plastiktüten mit Zippverschluss im Kühlschrank aufbewahren. So bleiben sie frisch und knackig, und die Mahlzeiten können rasch fertiggestellt werden.
- Brühen für die Fastentage in ausreichender Menge vorbereiten. Wenn Sie die Brühen in sehr großen Mengen vorbereiten, diese in Portionen von 300 ml in Dosen füllen und tiefgefrieren. Mit Datum und Bezeichnung des Inhalts versehen.
- Sie können die Mahlzeiten untereinander austauschen, um sie Ihrem Tagesablauf anzupassen. Jede Mahlzeit muss aber einen großen Proteinanteil enthalten (ungefähr 50 Prozent), um genügend Aminosäuren für die Heilung und Regeneration des Darms zu liefern.
- Jede Mahlzeit mit einer Portion fermentiertem Gemüse (selbst hergestellt oder fertig gekauft) oder einer Dosis Magenbitter beginnen, um die Wirksamkeit der Magensäure und der Verdauungsenzyme zu erhöhen.
- Abends leicht zu essen, ist am besten für die Verdauung, hilft Sodbrennen zu vermeiden und den Blutzucker zu regulieren. Viele Menschen essen ihre Hauptmahlzeit abends und wachen dann in der Nacht auf, weil ihr Verdauungssystem mit der Überlastung kämpft. Ein leichtes Abendessen kann da Abhilfe schaffen.
- Die Mitnehm-Mahlzeiten für die Arbeit am Vorabend vorbereiten und in Plastikbehälter packen, sodass sie am Morgen griffbereit sind. Sie können auch das Abendessen in etwas größerer Menge zubereiten und einen Teil davon, ergänzt durch Salat und/oder Suppe, als Mittagessen für den nächsten Tag verwenden.
- Verschiedene Salatdressings vorbereiten, in Flaschen abfüllen und im Kühlschrank aufbewahren. Sie können die Dressings auch in kleinen Fläschchen (wie es sie z. B. für Kosmetika gibt) zur Arbeit mitnehmen.
- Im Restaurant zu essen ist einfach machbar, vorausgesetzt Sie halten sich an die Grundprinzipien des Ernährungsplans und wählen Restaurants, die Geflügel und Fisch von guter Qualität sowie reichlich grünes Gemüse anbieten. Nicht vergessen: Desserts stehen nicht auf dem Programm!
- Für unterwegs eignen sich einfach zu transportierende Gerichte, wie z. B. Pfannkuchen, Frittata, Butternusskürbis mit Linsen, Bohnen-Hummus oder Salate, die Sie im Voraus zubereiten und mitnehmen können.

So stellen Sie Ihren Speiseplan zusammen

Der Speiseplan auf der gegenüberliegenden Seite ist nur als Leitfaden gedacht, um Ihnen eine ungefähre Vorstellung davon zu geben, wie Sie die Rezepte dieses Buches zu einem Wochenplan zusammenstellen können und wie abwechslungsreich und schmackhaft Sie sich dabei ernähren. Wir empfehlen zwar, abends möglichst leicht zu essen, wer aber hochwertiges Protein und Gemüse zum Abendessen vorzieht, sollte sich dann einen Teil dieser Mahlzeit für das Mittagessen des nächsten Tages reservieren. Warme oder kalte Suppen lassen sich problemlos in Thermosflaschen transportieren und als Lunch bei der Arbeit essen.

BEISPIEL EINES 14-TAGE-SPEISEPLANS

	FRÜHSTÜCK	MITTAGESSEN	ABENDESSEN
1. TAG	Chia-Müsli Ingwer-Zitronen-Kräutertee	Shiitake-Bohnen-Fenchel-Suppe Frittata mit Spinat, Kürbis und Linsen	Geflügelsalat mit eingelegten Pilzen Langsam gebackene Paprika und Auberginen mit Anchovis und Mandeln
2. TAG	Smoothie mit Maca, Avocado, Birne, Apfel und Minze Kräutertee	Gegrillte Hähnchenbrust Quinoafladen mit Limabohnen-Hummus und Tomatensalsa	Fasten: nur Rinderbrühe
3. TAG	Fasten: nur Kräutertee	Rindercarpaccio Blanchierter Salat 4 mit Dressing nach Wahl Geröstetes Ratatouille-Blumenkohl-Gemüse	Suppe aus rauchiger Aubergine mit Pfirsich und Oliven Gegrillter Spargel mit pochiertem Ei
4. TAG	Spiegeleier mit Tomaten, Paprika und Chorizo Pfefferminztee	Rote-Linsen-Suppe (ohne Chermoula) Sardinenfilets mit grünen Bohnen, Zwiebeln und Oliven	Lamm mit gegrilltem Spargel und Salsa verde Spargelbrokkoli mit Paranüssen, Sesam und Orange
5. TAG	Asia-Lachstatar mit Chia-Wasabi-Kräckern Grüner Tee	Kalt aufgeschnittenes Lammfleisch (Rest vom Vorabend) Blanchierter Salat 3 mit Dressing nach Wahl	Fasten: nur Hühnerbrühe
6. TAG	Fasten: nur Kräutertee	Erbsen-Bohnen-Cremesuppe Chicken-Burger mit karamellisierten Zwiebeln Blanchierter Salat 1 mit Dressing nach Wahl	Paprika-Tomaten-Dattel-Suppe mit Ingwer Escabèche mit Rotbarbe Pak Choi mit Linsen und Limette
7. TAG	Linseneintopf mit pochierten Eiern Kräutertee	Paprika-Tomaten-Dattel-Suppe mit Ingwer (Rest vom Vorabend) Pak Choi mit Linsen und Limette (Rest vom Vorabend) Blanchierter Salat 2 mit Dressing nach Wahl	Grillhuhn mit Tamarinde, Chili, Ingwer und Koriander Gebratene Bete mit Mandarinen und Pistazien
8. TAG	Limettenmuffins mit pürierten Himbeeren Kräutertee	Kaltes Grillhuhn (Rest vom Vorabend), zerkleinert Blanchierter Salat 2 mit Dressing nach Wahl, zusätzlich Gemüse nach Wahl	Mariniertes Rindersteak (ohne Süßkartoffeln!) Gegrillter Lauch mit Romesco-Sauce, zusätzlich Gemüse nach Wahl
9. TAG	Mandel-Kokos-Pfannkuchen mit gebratenen Pflaumen Kräutertee	Gegrillte Hühnerbrust Grüne Bohnen mit Haselnuss-Erbsen-Pesto	Fasten: nur Rinderbrühe
10. TAG	Fasten: nur Kräutertee	Frittata mit Spinat, Kürbis und Linsen Blanchierter Salat 1 mit Dressing nach Wahl	Gegrillte Seezungenfilets mit Ingwer und Mandarinen Gebratene Bete mit Mandarinen und Pistazien
11. TAG	Spiegeleier mit Tomaten, Paprika und Chorizo Zitronentee oder weißer Tee	Auberginensuppe mit Pfirsich und grünen Oliven Gegrillte Seezungenfilets mit Ingwer und Mandarinen (Rest vom Vorabend) Blanchierter Salat 1 mit Dressing nach Wahl	Hühnerleber mit Apfel, Speck und karamellisierten Schalotten Geröstetes Ratatouille-Blumenkohl-Gemüse
12. TAG	Gedämpfte Sommerfrüchte Smoothie mit Macadamianüssen und Beeren	Frittata mit Spinat, Kürbis und Linsen Pak Choi mit Linsen und Limette (Rest vom 10. Tag)	Fasten: nur Hühnerbrühe
13. TAG	Fasten: nur Kräutertee	Shiitake-Bohnen-Fenchel-Suppe Geflügelsalat mit eingelegten Pilzen Tomaten-Avocado-Salsa	Schweinefilet mariniert Spargelbrokkoli mit Paranüssen, Sesam und Orange Gegrillter Lauch mit Romesco-Sauce
14. TAG	Linseneintopf mit pochierten Eiern Weißer oder grüner Tee	Kalte Brokkoli-Avocado-Mandel-Suppe mit Minze Chicken-Burger mit karamellisierten Zwiebeln Blanchierter Salat 2 mit Dressing nach Wahl	Gegrillte marinierte Makrele Geschmorte Kirschtomaten mit Ahornsirup und Chili Gedämpftes Gemüse nach Wahl

So geht es weiter

Der große Vorteil unseres Darm-Ernährungsplans ist, dass er Ihren Gesundheitszustand auf lange Sicht verbessern und Ihnen einen Weg zu einer gesünderen Ernährung weisen kann. Während der empfohlenen rund drei Wochen gewöhnen Sie sich an eine andere, gesunde Ernährungsweise; Sie spüren deren positive Auswirkungen und verstehen, dass sie der Schlüssel zu einer besseren Gesundheit ist. Durch die verbesserte Verdauungsfunktion sind Sie Ihrem Ziel der Selbstheilung des Körpers schon einen entscheidenden Schritt näher gekommen.

Machen Sie eine Gesundheitsbilanz
Sobald die gesundheitlichen Beschwerden abgeklungen sind, Ihr Gesundheitszustand sich allgemein verbessert hat, Sie sich voller Energie fühlen und Ihre Verdauung optimal funktioniert, können Sie die Liste der Nahrungsmittel, die Sie zu sich nehmen, ausbauen. Dabei sind jedoch alle wichtigen Veränderungen zu berücksichtigen, die sich für Sie als positiv herausgestellt haben. Wenn sich zum Beispiel durch das Weglassen sämtlicher Milchprodukte Ihre Verdauung und Ihr Wohlbefinden deutlich verbessert haben, Kopfschmerzen verschwunden und Hautprobleme zurückgegangen sind, sollten Sie ab jetzt nur kleine Mengen von Ziegen- oder Schafskäse (die weniger Entzündungen hervorrufen als Kuhmilchprodukte) verzehren, und dies nur ab und zu und keinesfalls täglich. Das Gleiche gilt für Getreide (vor allem für glutenhaltiges wie Weizen, Hafer, Roggen und Gerste), wenn sich gezeigt hat, dass es Ihnen Probleme macht, den Darm reizt oder Müdigkeit verursacht. Wählen Sie dann andere Sorten. Wichtig ist herauszufinden, was für Ihre Gesundheit den entscheidenden Unterschied ausmacht.

Protein ist das Allerwichtigste
Wir können gar nicht oft genug darauf hinweisen, wie wichtig es ist, bei jeder Mahlzeit Proteine zu sich zu nehmen. Sie helfen entscheidend, den Blutzucker zu regulieren und verhindern, dass es zu Heißhungerattacken oder einem Energieabfall kommt, die zu Naschereien zwischendurch verführen könnten. Wählen Sie Ihre Lieblingsproteine und sorgen Sie dafür, dass der Kühlschrank immer gut gefüllt ist, so bleiben Sie »auf Kurs« und ernähren sich regelmäßig und ausgewogen. Ihr Ziel ist es, den Darm bei jeder Mahlzeit mit hochwertigen Proteinen zur Heilung und Regeneration zu versorgen. Die Proteine werden kombiniert mit leicht gegartem Gemüse und Früchten, die die wesentlichen für alle Körperfunktionen benötigten Nährstoffe und Antioxidantien liefern. Zusammen mit wenig vollwertigem Getreide liefern Salate und Gemüse die für die Gesundheit unentbehrlichen Mineralien. Ebenso enthalten sie Ballaststoffe, die helfen, den Nahrungsbrei durch den Körper zu transportieren und jegliche Rückstände und Abfallstoffe im Darm effizient zu entfernen. Diese Punkte sind für das Gelingen der Folgephase von entscheidender Bedeutung. Genau wie in der ersten Phase des Darm-Ernährungsplans gilt auch jetzt: Saisonale Produkte sorgen für Abwechslung im Speiseplan und die Wahl qualitativ hochwertiger Lebensmittel wirkt sich sehr stark auf die Qualität der Nährstoffe aus.

Intervallfasten
Intervallfasten, auch intermittierendes Fasten genannt, ist ein Tor zur Gesundheit. Genau wie der Mensch den Schlaf braucht, um sich zu erholen, braucht auch unser Verdauungssystem ab und zu eine Pause, um seine Funktionen wieder neu einzustellen und sich zu regenerieren. Wir empfehlen Ihnen wärmstens, das Intervallfasten beizubehalten, selbst wenn es nur einmal pro Woche sein sollte; sein medizinischer Nutzen ist mittlerweile wissenschaftlich eindeutig nachgewiesen. Millionen von Menschen stellen dank dieser zeitweiligen Einschränkung der Nahrungsaufnahme eine Verbesserung ihrer Gesundheit fest.

Erlaubtes Getreide oder Pseudogetreide
Im ersten Teil des Darm-Ernährungsplans war überhaupt kein Getreide erlaubt, da die am häufigsten verwendeten Getreidesorten (Weizen, Hafer, Roggen und Gerste) Gluten enthalten, das die Darmschleimhaut reizen und zu Beschwerden führen kann. Außerdem lassen sich auf diese Weise auch die Kohlenhydrate ver-

meiden, die im Körper manchmal nur schwer aufgespalten werden können. In der zweiten Phase des Ernährungsplans können einige Getreidesorten oder getreideähnliche Sorten eingeführt werden, die dem Körper Nährstoffe zuführen, ohne das Verdauungssystem zu belasten. Durch vorgängiges Einweichen der Getreidekörner über Nacht (in Wasser, das mit etwas Zitronen- oder Limettensaft versetzt wurde) werden Phytate und Enzymhemmer blockiert, die Mineralien binden und deren Aufnahme durch den Körper verhindern können. Das Einweichen aktiviert auch die Enzyme in den Getreidekörnern und erhöht deren Nährstoffgehalt. Getreide vor der weiteren Verarbeitung immer abspülen.

Buchweizen ist kein Getreide, sondern ein Knöterichgewächs. Er enthält viele Vitamine des B-Komplexes, die zur Energieerzeugung auf Zellebene benötigt werden, außerdem Rutin, das zur Herzgesundheit und zur Stärkung von Mikrokapillaren im Gehirn beiträgt, Zink zur Stärkung des Immunsystems und Magnesium für starke Knochen und ein gesundes Herz.

Haferflocken Von allen glutenhaltigen Getreidesorten haben Haferflocken den niedrigsten Glutengehalt; außerdem sind heute auch glutenfreie Haferflocken im Handel erhältlich, die ab und zu für Müsli, Haferbrei oder über einen Obstauflauf gestreut verwendet werden können. Haferflocken enthalten viel Calcium und Magnesium für ein gesundes Herz und für das Nervensystem. Zink unterstützt das Immunsystem, und B-Vitamine verbessern die Energieerzeugung.

Amarant Die Samen dieses Pseudogetreides (Fuchsschwanzgewächs) sind sehr klein und eignen sich daher hervorragend, um damit Fisch, Geflügel oder Meeresfrüchte zu panieren. Amarant ist reich an Calcium, Magnesium, Eisen und der Aminosäure Lysin, die starke antivirale Eigenschaften hat. Amarant ist gut für das Herz, für gesunde Knochen und das Immunsystem.

Quinoa Ebenfalls kein eigentliches Getreide, wird Quinoa aber ähnlich zubereitet und gegessen wie Getreide. Es liefert reichlich Vitamine des B-Komplexes für die Energieerzeugung, außerdem Magnesium, Mangan, Folate und Zink. Es ist gut für Knochen und Bänder, für Haare, Haut und Nägel. Mit seinen essenziellen Fettsäuren und Phytonährstoffen ist es für Menschen mit entzündlichen Darmerkrankungen eine entzündungshemmende Alternative zu Weizen.

Bulgur wird aus Hartweizen hergestellt, der eingeweicht, vorgekocht oder gedämpft und anschließend getrocknet, von der Kleie befreit und unterschiedlich fein vermahlen wird. Bulgur enthält viel Eisen und Vitamin B6, das ausgleichend auf die Stimmung wirkt und die Konzentrationsfähigkeit unterstützt.

Dinkel enthält wesentlich weniger Gluten als andere Getreidearten und eignet sich daher für Menschen, die zu einer Weizenunverträglichkeit neigen. Er enthält viel Calcium, Magnesium, Folsäure, Zink, Beta-Carotine, außerdem Ballaststoffe und Nährstoffe, die reich an Antioxidantien sind. Er ist gut für das Herz und das Nervensystem.

Milchprodukte

Wenn während der ersten drei Wochen des Darm-Ernährungsplans bei Ihnen eine Laktoseintoleranz festgestellt wurde, ist es besser, weiterhin ganz auf Milchprodukte zu verzichten. Verwenden Sie stattdessen Milchalternativen aus Nüssen und Getreide wie Kokosnuss, Mandeln, Haselnüssen, Quinoa oder braunem Reis. Achten Sie darauf, dass die Produkte keinesfalls Zucker enthalten. Verwenden Sie keine Sojamilch; diese wird oftmals aus gentechnisch veränderten Sojabohnen hergestellt und entspricht nicht biologischen Anbaumethoden. Sie können Milch aus Nüssen oder Getreide

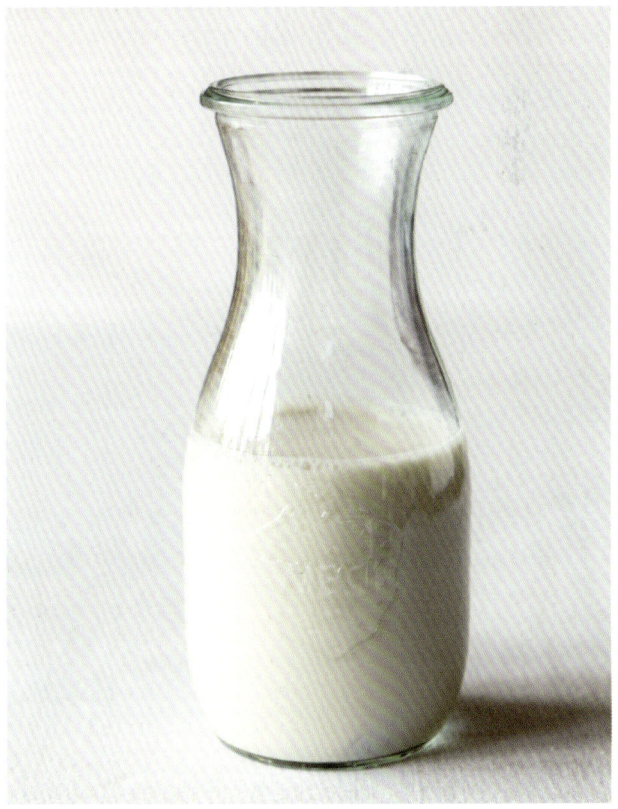

auch selbst herstellen, sie schmeckt dann besser und enthält mehr Nährstoffe.

Wenn Sie nie Probleme mit Kuh-, Schaf- oder Ziegenmilch oder daraus hergestellten Produkten hatten, können Sie nun wieder Vollmilch, Rahm (Sahne) oder Crème fraîche verwenden, am besten in Bioqualität. Lassen Sie sich nicht von fettarmen Produkten verführen, denn wenn der Fettgehalt verringert wird, verringert sich auch der Gehalt an CLA (konjugierter Linolsäure), die wichtig ist, um das vor allem rund um die Taille, an Beinen und Armen eingelagerte Fett zu verbrennen. Kaufen Sie auch keine homogenisierten Milchprodukte, da durch die Homogenisierung viele Nährstoffe entfernt werden, die Teil der erwünschten Proteine sind.

Joghurt In Joghurt, der über 24 Stunden selbst fermentiert wurde (siehe Rezept unten), wird die in der Milch enthaltene Laktose aufgespalten und die Bildung nützlicher natürlicher Bakterien gefördert. Er ist industriell hergestelltem, pasteurisiertem Joghurt definitiv vorzuziehen, da diese weniger oder keine Probiotika (Mikroorganismen, die unsere Gesundheit positiv beeinflussen) enthalten.

Käse Kaufen Sie auf Bauernmärkten oder im Fachhandel möglichst Käse aus handwerklicher regionaler Produktion statt der industriell hergestellten Massenware, die mit reichlich Zusatzstoffen versehen ist.

Ziegenkäse Die essenziellen Fettsäuren der Ziegenmilch sind denen der menschlichen Muttermilch sehr ähnlich, und manche Menschen, die auf Kuhmilch allergisch reagieren, vertragen Ziegenmilch. Versuchen Sie zunächst, kleine Mengen Ziegenmilch in Ihren Speiseplan einzubauen, um das Wiederauftreten von allergischen Symptomen zu vermeiden. Ziegenkäse liefert viel Vitamin A und Cholin, beide sind für die Gesundheit der Augen wichtig, daneben Calcium und Eisen für ein gesundes Herz und zur Energieerzeugung.

Erbsen, Linsen und andere Hülsenfrüchte

In der ersten Phase des Darm-Ernährungsplans sind von den Hülsenfrüchten nur Spalterbsen, Linsen, weiße Bohnen und Limabohnen vorgesehen, da diese leichter aufgespalten werden und dabei nur kleine Mengen Protein und Einfachzucker entstehen. Da sie nur unvollständig abgebaut werden, füttern sie krankheitserregende Bakterien im Verdauungssystem. In der Folgephase können Sie weitere Sorten dieser sehr nährstoffreichen Gruppe von pflanzlichen Proteinen hinzufügen. Sie sind alle geeignet, den Cholesterinspiegel zu senken,

---

Selbst fermentierter Joghurt

Ergibt ca. 1 Liter
1 l vollfette Ziegenmilch oder Kuhmilch
70 g Vollmilchjoghurt, mit lebenden Bakterienkulturen

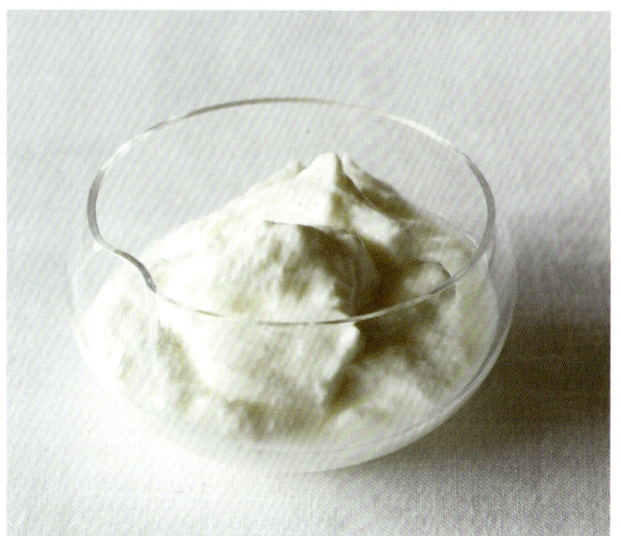

Die Milch in einem Topf mit dickem Boden auf kleiner bis mittlerer Hitze unter gelegentlichem Umrühren auf 82 Grad erhitzen, bis kleine Bläschen am Topfrand aufsteigen. Den Topf von der Herdplatte nehmen und die Milch auf Raumtemperatur abgekühlen lassen. In zu heißer Milch sterben die lebenden Bakterien ab. 125 ml der abgekühlten Milch in einer kleinen Schüssel mit dem Joghurt vermischen und die Mischung unter die restliche abgekühlte Milch rühren.

Die Joghurtmilch in sterilisierte Gläser füllen (siehe Seite 41) und die Öffnung mit hitzefester Frischhaltefolie bedecken. Die Gläser in den Backofen stellen und nur gerade das Licht anschalten, sodass der Ofen ungefähr 38 Grad warm ist. Den Joghurt 24 Stunden fermentieren lassen. In dieser Zeit wird die Laktose abgebaut.

Den Joghurt aus dem Ofen nehmen (er ist dann möglicherweise noch sehr flüssig, wird aber beim Abkühlen fester) und auf Raumtemperatur abkühlen lassen, dann im Kühlschrank lagern.

DER 7-TAGE-SPEISEPLAN FÜR DIE FOLGEPHASE

	FRÜHSTÜCK	MITTAGESSEN	ABENDESSEN
1. TAG	Birchermüsli mit Winter- oder Sommerfrüchten Grüner Tee	Marokkanische Kürbissuppe mit Ras el-Hanout Frittata mit Spinat, Kürbis und Linsen	Gegrillte Seezungenfilets mit Ingwer und Mandarinen Süßkartoffelsalat mit Mango und gepufftem Wildreis
2. TAG	Pfirsich-Vanille-Smoothie mit gefrorenem Himbeerjoghurt	Gegrillte marinierte Hühnerbrust Langsam gebackene Paprika und Auberginen mit Anchovis und Mandeln	Fasten: nur Rinderbrühe
3. TAG	Fasten: nur Kräutertee	Rote-Linsen-Suppe mit Aprikosen, Salzzitrone und Chermoula Lammköfte mit Tomaten-Zwiebel-Salat	Süßkartoffel-Kichererbsen-Bratlinge Geröstetes Ratatouille-Blumenkohl-Gemüse
4. TAG	Spiegeleier mit Tomaten, Paprika und Chorizo Pfefferminztee	Shiitake-Bohnen-Fenchel-Suppe Quinoafladen mit Limabohnen-Hummus und Tomatensalsa	Lamm mit gegrilltem Spargel und Salsa verde Würziger Butternusskürbis mit Mango-Zitrus-Salsa
5. TAG	Kürbispfannkuchen mit knusprigem Speck und grünen Tomaten Ingwer-Zitronen-Tee	Kalt aufgeschnittenes Lammfleisch (Rest vom Vorabend) Blanchierter Salat 3 mit Dressing nach Wahl	Fasten: nur Hühnerbrühe
6. TAG	Fasten: nur Kräutertee	Röstkarotten-Kokosmilch-Suppe Hähnchenstreifen in Amarant mit Granatapfel-Feigen-Joghurt	Lachsrolle mit Bulgursalat und Tapenade Pak Choi mit Linsen und Limette
7. TAG	Herzhafter Ziegenkäsefladen Zitronengrastee	Rindercarpaccio mit Paprika-Chili-Ingwer-Sesam-Dressing Blanchierter Salat 1 mit Dressing nach Wahl	Gebratene Kalbsleber mit Limabohnen-Salbei-Püree Gebratener Kürbis mit Chili, Cashews und Zitrone

den Blutzuckerspiegel zu regulieren und ihre Energie langsam abzugeben. Beim Verwenden von Bohnen oder anderen Hülsenfrüchten aus der Dose, diese unbedingt sehr gründlich abspülen, bevor Sie sie den Gerichten hinzufügen.

Kichererbsen eignen sich prima als Snack, für Falafel oder Salate. Sie enthalten viele gesunde Mineralien, die das schädliche LDL-Cholesterin senken (es lagert sich in den Blutgefäßen ab), außerdem regulieren sie den Blutzuckerspiegel. Sie enthalten viel Magnesium, Kupfer, Eisen und Zink.

Borlottibohnen enthalten sehr viel Vitamin B1 und Eisen, das Energie liefert. Sie unterstützen die Regulierung des Blutzuckers und vermitteln ein länger anhaltendes Sättigungsgefühl.

Mehr Gemüse für die Folgephase

Zusätzlich zu maßvoll Milchprodukten, bestimmten Getreide- oder Pseudogetreidesorten und Hülsenfrüchten können Sie in der Folgephase auch die Gemüseauswahl um mehr Wurzelgemüse und Kürbis erweitern.

Butternusskürbis ist voller Vitamin B, Vitamin K, Beta-Carotin und Magnesium. Er sorgt für viel Energie, hat eine natürliche Süße und ist stärkehaltig, ohne den Blutzuckerspiegel aus dem Gleichgewicht zu bringen.

Pastinaken enthalten viel Vitamin C, Folsäure und Ballaststoffe. Obwohl ihnen ein hoher glykämischer Index nachgesagt wird, der den Blutzuckerspiegel stark beeinflusse, sind sie in Bezug auf Ballaststoffe eine gute Alternative zu Kartoffeln und enthalten weniger Stärke.

Süßkartoffeln zeichnen sich durch ihre natürliche Süße aus. Sie sind reich an Beta-Carotin, Vitamin C und allen B-Vitaminen; sie geben die Energie langsam ab und wirken ausgleichend auf die Stimmung.

Topinambur sind eine reichhaltige Quelle für Eisen, Kupfer und Vitamin C. Sie sind gut für die Haare, liefern so viel Kalium wie Bananen und unterstützen das kardio-vaskuläre System und den Blutdruck.

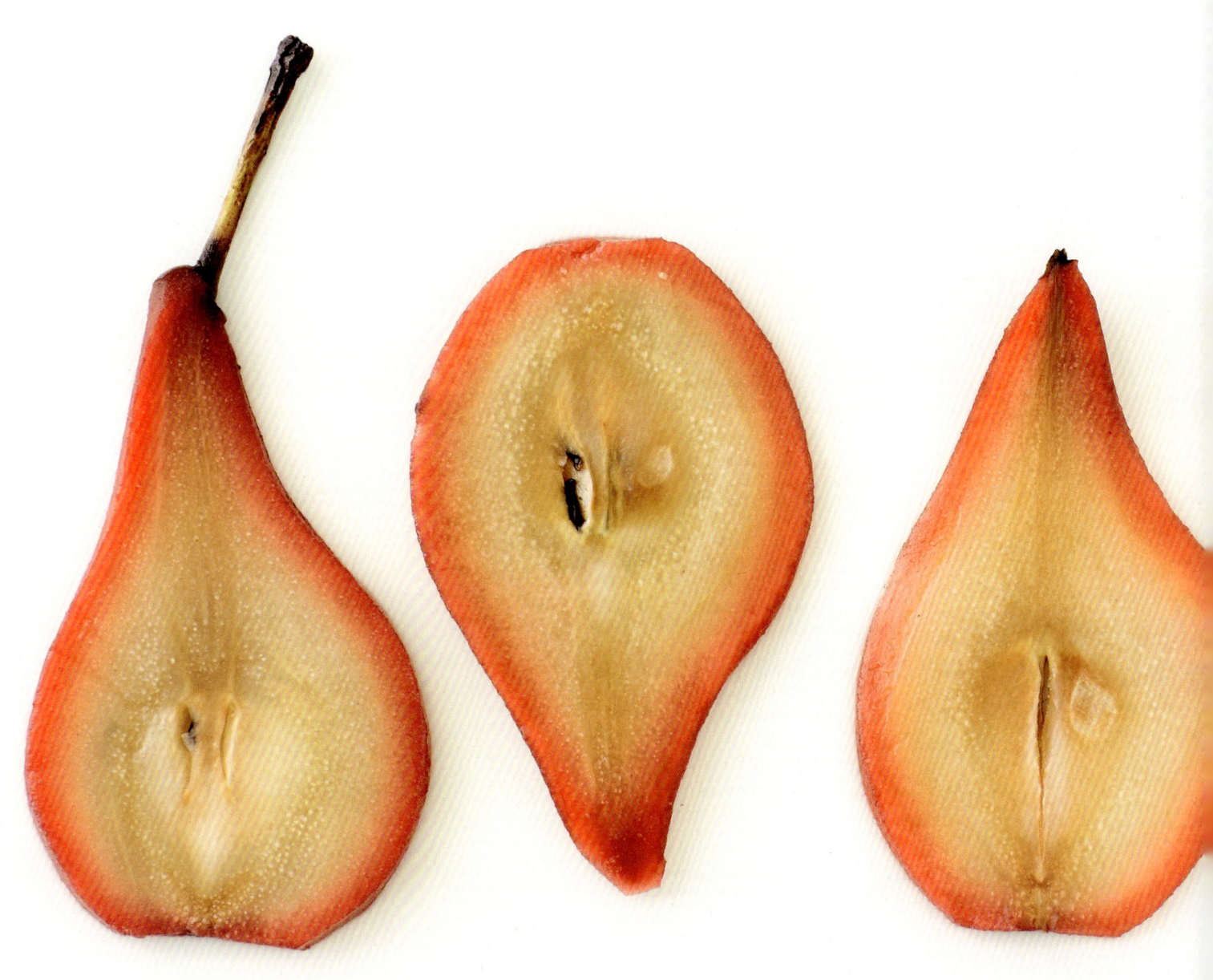

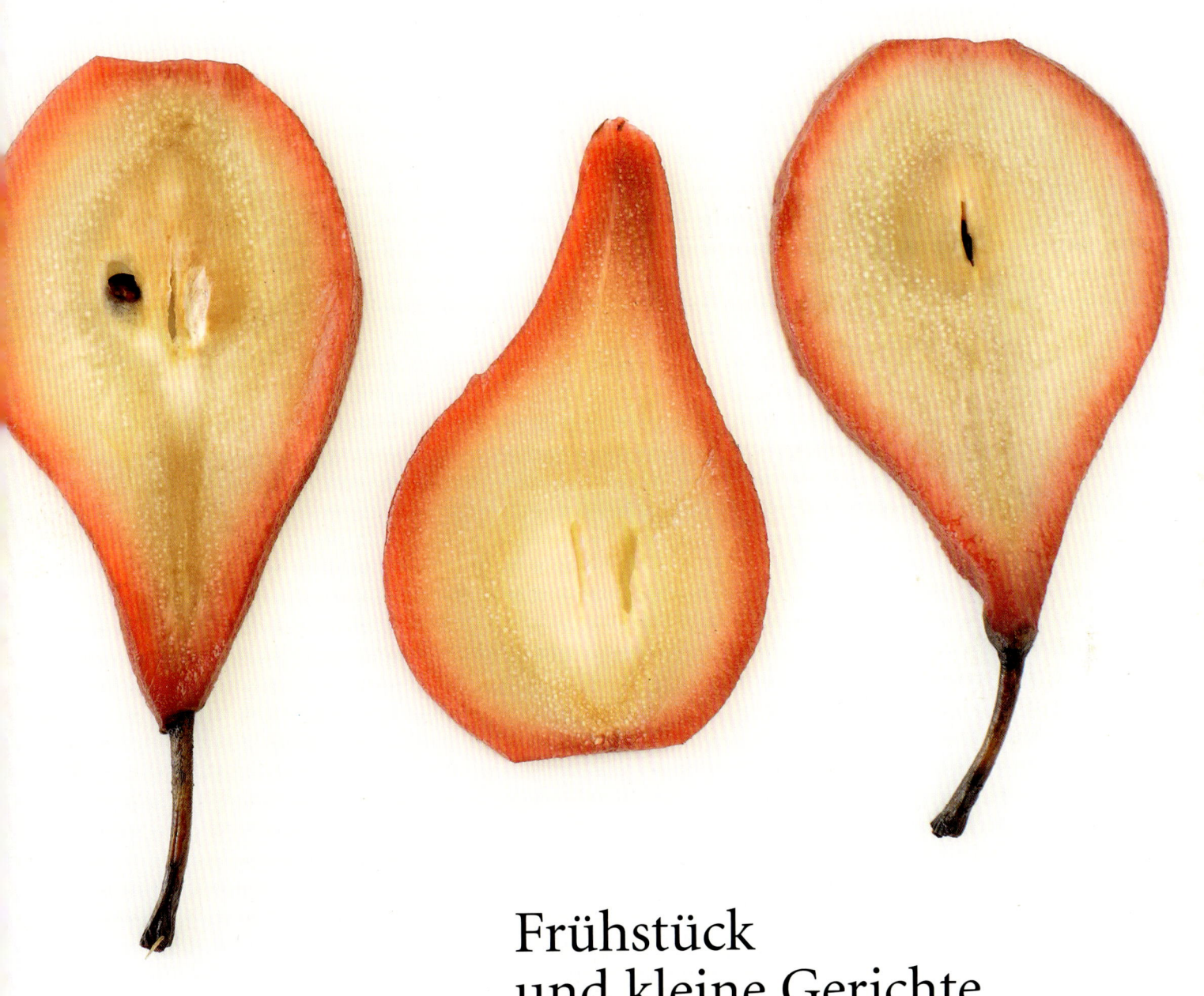

Frühstück und kleine Gerichte

🄿 Gedämpfte Sommerfrüchte

Dies ist eine wunderbare Art, leicht gedämpfte Früchte der Saison zu servieren. Vanille, Zimt und eine Spur von Sternanis verleihen ihnen einen köstlichen Geschmack. Jede Portion wird einzeln in Pergamentpapier verpackt, um die Aromen und die Nährstoffe optimal zu erhalten.

Für 4 Portionen
4 Scheiben Ananas, geschält, Augen und Strunk entfernt
8 Erdbeeren, entstielt, geputzt und halbiert
1 Handvoll Himbeeren
1 Handvoll Brombeeren
1 Vanilleschote, in 4 Stücke geschnitten
2 Zimtstangen, halbiert
4 ganze Sternanis
4 breite Streifen Orangenschale (unbehandelt), mit dem Sparschäler abgeschnitten

Für die Schwarze-Johannisbeer-Sauce:
1 Schälchen schwarze Johannisbeeren
5 TL flüssiger Honig

Den Backofen auf 200 Grad vorheizen.
Zuerst die Sauce zubereiten: Die schwarzen Johannisbeeren waschen, mit dem Honig in einem kleinen Topf erhitzen und 5 Minuten leicht köcheln lassen. Von der Herdplatte nehmen und abkühlen lassen.
Für die Früchte 4 Stücke Pergamentpapier von 30 x 30 cm zuschneiden. Die Pergamentstücke diagonal zu einem Dreieck falten. Dann das Papier wieder zum Viereck aufklappen und jeweils 2 Esslöffel Johannisbeersauce in die Falte träufeln. Die Früchte auf der Sauce anrichten. Jeweils ein Stück Vanilleschote, Zimtstange, Sternanis und Orangenschale auf die Früchte geben, sodass sie vor dem Essen einfach entfernt werden können.
Das Pergamentpapier zu einem Dreieck zusammenfalten und die Ränder und Ecken gut verschließen. Die Päckchen vorsichtig auf ein Backblech setzen und im vorgeheizten Backofen 10 Minuten dämpfen, bis sie aufgebläht und mit Dampf gefüllt sind. Die Fruchtpäckchen sofort servieren. Sie werden erst bei Tisch mit einem scharfen Messer geöffnet.

Tipp: Achten Sie beim Honig darauf, dass er aus möglichst naturnaher, lokaler Produktion stammt.

KÜCHENTIPP
Diese köstlichen Fruchtpäckchen können auch auf dem Grill zubereitet werden. Dazu legt man sie auf ein Stück Alufolie, damit so die Hitze der Holzkohle auf das Päckchen übertragen wird.

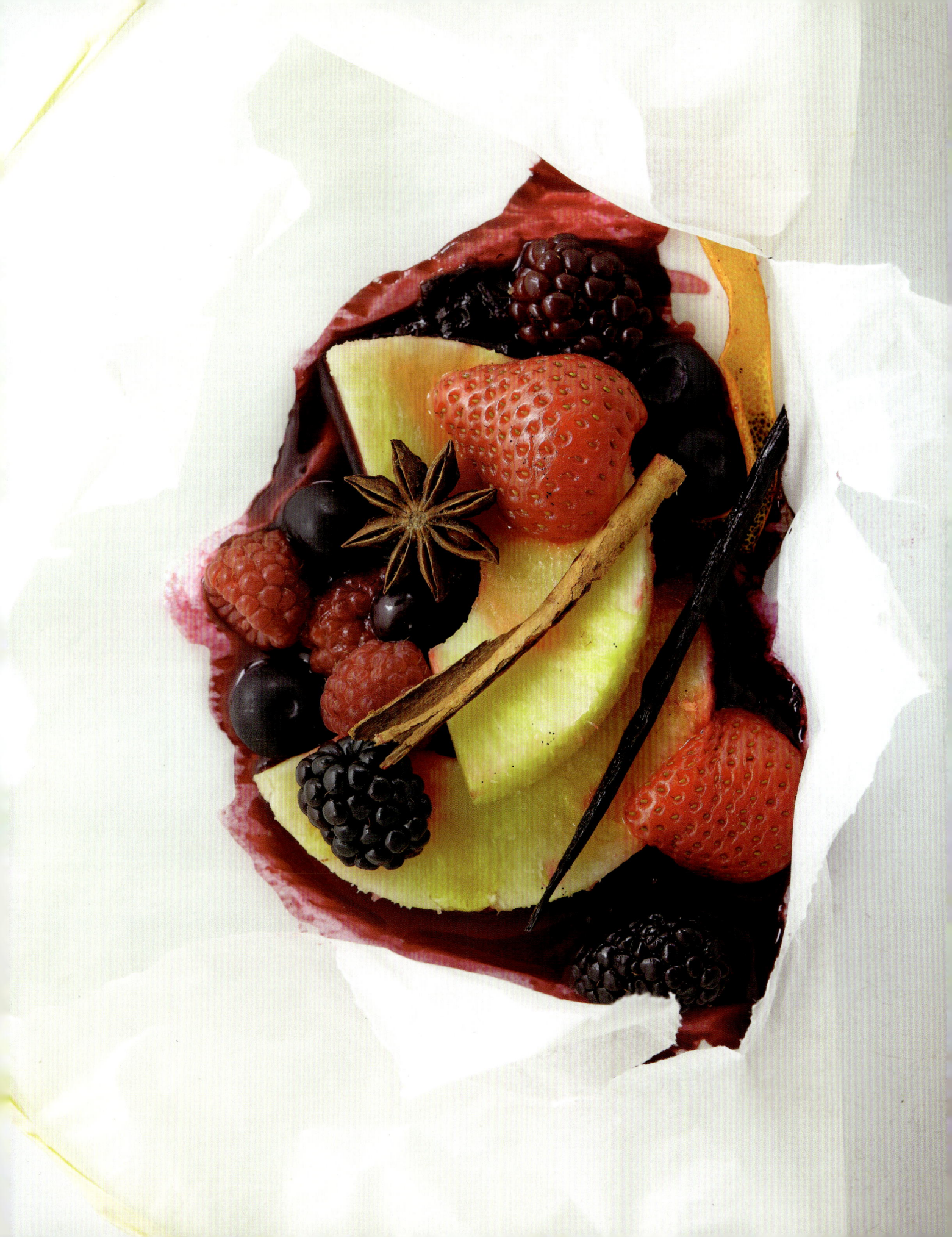

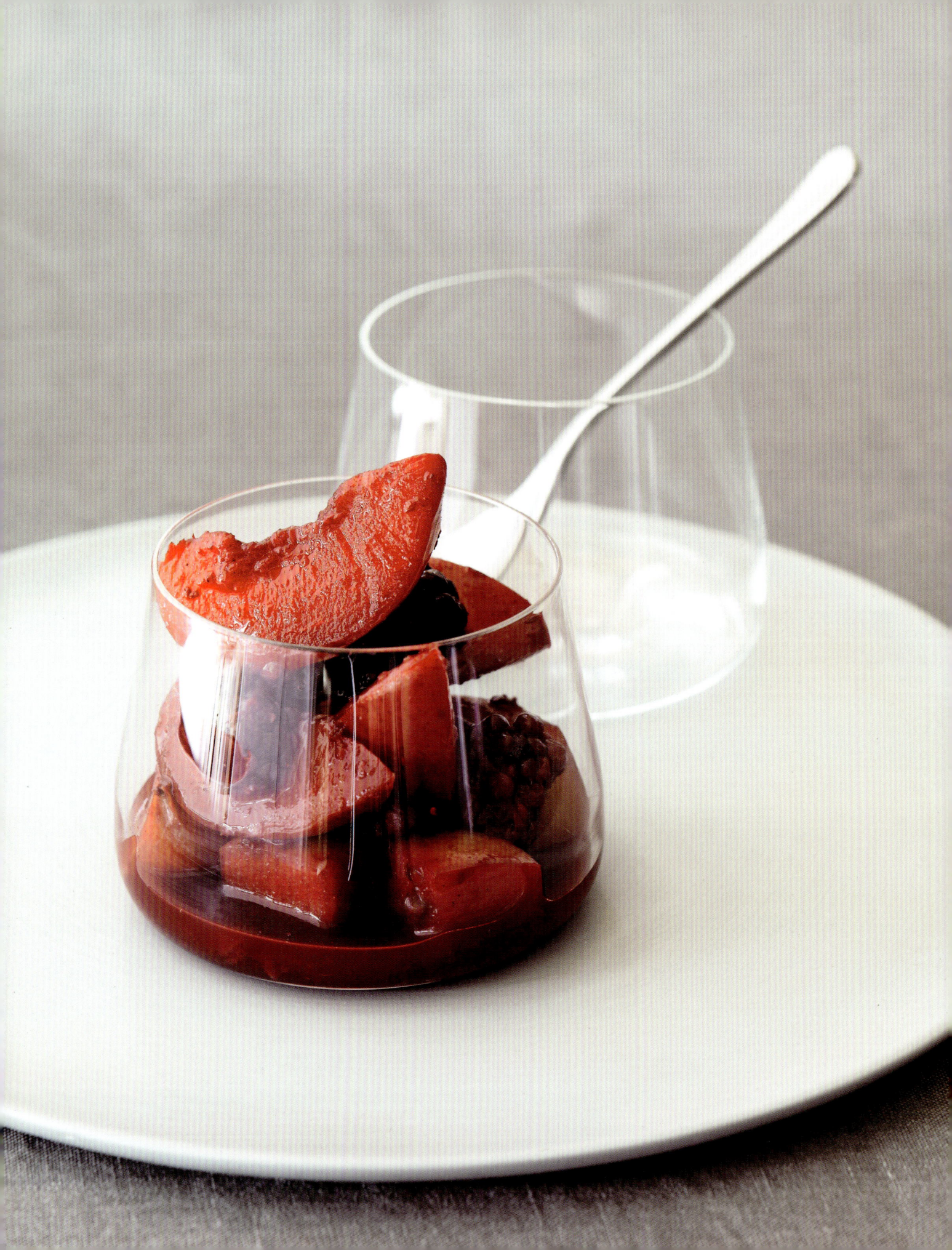

🅿 Herbstliches Kompott aus Apfel, Birne und Pflaume

Durch das Pochieren werden die Fasern in den Früchten weicher, dies erleichtert die Verdauung. Das stimmt mit den Grundprinzipien des Grayshott-Plans überein. Verwenden Sie Äpfel, Birnen und Pflaumen, die Sie während der Saison aus lokalem Anbau kaufen. Durch die eingeweichten Nusskerne und Mandeln hat dieses Kompott ein ausgewogenes Verhältnis von Proteinen und essenziellen Fettsäuren.

Für 4 Portionen

- 200 g Apfel (z. B. Braeburn, Cox Orange), entkernt, gewürfelt
- 200 g grüner Apfel (Granny Smith), entkernt, gewürfelt
- 150 g Birne (z. B. Conférence), entkernt, in 8 Schnitze geschnitten
- 150 g Pflaumen, entsteint und in 6 Stücke geschnitten
- 100 g Brombeeren, frisch oder tiefgefroren

- 50 g Macadamianüsse, über Nacht in Wasser eingeweicht
- 50 g Cashewkerne, über Nacht in Wasser eingeweicht
- 50 g ganze Mandeln, geschält, über Nacht in Wasser eingeweicht

Für den Sirup:

- 400 ml Wasser
- 4 Sternanis
- 5 grüne Kardamomkapseln
- 1 TL gemahlener Zimt
- 2 ganze Lorbeerblätter
- 1 TL fein geriebene Orangenschale
- 6 EL Apfelsaft
- 2 EL flüssiger Honig

Für den Sirup alle Zutaten in einem Topf ohne Deckel auf kleiner Hitze leicht köcheln lassen, bis die Flüssigkeit auf die Hälfte reduziert ist.

Die Äpfel hinzufügen und 5 Minuten köcheln, dann Birne, Pflaumen und Brombeeren dazugeben und weitere 5 Minuten köcheln lassen.

Von der Herdplatte nehmen und die Früchte im Sirup abkühlen lassen. Danach können sie bis zu 4 Tage im Kühlschrank aufbewahrt werden.

Zum Servieren das Kompott in Schälchen anrichten. Etwas Sirup hinzufügen.

Die eingeweichten Nusskerne und Mandeln unter fließendem kaltem Wasser abspülen, auf Küchenpapier trocknen und, falls gewünscht, über die Früchte streuen.

Variante

Die hier verwendeten Obstsorten schmecken im Herbst ganz hervorragend, aber sie können durch andere Früchte der Saison ersetzt werden. Nehmen Sie zum Beispiel anstelle von Brombeeren schwarze Johannisbeeren, zusammen mit anderen Sommerfrüchten.

NÄHRSTOFF-INFO

In diesem Rezept liefern die Brombeeren viel Beta-Carotin und Vitamin C zur Stärkung des Immunsystems. Macadamianüsse, Cashewkerne und Mandeln liefern Zink.

P Exotische Früchte in Ingwer-Limetten-Kokosmilch

Die Kombination aus würziger Kokosmilch und köstlichen frischen Früchten ist eine Überraschung für den Gaumen. Diese Früchte sind voll von Vitaminen und Beta-Carotin und unterstützen die Verdauung. Die Papaya enthält zudem von Natur aus Enzyme, die die Aufspaltung der Nährstoffe erleichtern.

Für 4 Portionen
- 400 ml Kokosmilch
- 3 Stängel Zitronengras, geschält, fein geschnitten
- 1 daumendicke Scheibe (30 g) frischer Ingwer, geschält, grob zerkleinert
- 2 Kaffirlimettenblätter
- abgeriebene Schale von ½ Limette
- 2 EL Limettensaft
- 4 TL flüssiger Honig
- 100 g Wassermelone, geschält, 2 cm groß gewürfelt
- 8 Litschis, geschält, entkernt, in Viertel geschnitten
- 1 Papaya, geschält, Kerne entfernt, 2 cm groß gewürfelt
- 8 frische Minzblätter, fein geschnitten

Die Kokosmilch zusammen mit Zitronengras, Ingwer, Kaffirlimettenblättern, Limettenschale und -saft sowie Honig in den Mixer geben oder mit dem Stabmixer gründlich durchmixen. Zugedeckt 1 Stunde in den Kühlschrank stellen, dann durch ein feines Sieb passieren.

Die vorbereiteten Früchte auf 4 tiefe Teller oder Schalen verteilen. Die abgekühlte Kokosmilch mit dem Schneebesen schaumig aufschlagen und über die Früchte gießen.

Mit der fein geschnittenen Minze bestreuen und sofort servieren.

NÄHRSTOFF-INFO
Wassermelone enthält sehr viel Kalium, das hilft, einen Überschuss an Natrium im Körper auszugleichen. Sie enthält zudem wenig Zucker, und im Vergleich zu anderen Melonensorten wird sie durch ihre dicke Haut vor der Entwicklung von Schimmelpilzen geschützt.

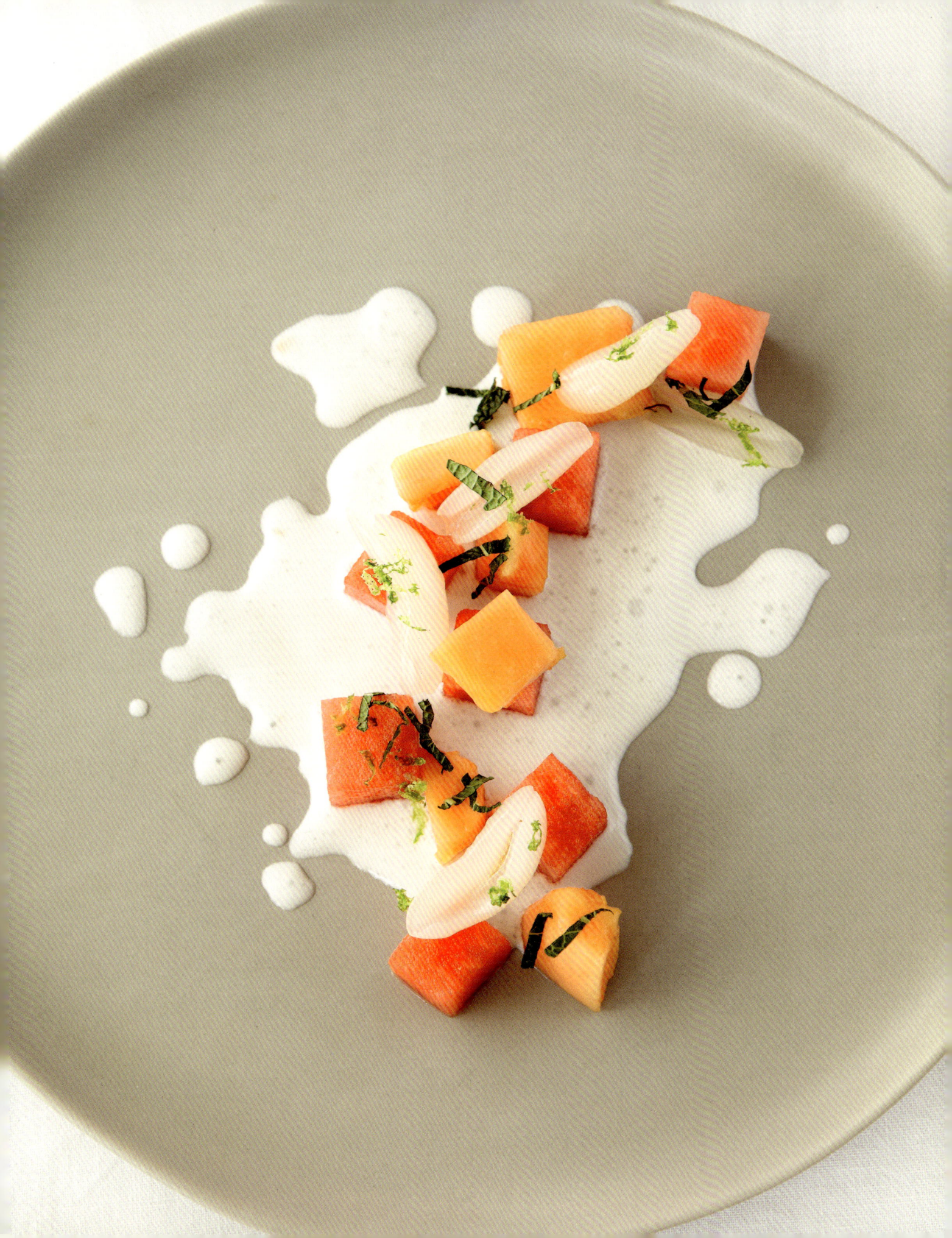

P Smoothie mit Maca, Avocado, Birne, Apfel und Minze

Dieser vor Protein strotzende Morgen-Smoothie mit einem kräftigen Malz-Karamell-Geschmack ist voller Nährstoffe für eine gesunde Haut; das Maca-Pulver hilft, den Cholesterinspiegel zu senken und die Verdauung zu verbessern, unterstützt Leistungs- und Konzentrationsfähigkeit. In einem fest verschlossenen Behälter kann der Smoothie auch gut zur Arbeit mitgenommen werden. Oder Sie frieren ihn in kleinen Eis-am-Stiel-Formen ein; im Sommer ist das eine wunderbare nährstoffreiche Leckerei.

Ergibt 1 Liter
850 ml ungesüßte Mandelmilch
1 kleine Birne, geschält, entkernt (100 g)
1 kleiner Apfel, geschält, entkernt 100 g
1 Avocado, geschält, entsteint
1 große Handvoll frische Minzblätter
1½ EL Maca-Pulver (15 g)
Saft von ½ Limette

Alle Zutaten müssen vor der Verarbeitung sehr gut gekühlt werden. Im Mixer alle Zutaten zu einer homogenen Masse pürieren. Den Smoothie in gekühlten Gläsern auf Eis servieren.

Tipp: Den Smoothie bereits am Vorabend zubereiten und luftdicht verschlossen über Nacht im Kühlschrank aufbewahren.

P Smoothie mit Macadamianüssen und Beeren

Dieser Smoothie enthält eine Fülle antioxidativ wirkender Beeren, kombiniert mit essenziellen Fettsäuren, Zink und Magnesium der Macadamianüsse. Er hat ein ausgewogenes Aroma und ist ein guter Ersatz für ein festes Frühstück. Er eignet sich auch prima für unterwegs, im Büro oder vor dem Training.

Für 4 Portionen
100 g Heidelbeeren, frisch oder tiefgefroren
100 g Erdbeeren, entstielt
100 g Himbeeren, frisch oder tiefgefroren
150 g Macadamianüsse, über Nacht eingeweicht
200 g Mangofruchtfleisch (von ½–1 Mango)
700 ml Kokosnusswasser
Vanillemark von ½ Vanilleschote
Acai-Pulver zum Bestäuben

Die frischen Heidelbeeren, Erdbeeren und Himbeeren auf einem Blech über Nacht einfrieren.
Die Macadamianüsse pürieren. Alle Zutaten, außer dem Acai-Pulver, in einem hohen Messbecher glatt mixen. In gekühlten Gläsern servieren und mit Acai-Pulver bestreuen.

Tipp: Den Smoothie bereits am Vorabend zubereiten und luftdicht verschlossen über Nacht im Kühlschrank aufbewahren.

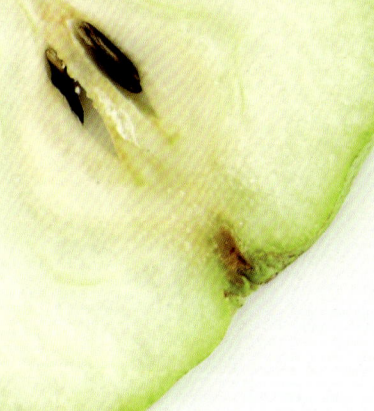

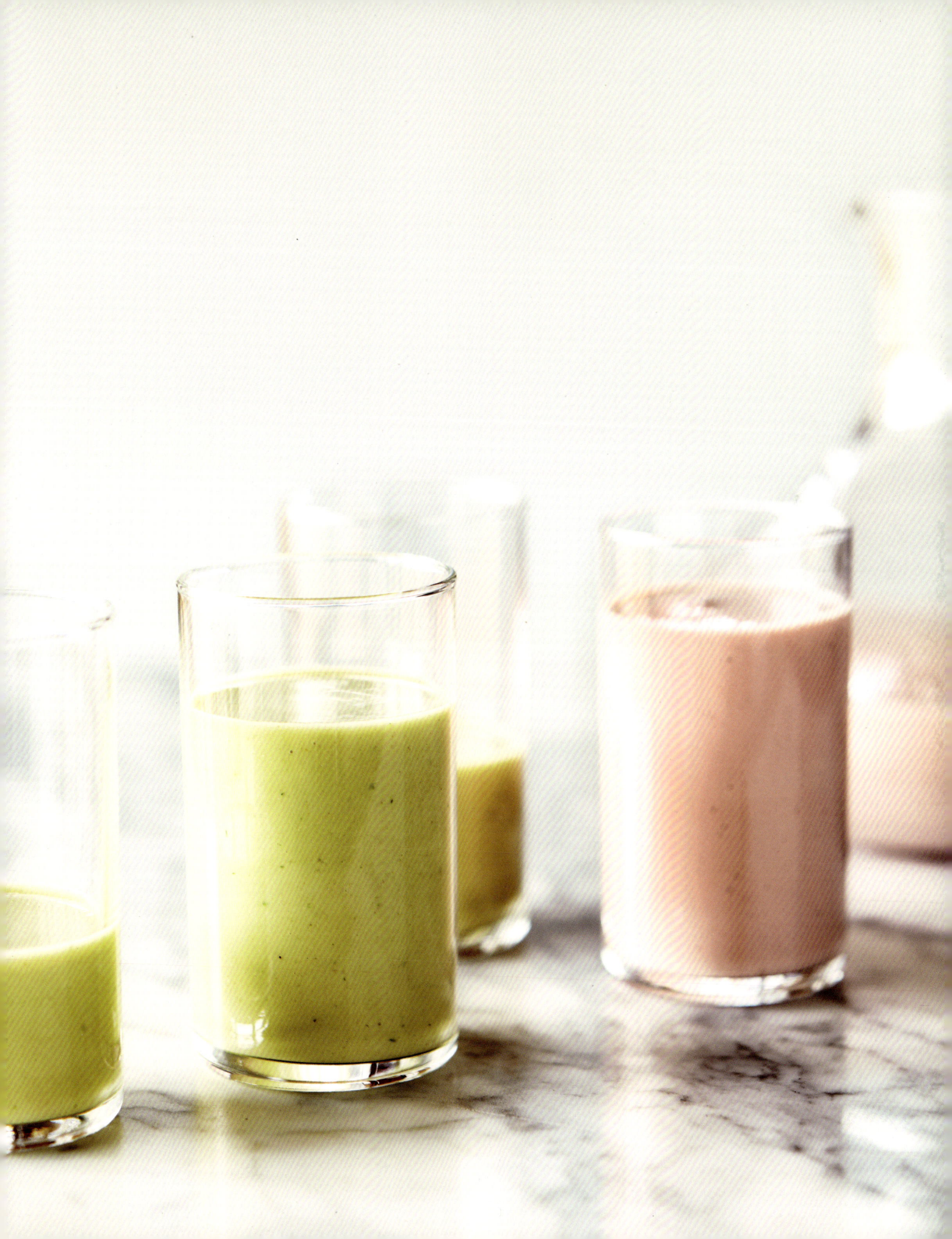

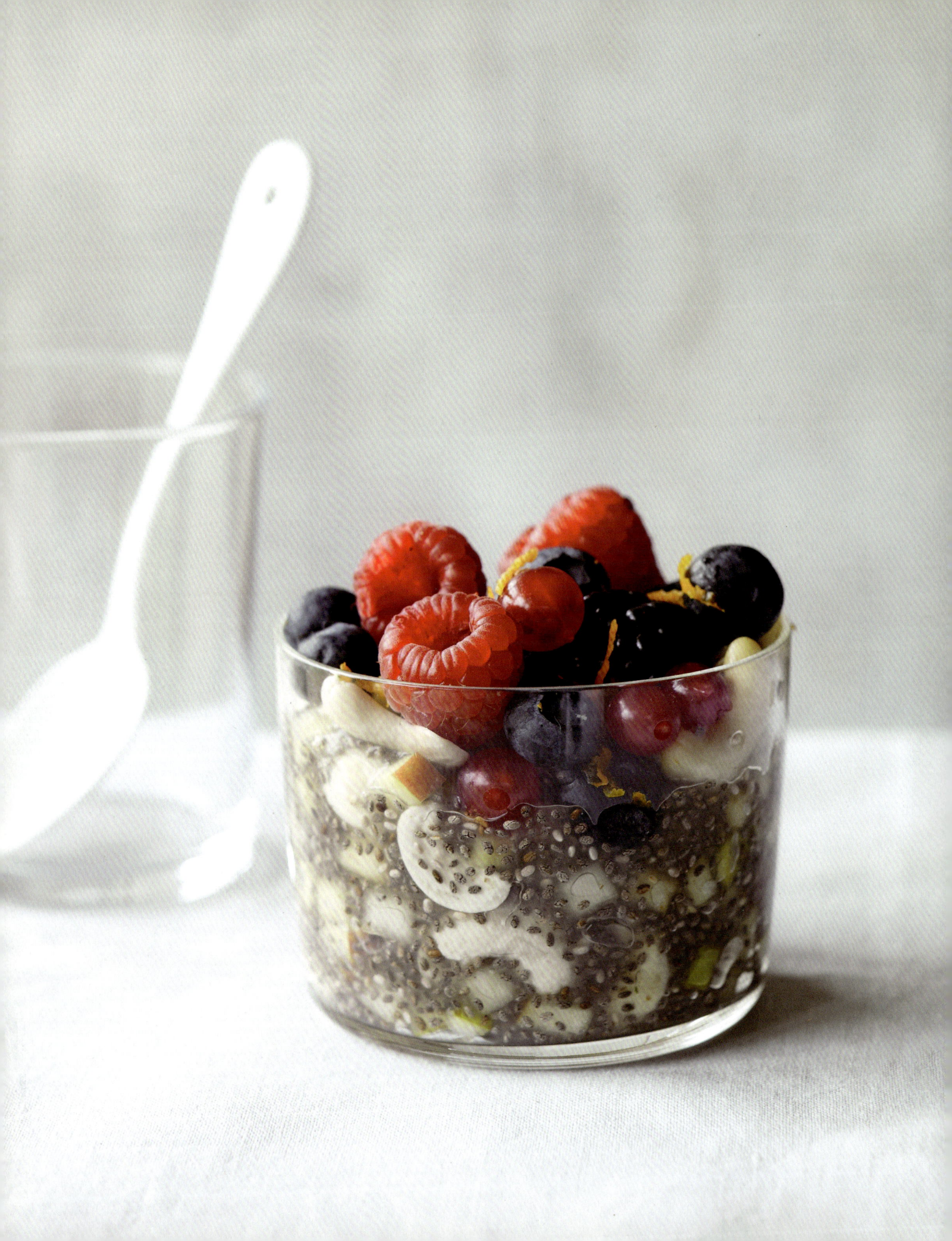

P Chia-Müsli

Dieses Müsli ist eine glutenfreie Alternative zum traditionellen Hafermüsli. Die kleinen Samen der Chiapflanze, eine Art aus der Gattung der Salbei, sind ein richtiges »Superfood«, reich an Omega-3-Fettsäuren, Proteinen, Vitaminen und Antioxidantien. Die Kombination aus dem Protein der eingeweichten Chia-Samen und der Cashewkerne, vermischt mit Beeren, die ebenfalls reich an Antioxidantien sind, sorgt für ein gesundes und leckeres Power-Frühstück.

Für 4 Portionen
70 g Chia-Samen
½ TL Zimt, Muskat und Nelkenpfeffer, gemischt
2 TL flüssiger Honig
300 ml Wasser
200 g roter Apfel, ungeschält, entkernt, ½ cm groß gewürfelt
150 g Birne, ungeschält, entkernt, ½ cm groß gewürfelt
100 g Cashewkerne, über Nacht in Wasser eingeweicht
1 große Handvoll Blaubeeren
1 Handvoll Himbeeren
2 Erdbeeren, halbiert
abgeriebene Orangenschale zum Bestreuen

Chia-Samen, Gewürzmischung, Honig und Wasser in einer Schüssel vermischen, gut umrühren und 5 Minuten ziehen lassen. Die Apfel- und Birnenwürfel mit den Cashewkernen mischen, dann die Chia-Samen-Mischung unterheben.
Auf 4 Gläser verteilen, mit Blaubeeren, Himbeeren und Erdbeeren auffüllen und mit Orangenschalenstreifchen garnieren.

NÄHRSTOFF-INFO
Chia-Samen nehmen bis zum Siebzehnfachen ihres Gewichts an Flüssigkeit auf. Sie quellen auf und reizen den Darm nicht. Sie enthalten viel Omega-3-Fettsäuren, wertvolles pflanzliches Protein und mehr Calcium und Eisen als Milch oder Spinat.

🅿 Mandel-Kokos-Pfannkuchen mit gebratenen Pflaumen

Diese köstlichen, proteinreichen Pfannkuchen können im Dutzend gebacken und prima eingefroren werden. Mandel- und Kokosmehl sind eine glutenfreie Alternative, die den Grundprinzipien des Darm-Ernährungsplans entspricht. Außerdem enthalten sie viele Mineralien und Vitamine für einen energiereichen Start in den Tag.

Für 4 Personen

Für die Pfannkuchen:
- 100 g gemahlene Mandeln
- 25 g Kokosmehl
- 1 EL gemahlener Zimt
- 1½ TL Backpulver
- 4 Eier
- 200 ml Kokosmilch
- Mark von 1 Vanilleschote
- 1 EL flüssiger Honig
- 2 EL Kokosfett

Für die Pflaumen:
- 12 reife Pflaumen
- 1 EL flüssiger Honig
- 1 TL Zimt, Muskat und Nelkenpfeffer, gemischt
- 1 TL abgeriebene Orangenschale
- 2 EL Orangensaft

Den Backofen auf 200 Grad vorheizen.

Die Pflaumen mit dem Messer halbieren, die Steine entfernen und 16 Pflaumenhälften mit der Schnittseite nach oben auf ein mit Backpapier belegtes Blech legen.

Honig, Gewürzmischung, Orangenschale und -saft vermischen und über die Pflaumen träufeln. 15 Minuten im Backofen schmoren, dann herausnehmen und abkühlen lassen. Beim Abkühlen geben die Pflaumen ihren Saft ab.

Die restlichen 4 Pflaumen mit dem enstandenen Saft der Pflaumen pürieren und beiseitestellen.

Für die Pfannkuchen die gemahlenen Mandeln in eine große Rührschüssel geben. Das Kokosmehl mit Zimt und Backpulver dazusieben und alles sorgfältig vermischen.

In einer zweiten Schüssel die Eier mit Kokosmilch, Vanillemark und Honig schaumig schlagen, dann zur Mandel-Kokos-Mischung geben und zu einem weichen Teig verrühren.

Eine beschichtete Pfanne auf niedriger Temperatur leer erhitzen. Etwas Kokosfett hineingeben und etwa ein Viertel des Pfannkuchenteigs in die Pfanne gießen (die angegebene Teigmenge sollte 4 Pfannkuchen ergeben). 1 Minute backen, dann den Pfannkuchen wenden und auf der anderen Seite nochmals 1 Minute goldbraun backen. Aus der Pfanne gleiten lassen und warm halten. Die restlichen Pfannkuchen ebenso zubereiten.

Die Pflaumen vorsichtig aufwärmen und mit der pürierten Pflaumensauce beträufeln.

NÄHRSTOFF-INFO

Kokosnuss enthält Omega-3-Fettsäuren, die beim Erhitzen nicht so leicht zerstört werden. Mandeln enthalten reichlich Magnesium, das beruhigend auf Geist und Darm wirkt.

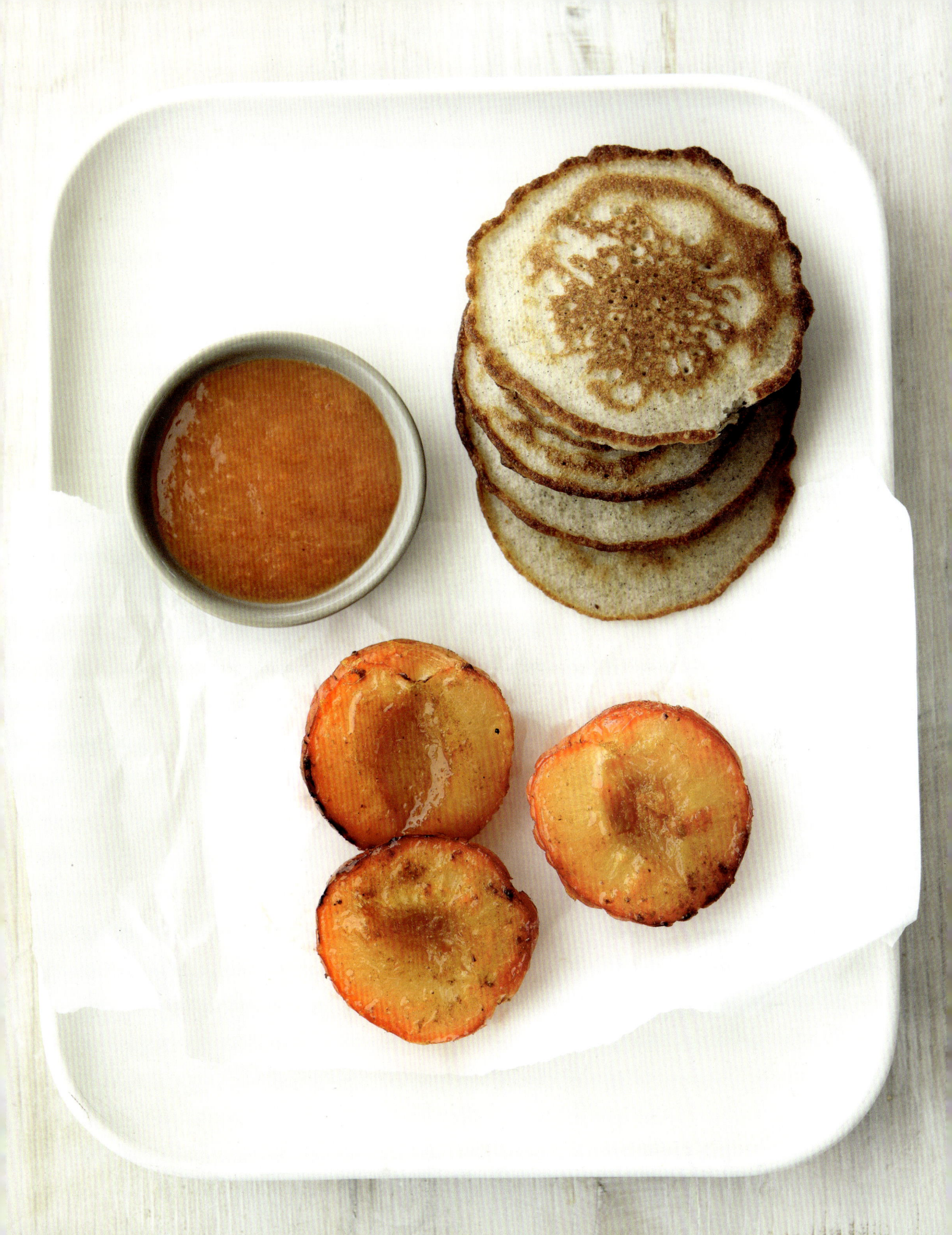

Kürbispfannkuchen mit knusprigem Speck und grünen Tomaten

Auch wenn sie etwas aufwendiger tönen, schmecken diese proteinreichen Pfannkuchen einfach himmlisch und lohnen die Mühe auf jeden Fall. Das Linsenmehl stellen Sie am einfachsten selbst her: Mahlen Sie dazu getrocknete rote Linsen im Blitzhacker oder in der Gewürzmühle. Luftdicht verschlossen im Kühlschrank aufbewahren. Die Pfannkuchen können Sie auch auf Vorrat backen und portionsweise einfrieren.

Für 4 Personen
- 12 dünne Scheiben durchwachsener Speck
- 150 g Kürbis, geschält, entkernt, 1 cm groß gewürfelt
- 100 g Pinienkerne, über Nacht in Wasser eingeweicht
- 3 große Eier
- ½ TL gemahlener Koriander
- ½ TL gemahlener Kreuzkümmel
- ½ TL gemahlener Kurkuma
- 1 Prise Meersalz
- 50 g Rote-Linsen-Mehl
- 1 TL Backpulver
- 3 EL geklärte Butter (Ghee)
- 4 grüne Tomaten, in Stücke geschnitten

Die Speckscheiben auf einem beschichteten Blech zum Rösten auslegen. Den Backofen auf 170 Grad vorheizen.

Den gewürfelten Kürbis in eine ofenfeste Form geben und im vorgeheizten Backofen etwa 20 Minuten rösten, bis er weich ist. Aus dem Backofen nehmen und abkühlen lassen.

Dann den Kürbis im Mixer zu einer homogenen Masse mixen. Pinienkerne, Eier, Koriander, Kreuzkümmel und Kurkuma hinzufügen und erneut mixen, dann Salz, Linsenmehl und Backpulver daruntermischen. Den Pfannkuchenteig in eine Schüssel füllen und bis zum Backen zugedeckt in den Kühlschrank stellen.

Die Speckscheiben im vorgeheizten Backofen oder unter dem Grill rösten, bis sie knusprig sind. Auf Küchenpapier abtropfen lassen und warm stellen.

Zum Ausbacken der Pfannkuchen in einer Pfanne auf kleiner Hitze etwas geklärte Butter erwärmen. Den Pfannkuchenteig löffelweise in die Pfanne geben und die Pfannkuchen auf jeder Seite etwa 1½ Minuten backen, bis sie goldbraun sind. Die Teigmenge sollte 8 Pfannkuchen ergeben.

Gleichzeitig die grünen Tomaten in einer Pfanne in etwas geklärter Butter leicht anbraten.

Jeweils 2 Pfannkuchen auf einen Teller legen und zusammen mit den knusprigen Speckscheiben und den gebratenen Tomaten servieren.

Tipp: Verwenden Sie Backpulver, das aluminium- und glutenfrei ist! Machen Sie sich Ihr Backpulver selbst, indem Sie 1 TL Natriumbikarbonat (Natron), 2 TL Weinstein und 1 TL Pfeilwurz in einer Schüssel vermischen. In einer luftdicht verschlossenen kleinen Dose aufbewahren.

NÄHRSTOFF-INFO
Bio-Schweinefleisch oder Fleisch von Tieren aus Weide- oder Auslaufhaltung ist reicher an Omega-3-Fettsäuren und Vitamin E als das aus Massentierhaltung stammende Fleisch, da die Schweine sich dann mehr von natürlichem als von industriell hergestelltem Futter ernähren. Wer ganz sicher gehen will, dass der Speck keine unerwünschten Zusatzstoffe oder Nitrate enthält, kann ihn auch selbst herstellen (wie es auf der gegenüberliegenden Seite beschrieben wird).

P Speck selbst gemacht

Ergibt 1½ kg Speck
20 g Wacholderbeeren
10 Lorbeerblätter
20 g Fenchelsamen
3 EL schwarze Pfefferkörner
1 ganze Muskatnuss, gerieben
60 g Meersalz
15 g frische Rosmarinnadeln, fein geschnitten
15 g frische Thymianblättchen
6 Knoblauchzehen, gerieben
3 EL Ahornsirup
2 kg Schweinebauch, ohne Knochen und Schwarte

Wacholderbeeren, Lorbeerblätter, Fenchelsamen und Pfefferkörner in der Gewürzmühle oder im Blitzhacker mahlen oder im Mörser zerreiben. In eine kleine Schüssel füllen und Muskatnuss, Salz, Kräuter und Knoblauch hinzufügen. Sorgfältig mit dem Ahornsirup vermischen.

Die Arbeitsfläche großzügig mit Frischhaltefolie abdecken und das Schweinefleisch darauflegen. Die Hälfte der Würzmischung auf der Hautseite, die andere Hälfte auf der Rippenseite auftragen. Das Fleisch gründlich mit der Würzmischung einreiben.

Das Schweinefleisch fest in die Frischhaltefolie einwickeln, dann zusätzlich noch mit einigen Lagen Frischhaltefolie umwickeln. Mit einem großen Gewicht beschweren (beispielsweise einem Schneidebrett und darauf einem 4 kg schweren Gewicht). Das Fleisch 7 Tage im Kühlschrank lagern und jeden Tag einmal umdrehen.

Nach 1 Woche die Frischhaltefolie entfernen. Die Würzmischung (Trockenbeize) sorgfältig unter fließendem kaltem Wasser abwaschen, dann das Fleisch mit Küchenpapier trocken tupfen. Auf ein Holzbrett legen und weitere 2 Wochen unbedeckt im Kühlschrank lagern; jeden zweiten Tag wenden. Nun haben Sie einen wunderbaren Speck, den Sie vor der Verwendung nur noch fein aufschneiden müssen.

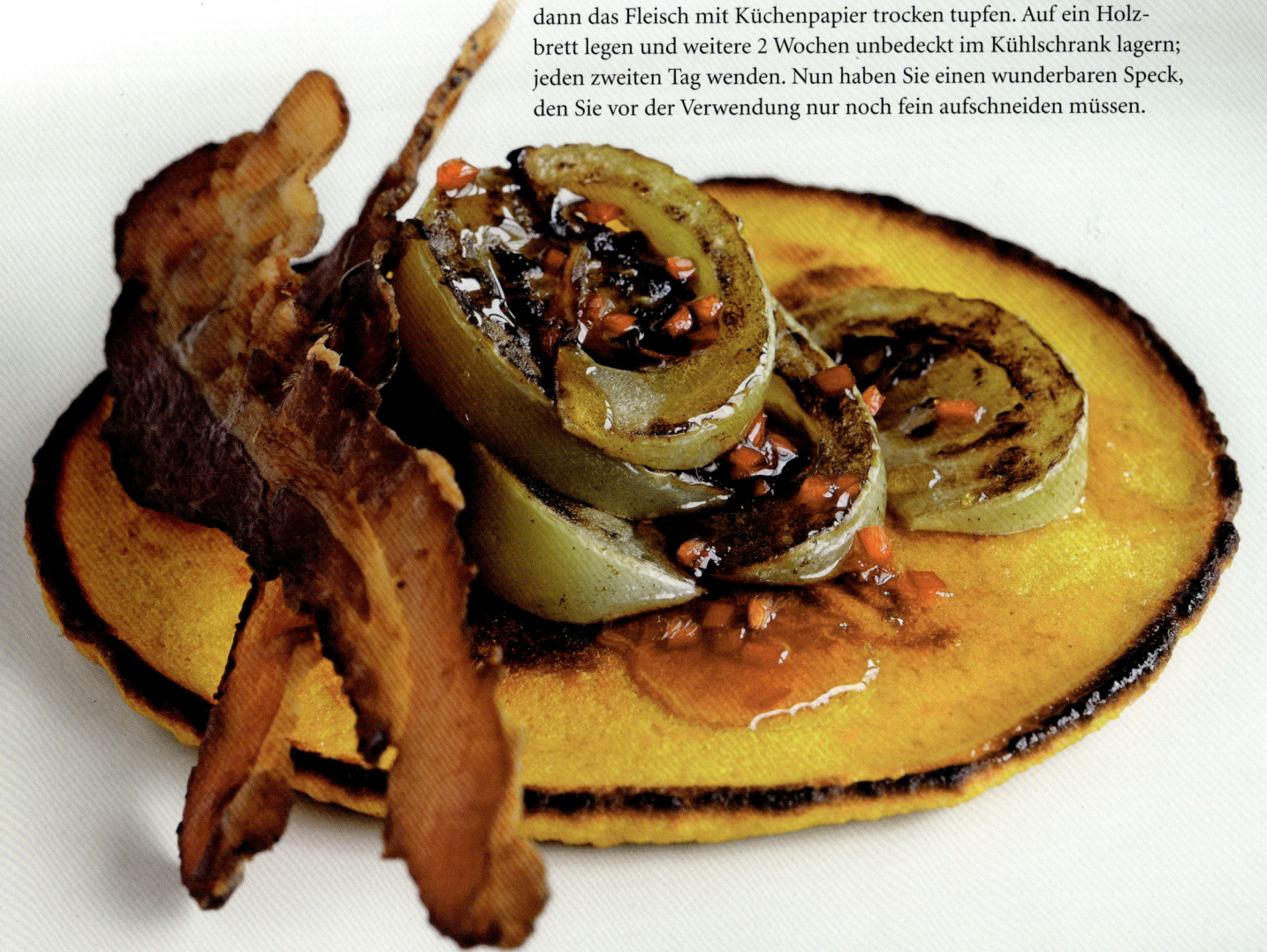

P Spiegeleier mit Tomaten, Paprika und Chorizo

Bereiten Sie die Sauce schon am Vorabend zu, dann haben Sie am nächsten Tag einen Vorsprung. Die Sauce kann auch gut auf Vorrat gekocht und problemlos portionsweise eingefroren werden. Dieses Gericht ist perfekt, wenn Sie morgens vor einem anstrengenden Tag eine handfeste Mahlzeit brauchen, eignet sich aber auch als leichtes Abendessen, da es alle Grundsätze des Darm-Ernährungsplans erfüllt.

Für 4 Portionen
- 1 rote Paprikaschote
- 12 Scheiben rohe Chorizo zum Braten
- 1 Zwiebel, in Streifen geschnitten
- 1 Knoblauchzehe, gehackt
- 250 g Tomaten aus der Dose, gehackt
- 1 EL frischer Thymian, gehackt
- 1 EL Paprikapulver
- 1 Prise Chilipulver
- 150 ml Hühnerbrühe (siehe Seite 44)
- 1 EL Kokoszucker
- 1 Prise Salz
- 4 Eier
- gehackte Petersilie zum Garnieren
- Olivenöl zum Beträufeln

Den Backofen auf 170 Grad vorheizen.

Die Paprikaschote im vorgeheizten Backofen 20 Minuten rösten, bis die Haut sich bläht und leicht schwarz färbt. Herausnehmen und abkühlen lassen, die Haut abziehen, die Kerne entfernen und das Fruchtfleisch in dünne Streifen schneiden.

Das Fett der Chorizo in einer Pfanne auf kleiner Hitze auslassen, dann die Zwiebeln hinzufügen und auf mittlerer Hitze goldbraun braten. Den Knoblauch beigeben und 2 Minuten garen. Die Temperatur zurückschalten, Tomaten, Thymian, Paprikastreifen, Paprikapulver, Chilipulver, Hühnerbrühe, Zucker und Salz hinzufügen. Köcheln lassen, bis alles zu einer dicklichen Sauce eingekocht ist.

Die Sauce in eine ofenfeste Auflaufform oder Pfanne geben oder auf 4 ofenfeste Portionenschalen aufteilen. Jeweils eine kleine Vertiefung hineindrücken, die Eier aufschlagen und in die Mulden geben. Im vorgeheizten Backofen 12 Minuten backen.

Mit Petersilie bestreuen, mit wenig Olivenöl beträufeln und heiß servieren.

NÄHRSTOFF-INFO
Tomaten und Paprika enthalten viel antioxidatives Beta-Karotin und Vitamin C sowie Lycopin, das die Gesundheit der Prostata unterstützt. Eier enthalten alle Nährstoffe, die zur Heilung und Regeneration des Darms erforderlich sind.

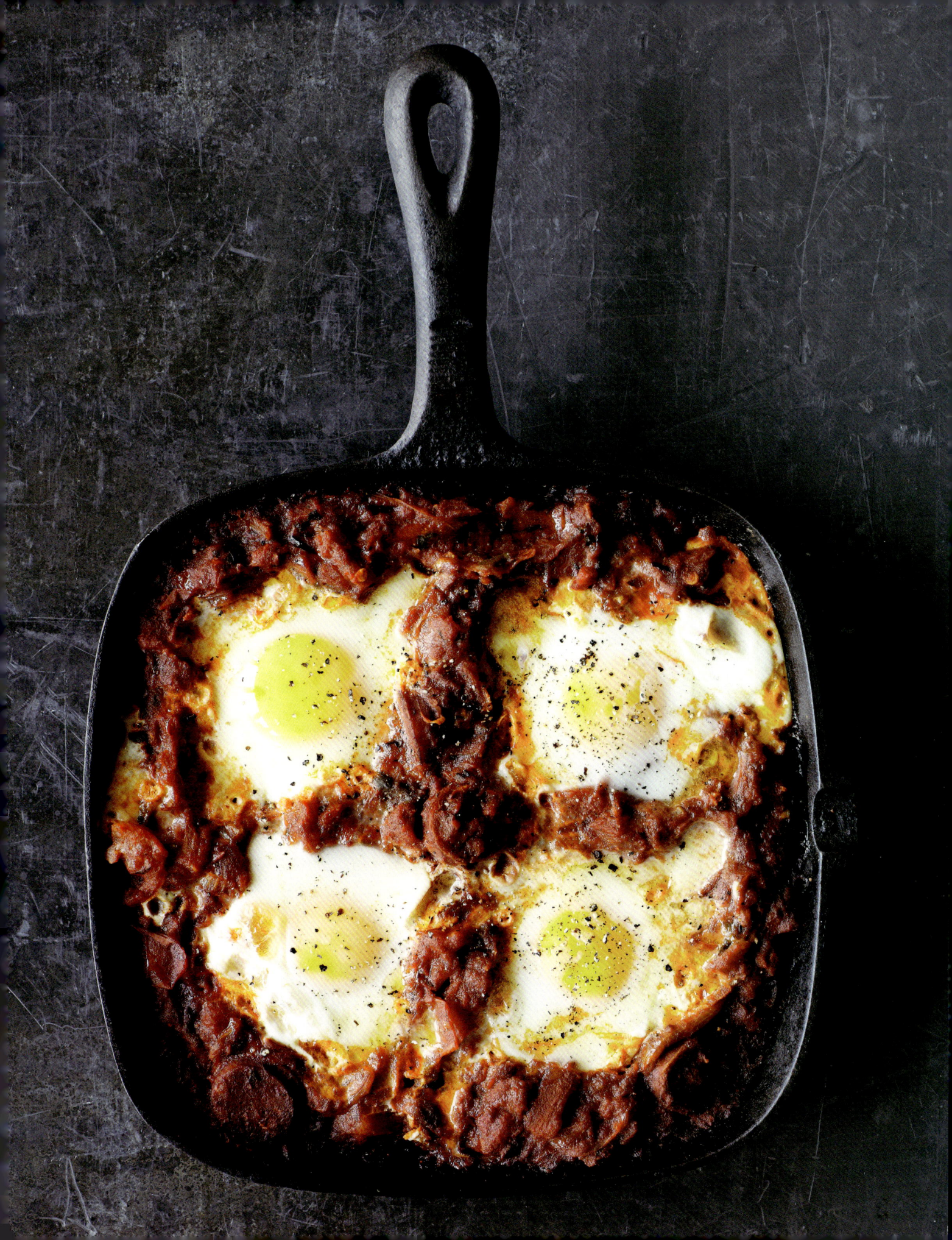

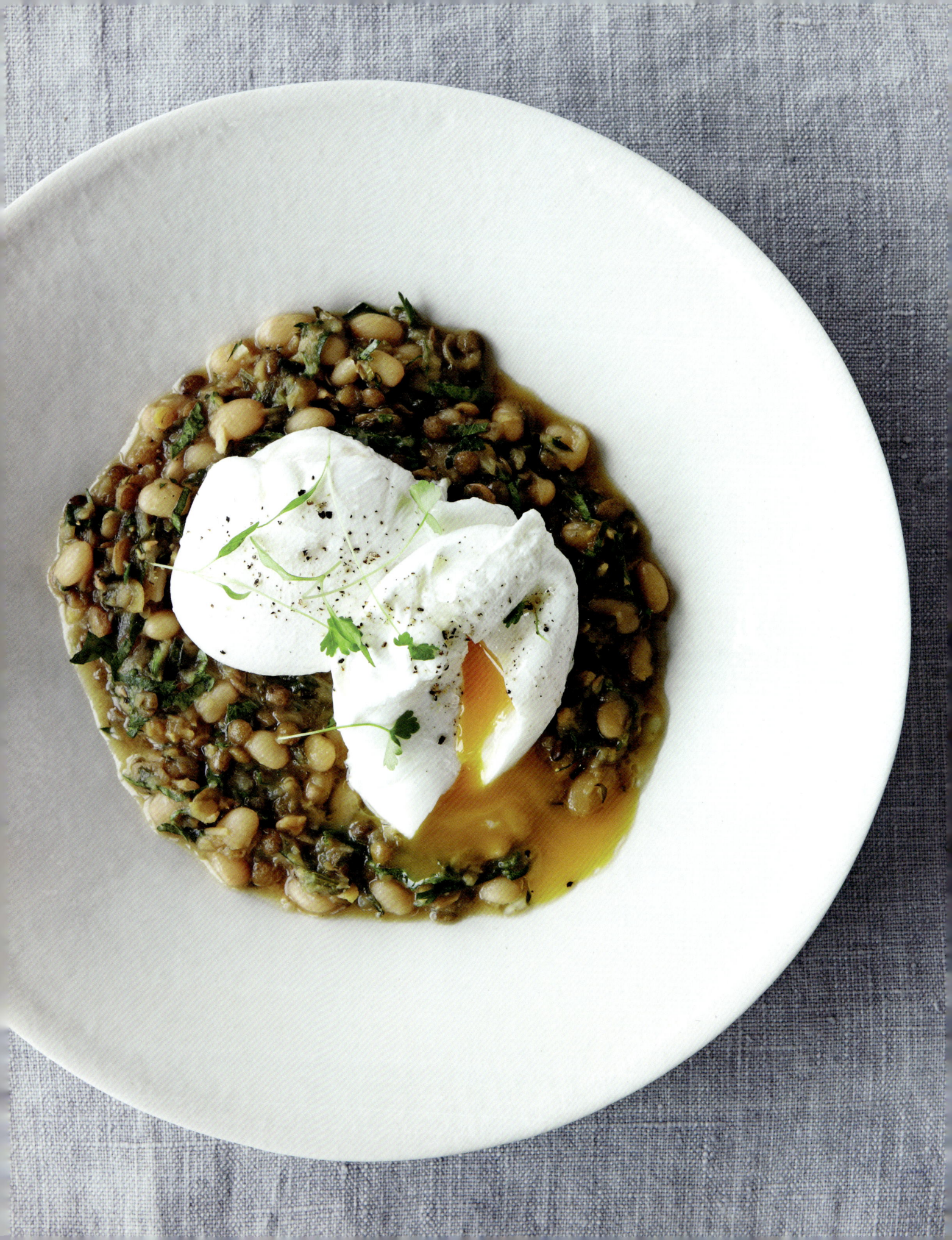

P Linseneintopf mit pochierten Eiern

Linsen und andere Hülsenfrüchte sind eine gute Proteinquelle für den Start in einen anstrengenden Tag. Sie liefern Energie, die langsam freigesetzt wird. Durch das Einweichen der Hülsenfrüchte über Nacht werden sie leichter verdaulich und stellen uns ihre Nährstoffe zur Verfügung, ohne das Verdauungssystem zu belasten.

Für 4 Portionen
80 g getrocknete Bohnenkerne,
40 g grüne Linsen
40 g Puy-Linsen, jeweils getrennt über Nacht in Wasser mit Zitronensaft eingeweicht
40 g rote Linsen, in kochendem Wasser mit 1 TL Zitronensaft eingeweicht
1 EL geklärte Butter (Ghee)
3 Zwiebeln, fein geschnitten
½ TL gemahlener Kreuzkümmel
1 TL gemahlener Koriander
1 Knoblauchzehe, zerdrückt
400 ml Hühnerbrühe
½ TL abgeriebene Zitronenschale (unbehandelt)
4 TL Zitronensaft
Salz und gemahlener schwarzer Pfeffer
etwas glatte Petersilie, gehackt

Für die pochierten Eier:
8 Eier, möglichst frisch
1 Spritzer Essig
Olivenöl extra vergine zum Beträufeln

Die Bohnen und Linsen abschütten, abspülen und in frischem Wasser weich köcheln: die Bohnen 30–40 Minuten, die grünen Linsen 25 Minuten, die Puy-Linsen 20 Minuten. Die roten Linsen brauchen nur mit kochendem Wasser mit etwas Zitronensaft übergossen zu werden. (Das Kochen der Hülsenfrüchte kann bereits am Vortag geschehen.)

Die geklärte Butter in einem mittelgroßen Topf erhitzen und die Zwiebeln auf mittlerer Hitze andünsten, bis sie weich sind und leicht Farbe annehmen, dann ständig umrühren.

In den letzten Minuten Kreuzkümmel, Koriander und Knoblauch hinzufügen. Die Hühnerbrühe zugießen. Die Temperatur höher stellen und die Flüssigkeit auf die Hälfte einkochen. Die gekochten Bohnen und die Linsen hinzufügen und auf mittlerer Hitze weiter kochen, bis fast die ganze Brühe von den Bohnen und Linsen aufgesaugt wurde. Zitronenschale und -saft, Salz und Pfeffer und zuletzt die Petersilie hinzufügen.

Einen weiten, flachen Topf etwa 10 cm hoch mit Wasser füllen, aufkochen und 1 Spritzer Essig dazugeben. Ein Ei nach dem anderen vorsichtig aufschlagen und sachte einzeln in das nur noch leicht köchelnde Wasser gleiten lassen und 3 Minuten pochieren. Die pochierten Eier herausheben, auf die Bohnen und Linsen setzen und mit Olivenöl beträufeln.

Tipp: Zum Pochieren sollten möglichst frische Eier verwendet werden, da bei ihnen das Eiweiß dickflüssiger ist und schneller gerinnt. Die Eier am besten einzeln oder je nach Größe des Topfes höchstens zwei bis drei auf einmal pochieren, sonst verklumpen sie.

P Limettenmuffins mit Kokos, Mohn und Ingwer

Kokosmehl ist eine perfekte glutenfreie Alternative zu Weizenmehl, aber Sie brauchen dann etwas mehr Flüssigkeit als sonst. Sie können die Muffins als morgendlichen Leckerbissen genießen; dank Kokosmilch, -öl und -mehl enthalten sie das im Darm-Ernährungsplan vorgesehene Protein. Sie können fertig gebacken eingefroren werden, am allerbesten schmecken sie allerdings frisch zubereitet, zusammen mit Beeren.

Für 12 Stück
80 g Kokosfett, zusätzlich etwas zum Fetten der Formen
3 Eier
200 ml Kokosmilch
Mark von 1 Vanilleschote
2 TL gemahlener Ingwer
100 ml flüssiger Honig und nach Belieben etwas zusätzlichen Honig für die Himbeeren
15 g Mohnsamen
abgeriebene Schale von ½ Limette
1 TL Backpulver
40 g Kokosmehl

300 g Himbeeren
frische Kokosnuss und frische Minzblättchen zum Dekorieren

Den Backofen auf 180 Grad vorheizen.

Das Kokosfett in einem kleinen Topf leicht erwärmen – es sollte schmelzen und ungefähr Körpertemperatur haben, eher weniger.

Das Fett in eine große Rührschüssel gießen. Eier, Kokosmilch, Vanillemark, Ingwer, Honig, Mohnsamen und Limettenschale dazugeben. Alles gut verrühren.

Das Backpulver mit dem Kokosmehl vermischen und mit einem Metallspatel unter die Ei-Honig-Mischung rühren.

Den Teig auf 12 leicht geölte Muffinförmchen aufteilen. Im vorgeheizten Backofen 15 Minuten backen, bis die Muffins aufgegangen und goldbraun sind.

In der Zwischenzeit zwei Drittel der Himbeeren pürieren; nach Belieben mit etwas Honig süßen.

Die Muffins aus dem Backofen nehmen und 10 Minuten abkühlen lassen. Dann noch warm mit den pürierten Himbeeren und mit den restlichen frischen Himbeeren, frischer Kokosnuss und Minzblättchen garniert servieren.

NÄHRSTOFF-INFO
Der Start in den Tag mit einem Frühstück, das viel Kokosnuss enthält, hilft, den Blutzuckerspiegel auszugleichen und den Cholesterinspiegel zu senken. Kokosmehl liefert viele Omega-Fettsäuren, davon profitieren die Verdauung, die Taille, Haare und Haut.

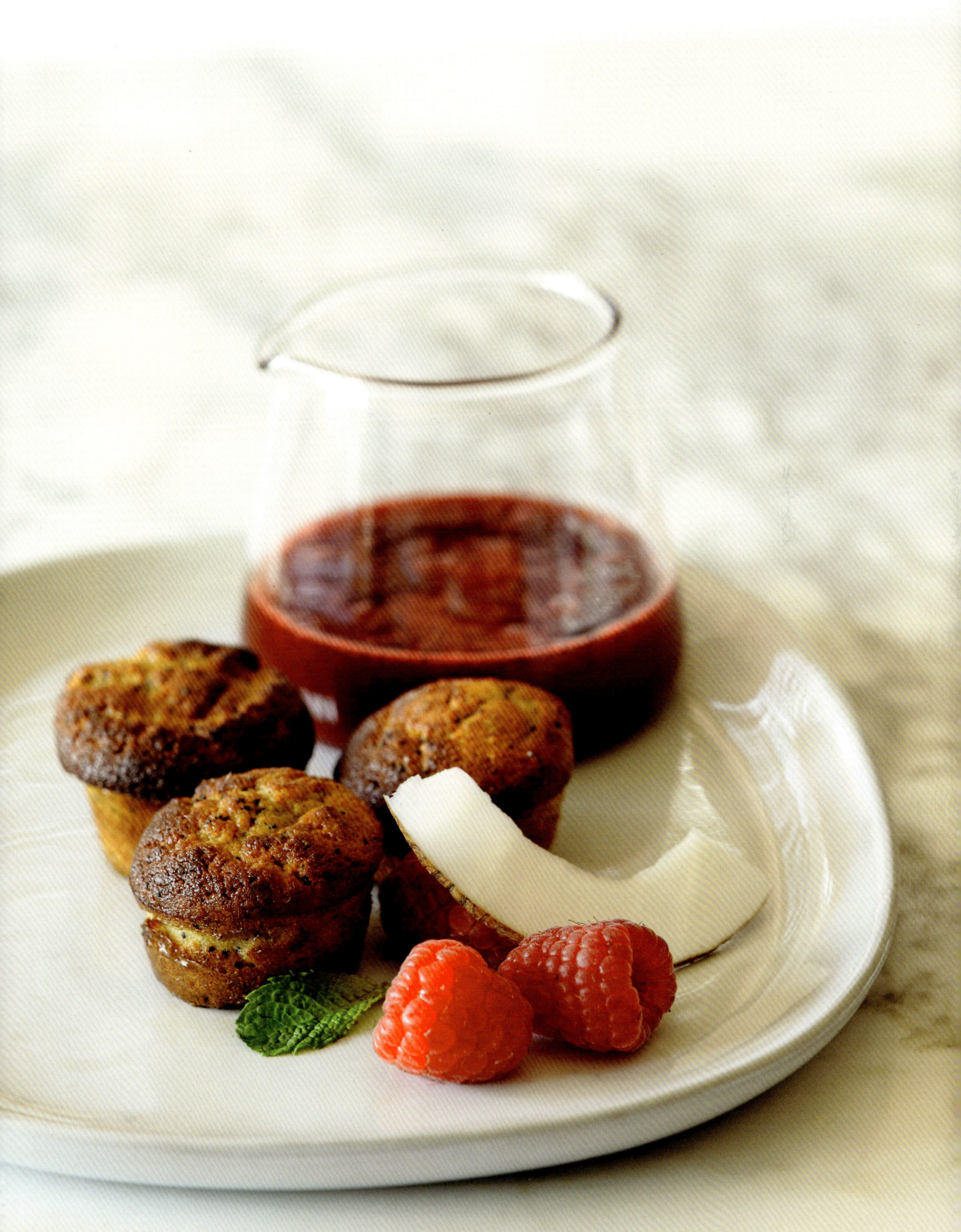

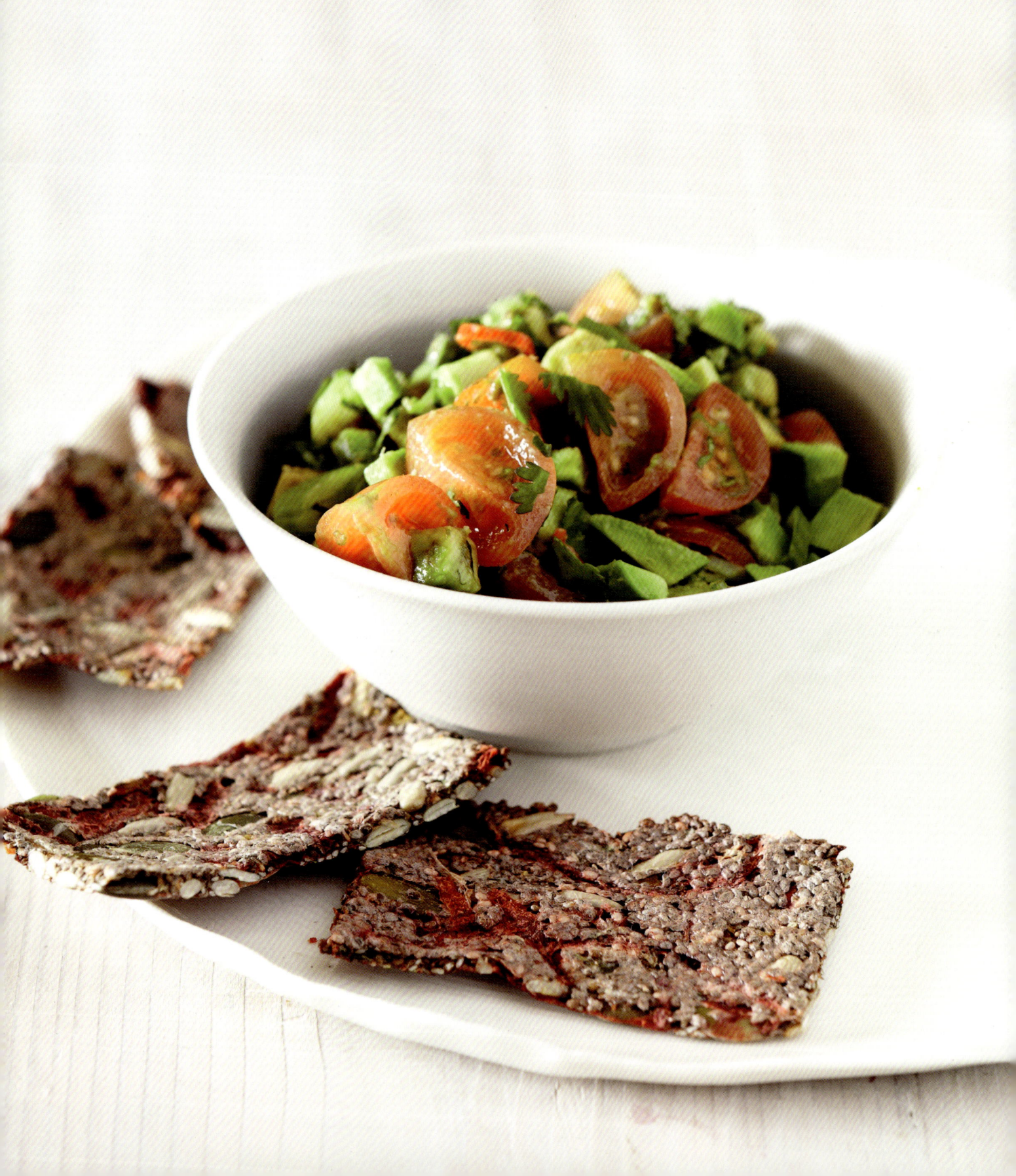

P Avocado-Tomaten-Salsa mit Chili

Avocados enthalten viel Vitamin E. Zusammen mit Tomaten steckt dieser scharfe Salat voller frisch schmeckender Antioxidantien und passt nicht nur zu Kräckern, sondern auch zu Fisch, Geflügel oder Fleisch.

Für 4 Portionen
1 TL getrocknete Chipotle-Chili oder frische Chili, in Ringe geschnitten
1 TL fein geriebener frischer Ingwer
1 EL Limettensaft
½ TL abgeriebene Limettenschale
2 EL fein geschnittene Frühlingszwiebel
1 Prise gemahlener Kreuzkümmel
1 Prise Meersalz
½ Bund frische Minze, gehackt
½ Bund Koriander, gehackt
1 EL Olivenöl extra vergine
150 g Kirschtomaten, geviertelt
2 Avocados, geschält, entsteint, in Stücke geschnitten

Ganze getrocknete Chili in warmem Wasser einweichen, dann klein schneiden.
In einer großen Schüssel Ingwer, Chili, Limettensaft und -schale, Frühlingszwiebel, Kreuzkümmel, Salz, Minze, Koriander und Olivenöl vermischen. Die Kirschtomaten hinzufügen und mit einer Gabel leicht zerdrücken, dann die Avocadostücke unterheben. Diese Salsa kann in einer luftdicht verschlossenen Dose bis zu 3 Tage im Kühlschrank aufbewahrt werden.

Tipp: Wenn Sie es gerne sehr pikant und würzig mögen, verwenden Sie etwas mehr Chili.

P Kernige Kräcker mit Roter Bete und Meerrettich

Ergibt ca. 20 Stück
100 g Chia-Samen
50 g Sonnenblumenkerne
50 g Kürbiskerne
1 Knoblauchzehe, gerieben
½ Zwiebel oder 1 Frühlingszwiebel, fein gehackt
80 g rohe Rote Bete, grob gerieben
1 EL Meerrettich, fein gerieben
½ Bund frischer Zitronenthymian, fein gehackt
1 große Prise Meersalz
1 Prise Cayennepfeffer

Den Backofen auf 170 Grad vorheizen. Die Chia-Samen 10 Minuten in kaltem Wasser einweichen.
Alle Zutaten in einer großen Schüssel miteinander vermischen und so dünn wie möglich auf eine Silikonmatte auftragen. Im vorgeheizten Backofen 12 Minuten backen.
Aus dem Backofen nehmen und die halbgebackene Teigschicht mit einem Palettenmesser von der Silikonmatte lösen und auf ein Brett gleiten lassen. In lange Streifen schneiden, wenden und wieder auf die Silikonmatte legen. Im Backofen weitere 10 Minuten backen, bis die Kräcker knusprig und gar sind. (Alternativ die Kräcker im Dörrgerät bei 130 Grad 12 Stunden dehydrieren, dabei nach 6 Stunden wenden.)
Die Kräcker auf einem Kuchengitter abkühlen lassen. Luftdicht verschlossen, halten sie sich bis zu 1 Woche. Die Kräcker schmecken köstlich zu allen Dips und Salsas.

P Asia-Lachstatar

Fisch auf allerfeinste Art. Die Nährstoffe des Lachses bleiben durch das Beizen im Limettensaft erhalten, die Omega-Fettsäuren werden maximiert. Ingwer und Chili sorgen für zusätzlichen Geschmackskick und haben eine antioxidative Schutzwirkung für das Verdauungssystem.

Für 4 Portionen
320 g ganz frisches Lachsfilet, ohne Haut und Gräten, dunkle Fettstellen entfernt, 2 mm klein gewürfelt
2 Frühlingszwiebeln, fein gehackt
1 kleines Stück Salatgurke (60 g), geschält, entkernt, klein gewürfelt
3 EL frischer Ingwer, geschält, sehr fein gewürfelt (30 g)
1 rote oder grüne Chilischote, entkernt, fein geschnitten
4 TL Fischsauce (Nam pla)
1 Bund frischer Koriander, fein geschnitten
Saft von 1 Limette

Für die Zubereitung dieses Tatars müssen alle Zutaten im Voraus vorbereitet und bereitgestellt werden.
Lachs, Frühlingszwiebeln, Gurke, Ingwer, Chili, Fischsauce und Koriander in einer großen Schüssel miteinander vermischen. Den Limettensaft hinzufügen und gut verrühren. 3 Minuten ziehen lassen, dann mit 2 Teelöffeln das Lachstatar anrichten.

Tipp: Gut passen Cashew-Chia-Sonnenblumen-Kräcker (siehe unten). Nach Wunsch mit etwas Chili-Limetten-Papaya-Dressing (siehe Seite 212) beträufeln.

P Cashew-Chia-Sonnenblumen-Kräcker mit Wasabi

Diese Kräcker sind reich an Proteinen und Omega-Fettsäuren. Sie können im Dörrgerät (Dehydrator) oder im Backofen zubereitet werden. Das Backen oder Trocknen bei niedriger Temperatur verhindert, dass das Fett in den Nüssen und Kernen ranzig wird. Die Wasabipaste gibt den Kräckern Pfiff.

Ergibt ca. 20 Stück
150 g Cashewkerne, 24 Stunden in Wasser eingeweicht
50 g Sonnenblumenkerne, 24 Stunden in Wasser eingeweicht
100 g Chia-Samen, 15 Minuten in kaltem Wasser eingeweicht
2 EL Zitronensaft
1 Frühlingszwiebel
1 Knoblauchzehe, zerdrückt
1 grüne Paprikaschote, entkernt, grob geschnitten
10 g Wasabipaste
1 EL flüssiger Honig
3 EL Tamari (glutenfreie Sojasauce)

Cashew- und Sonnenblumenkerne unter kaltem Wasser abspülen und trocknen. Alle Zutaten im Mixer zu einer feinen Paste mixen. Die Masse mit einem Palettenmesser oder Spatel so dünn wie möglich auf eine Silikonmatte auftragen. Im 130 Grad heißen Dörrgerät (Dehydrator) 4–5 Stunden trocknen, bis die Masse an einem Stück von der Silikonmatte gelöst werden kann. Die Kräckermasse auf ein Brett legen. Mit einem großen Messer in die gewünschte Form schneiden, dann nochmals 3–4 Stunden im Dörrgerät fertig trocknen. Die Kräcker sind fertig, wenn sie trocken und knusprig sind. Sie halten sich luftdicht verschlossen bis zu 4 Tage.

Tipp: Wenn Sie kein Dörrgerät haben, können Sie die Kräckermasse auf der untersten Einschubleiste im Backofen bei 110 Grad trocknen. Das Geheimnis gelungener Kräcker ist eine Silikonmatte, dank der die Kräcker nicht festkleben und nach der Hälfte der Trockenzeit problemlos umgedreht werden können.

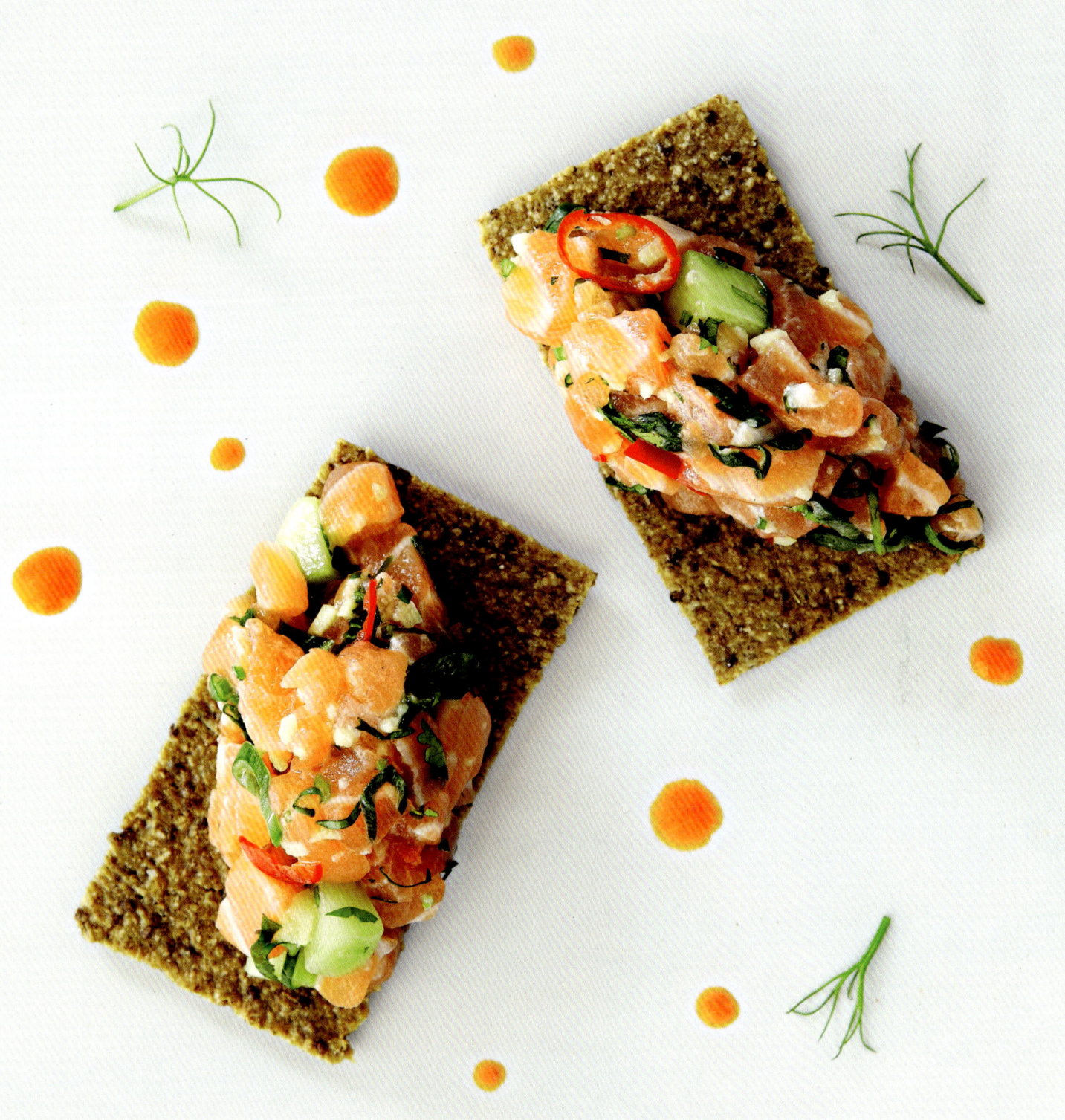

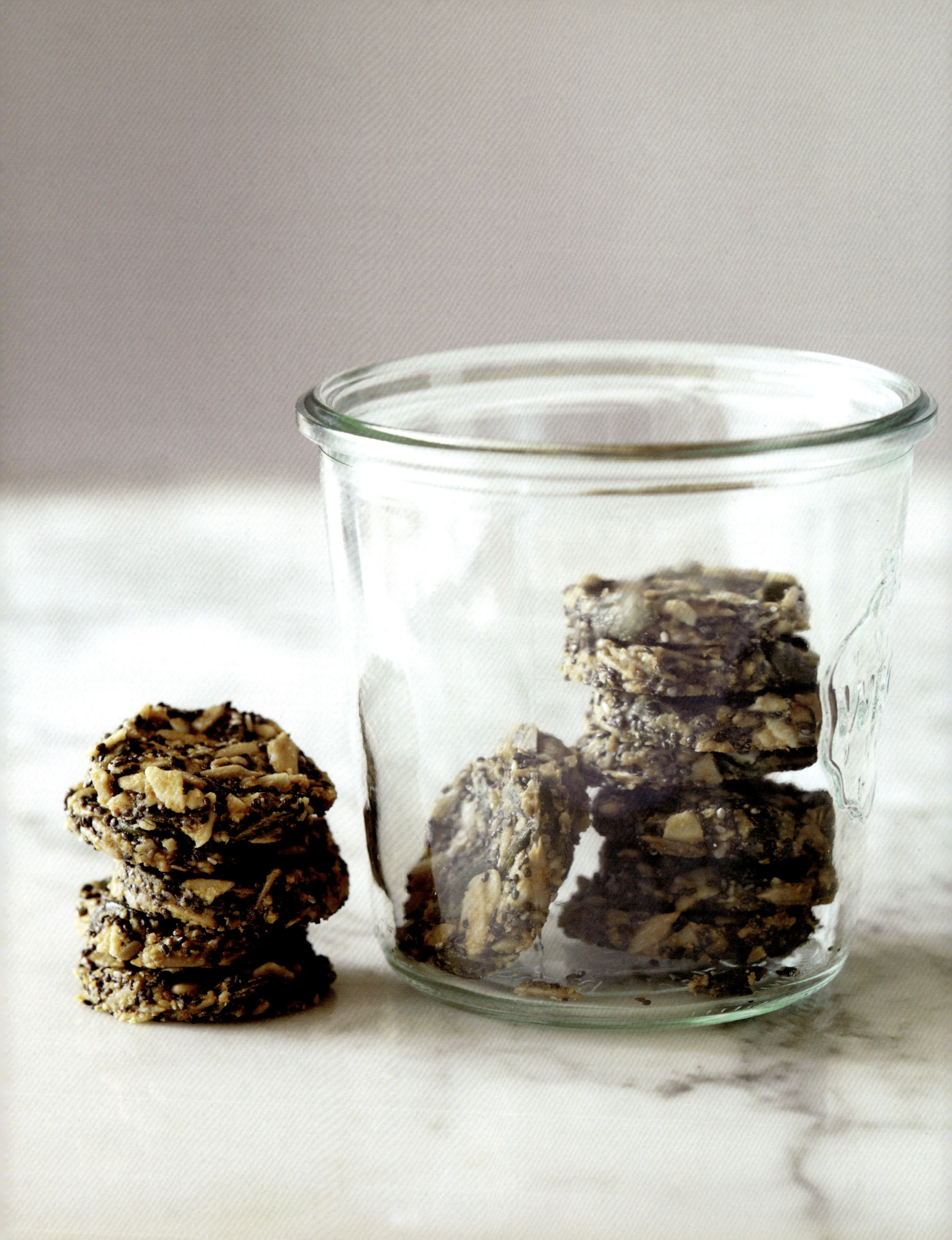

P Süße Chia-Müsli-Kekse

Nüsse und Samen verleihen Keksen eine schöne Textur – knusprig, nicht krümelig und mit der richtigen Süße. Diese kleinen Köstlichkeiten kann man den ganzen Tag über essen, sie liefern Proteine und essenzielle Omega-3- und Omega-6-Fettsäuren. Und sie können auch den größten Hunger im Nu stillen.

Ergibt ca. 24 Stück

- 40 g Kokosfett
- 2 EL Ahornsirup
- 1 EL Maca-Pulver (10 g)
- 50 g Sonnenblumenkerne
- 50 g Kürbiskerne
- 3 EL Mandelblättchen
- 4 EL Chia-Samen (40 g)

Das Kokosfett in einem Topf auf kleiner Hitze schmelzen. Von der Herdplatte nehmen, den Ahornsirup und das Maca-Pulver einrühren, bis alles gut vermischt ist. Die restlichen Zutaten hinzufügen und ebenfalls gut vermischen. Die Masse auf eine Silikonmatte geben und glatt ausstreichen.

Im Dörrgerät bei 135 Grad 12 Stunden trocknen lassen. Die Masse soll fest, aber noch zäh sein. Alternativ kann die Masse im Backofen bei 110 Grad 6 Stunden getrocknet werden; nach der Hälfte der Trocken- oder Backzeit die Keksmasse aus dem Ofen nehmen und mit einem Metallausstecher von 2–3 cm Durchmesser runde Kekse ausstechen oder in Quadrate schneiden. Die Kekse umdrehen und im Dörrgerät oder Backofen fertig trocknen.

Die Kekse halten sich luftdicht verschlossen bis zu 1 Woche.

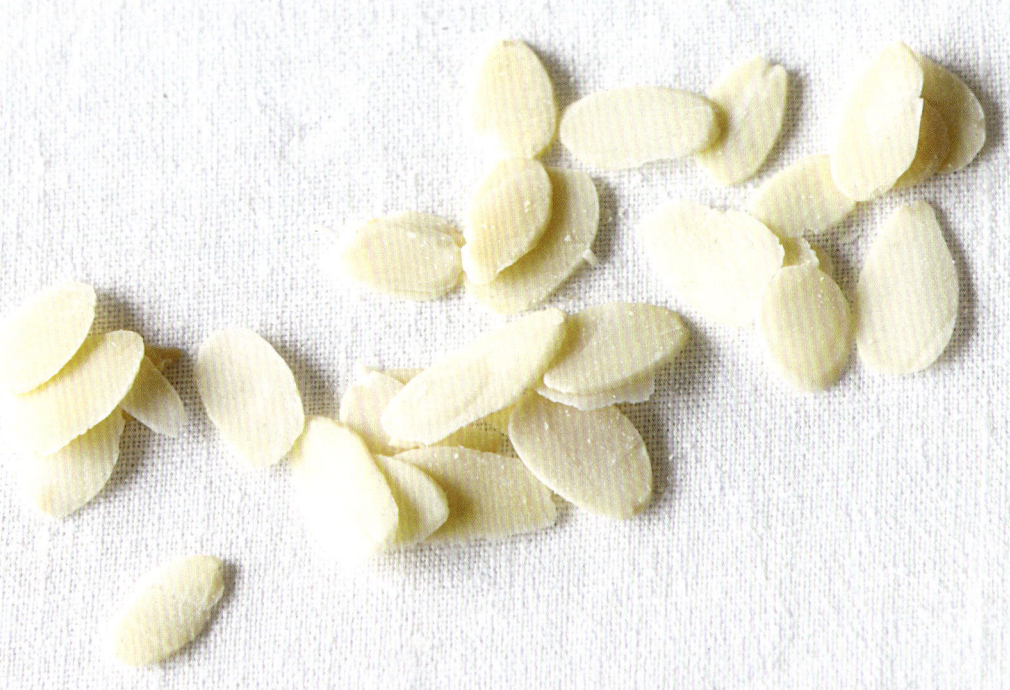

Frühstücksrezepte für die Folgephase

Nach der Durchführung der Darm-Regeneration, wenn alle Symptome verschwunden oder sehr deutlich zurückgegangen sind, kann für das Frühstück der Getreideanteil erhöht werden und ab und zu auch Käse auf dem Speiseplan stehen. Buchweizen, Hirse und Hafer können also langsam wieder in den Ernährungsplan integriert werden, selbst fermentierter Joghurt (siehe Seite 52), vollfetter Bio-Rahm (Sahne) oder Crème fraîche können jetzt wieder maßvoll genossen werden.

P+ Herzhafter Ziegenkäsefladen

Dieser Fladen enthält viele Kerne und Ziegenkäse. Er ist sättigend und proteinreich, kann jede Mahlzeit ergänzen, als Snack gegessen werden oder passt auch hervorragend zu Suppe oder Salat. Zusammen mit einem Smoothie eignet er sich ebenfalls zum Frühstück. Chili und Thymian geben dem Fladen einen fast unwiderstehlichen Geschmack!

Für 8 Portionen
- 80 g Butter
- 150 g Kürbiskerne
- 50 g Sonnenblumenkerne
- 1 kleine rote Chilischote, fein gehackt
- ½ Bund Zitronenthymian, fein geschnitten
- 1 TL Zimt, Muskat und Nelkenpfeffer, gemischt
- 100 g Butternutkürbis, geschält, gerieben
- 50 g flüssiger Honig
- 4 TL Tamari (glutenfreie Sojasauce)
- 125 g Haferflocken
- 125 g Ziegenhartkäse, gerieben

Den Backofen auf 180 Grad vorheizen. Eine runde Backform von 25 cm Durchmesser mit Backpapier auslegen.
Die Butter in einer Pfanne mit dickem Boden schmelzen. Kürbis- und Sonnenblumenkerne, Chili, Thymian und die Gewürzmischung hinzufügen und 3 Minuten leicht erhitzen, bis die Kerne fast aufplatzen. Den geriebenen Kürbis hinzufügen und 1 Minute dünsten, dann Honig und Tamari unterrühren.
Von der Herdplatte nehmen, die Haferflocken beigeben und sorgfältig untermischen, dann den Ziegenkäse hinzufügen und wieder gut durchrühren. Die Masse in die Backform füllen, glatt streichen und mit einem Palettenmesser fest andrücken.
Im vorgeheizten Backofen 20 Minuten goldbraun backen.
In der Backform abkühlen lassen, dann aus der Form lösen und in Streifen, Rauten oder Tortenstücke schneiden. Luftdicht verschlossen im Kühlschrank aufbewahren.

NÄHRSTOFF-INFO
Die Ballaststoffe im Hafer regulieren den Blutzuckerspiegel, und der Phosphor repariert Zellen.
Buchweizen (siehe Rezept Seite 85) enthält Rutin, das die Arterien und die Kapillargefäße stärkt, außerdem Eisen und Calcium für Energie und die Gesundheit der Knochen.

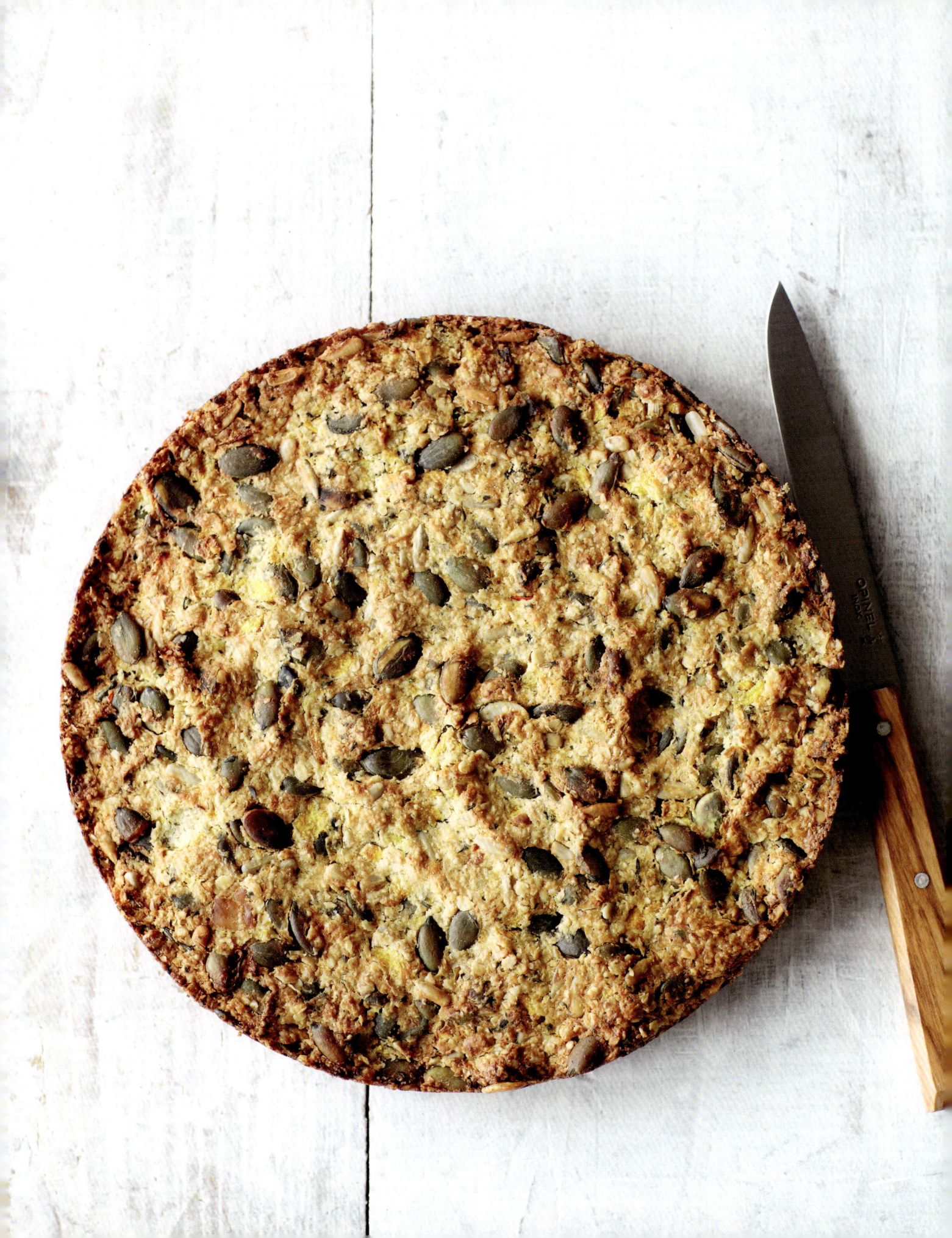

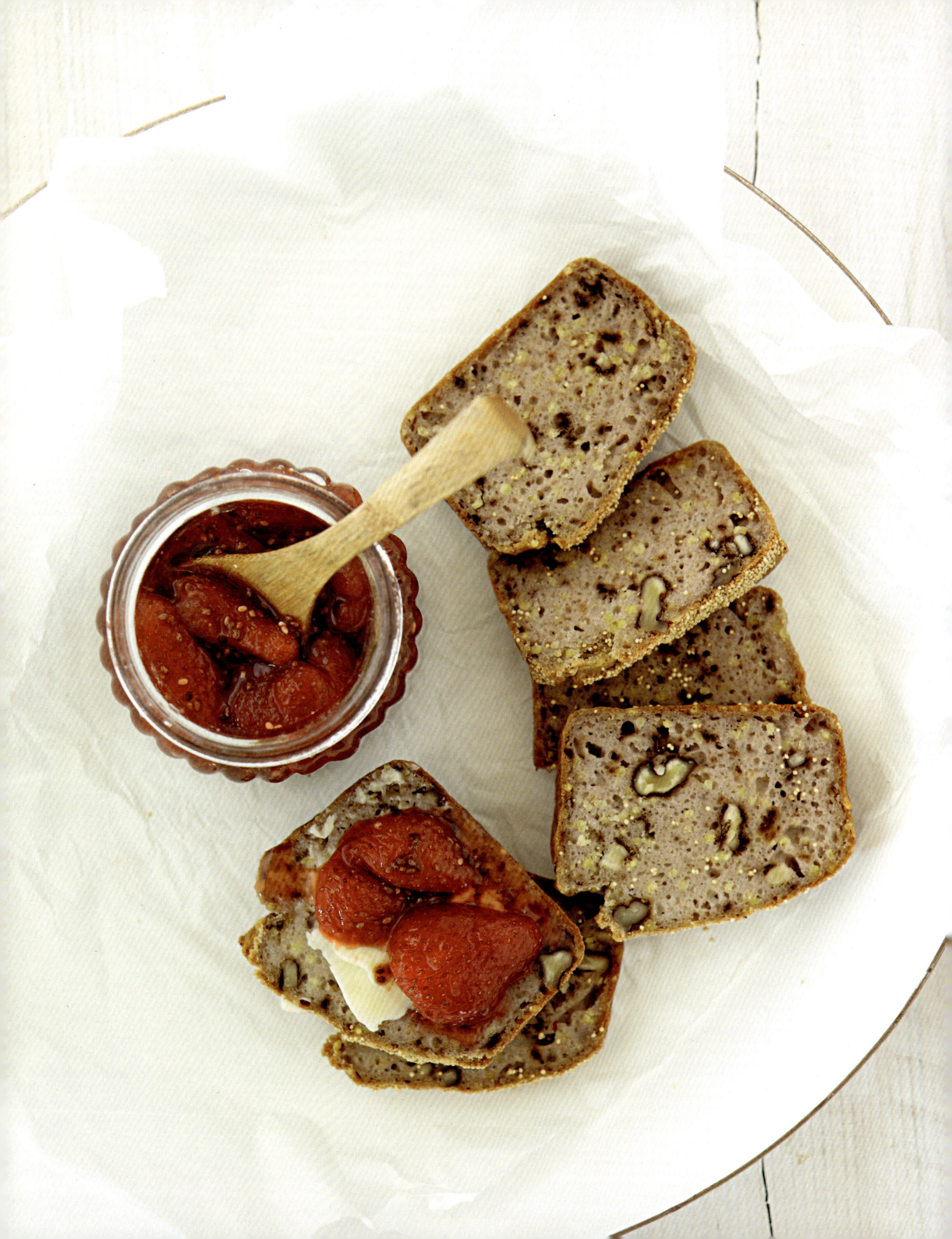

P+ Buchweizen-Walnuss-Brot

Buchweizen und Hirse enthalten kein Gluten, deshalb braucht es hier eine Mischung aus Pfeilwurz, Eiweiß und Backpulver, um dem Teig Festigkeit zu geben. Er enthält dadurch eine Cake-ähnliche Konsistenz. Mit Walnüssen und Kokosfett wird daraus eine köstliche Alternative zum traditionellen Frühstücksbrot.

Für 10 Portionen
- 200 g Buchweizenmehl
- 2 TL Backpulver
- 40 g Hirse
- ½ TL Pfeilwurz
- 1 Prise Salz
- 40 g Kokosfett
- 300 ml Wasser
- 1 EL Zitronensaft
- ½ TL Walnussöl
- 1 Eiweiß, leicht verquirlt
- 40 g Walnüsse, gehackt

Den Backofen auf 180 Grad vorheizen. Eine Kastenform (für 450 g Inhalt) mit Backpapier auslegen.

Alle trockenen Zutaten, außer den Walnüssen, in einer großen Schüssel miteinander vermischen und beiseitestellen.

Alle feuchten Zutaten in einer zweiten Schüssel miteinander vermischen und langsam unter die trockenen Zutaten mischen. Umrühren, bis ein feuchter Teig entstanden ist. Die Walnüsse hinzufügen und den Teig 15 Minuten ruhen lassen.

Den Teig in die vorbereitete Kastenform füllen und im vorgeheizten Backofen 30 Minuten backen. Das Brot in der Form abkühlen lassen, dann herauslösen, in Scheiben schneiden und zum Beispiel mit einem Brotaufstrich aus Chia-Samen und Erdbeeren (siehe unten) servieren. Luftdicht verschlossen hält es sich etwa 3 Tage frisch.

P+ Brotaufstrich aus Erdbeeren und Chia-Samen

Dies ist ein wunderbarer, allerdings nur kurz haltbarer selbst gemachter Brotaufstrich, der bestens ohne die exzessiven Zuckermengen auskommt, die man in handelsüblichen Marmeladen oder Konfitüren findet. Orangenblütenwasser und Orangenschale unterstreichen den Geschmack der Erdbeeren. Die Chia-Samen liefern Protein und sorgen für ein dickere Konsistenz.

Für 1 Glas à 450 Gramm
- 150 g flüssiger Honig
- abgeriebene Schale von ½ Orange (unbehandelt)
- 500 g Erdbeeren, geputzt
- 1 EL Chia-Samen
- 1 TL Orangenblütenwasser

Honig, Orangenschale und Erdbeeren in einen Topf mit dickem Boden geben und 5 Minuten köcheln lassen. Chia-Samen und Orangenblütenwasser hinzufügen und den Topf von der Herdplatte nehmen.

Die Masse heiß in ein sterilisiertes Glas füllen, verschließen und abkühlen lassen. Im Kühlschrank aufbewahren und gekühlt servieren.

P+ Geröstete Feigen mit Pistazienmousse

Die Feigen können am Vortag zubereitet und dann im Kühlschrank aufbewahrt werden. Das Pistazienmousse liefert Proteine und sorgt für ein ausgewogenes Rezept; mit Crème double zubereitet, liefert es CLA (konjugierte Linolsäure), welche die Gewichtsabnahme unterstützt.

Für 4 Portionen
8 frische Feigen, halbiert
1 EL flüssiger Honig
abgeriebene Schale von ½ Limette
½ TL Zimt, Muskat und Nelkenpfeffer, gemischt
Pistazienpulver zum Bestreuen

Für die Pistaziencreme:
50 g geschälte Pistazien, im Blitzhacker oder in der Gewürzmühle gemahlen
50 g Crème double
50 g Crème fraîche
ein paar frische Minzeblätter
Saft von 1 Limette
2 EL flüssiger Honig

Den Backofen auf 180 Grad vorheizen.
Die Feigen auf ein beschichtetes Backblech legen. Mit Honig beträufeln, mit Limettenschale und der Gewürzmischung bestreuen. Im vorgeheizten Backofen 10 Minuten backen.
Für die Pistaziencreme alle Zutaten gründlich mixen und durch ein feines Sieb streichen. In einen Sahnesiphon füllen und eine Gaspatrone einlegen (oder die Creme mit dem Handrührgerät steif schlagen).
Die Feigen (warm oder kalt) auf 4 Tellern anrichten und mit Pistazienpulver bestreuen. Die Pistaziencreme in 4 Gläser füllen und dazu reichen.

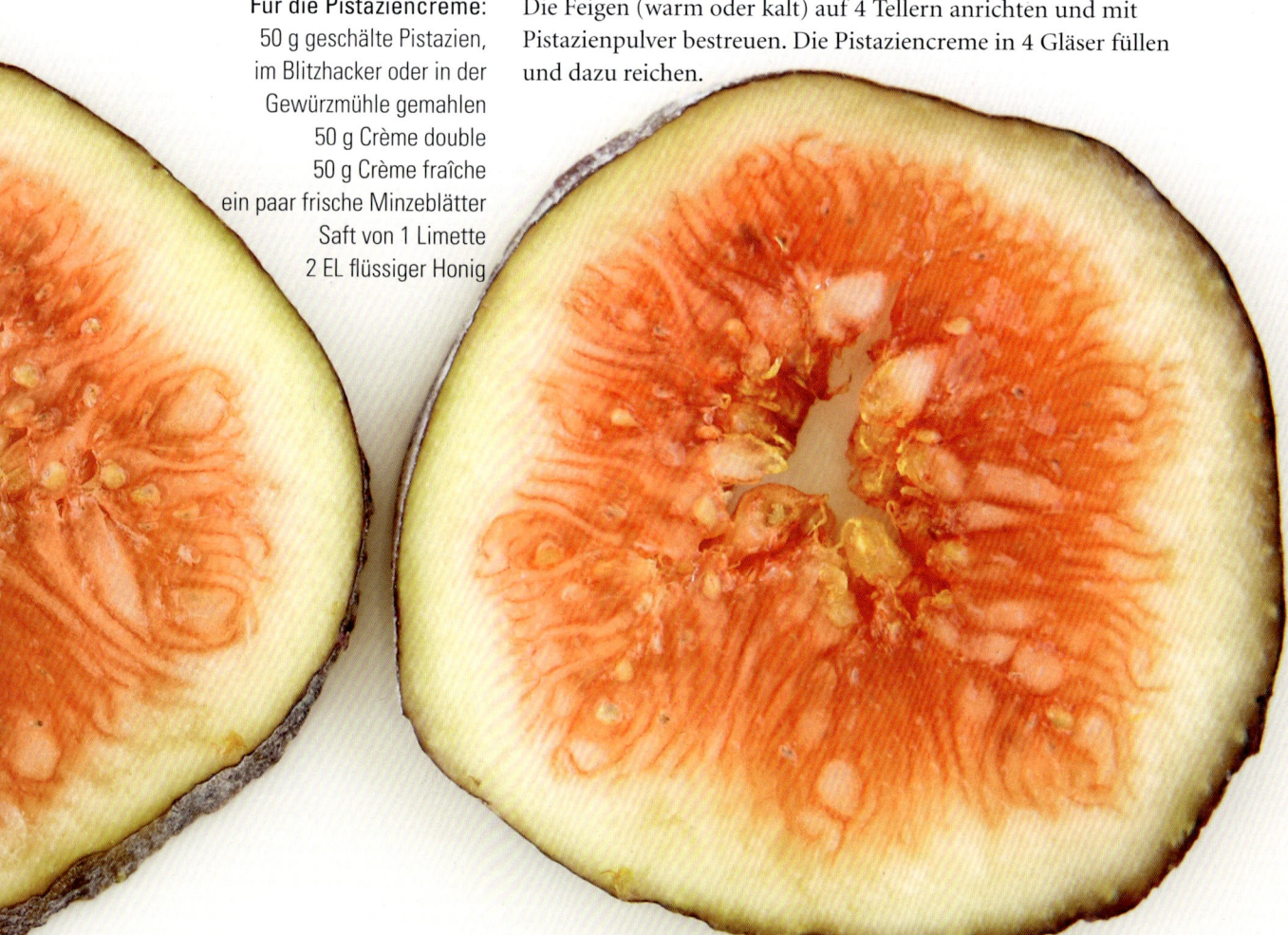

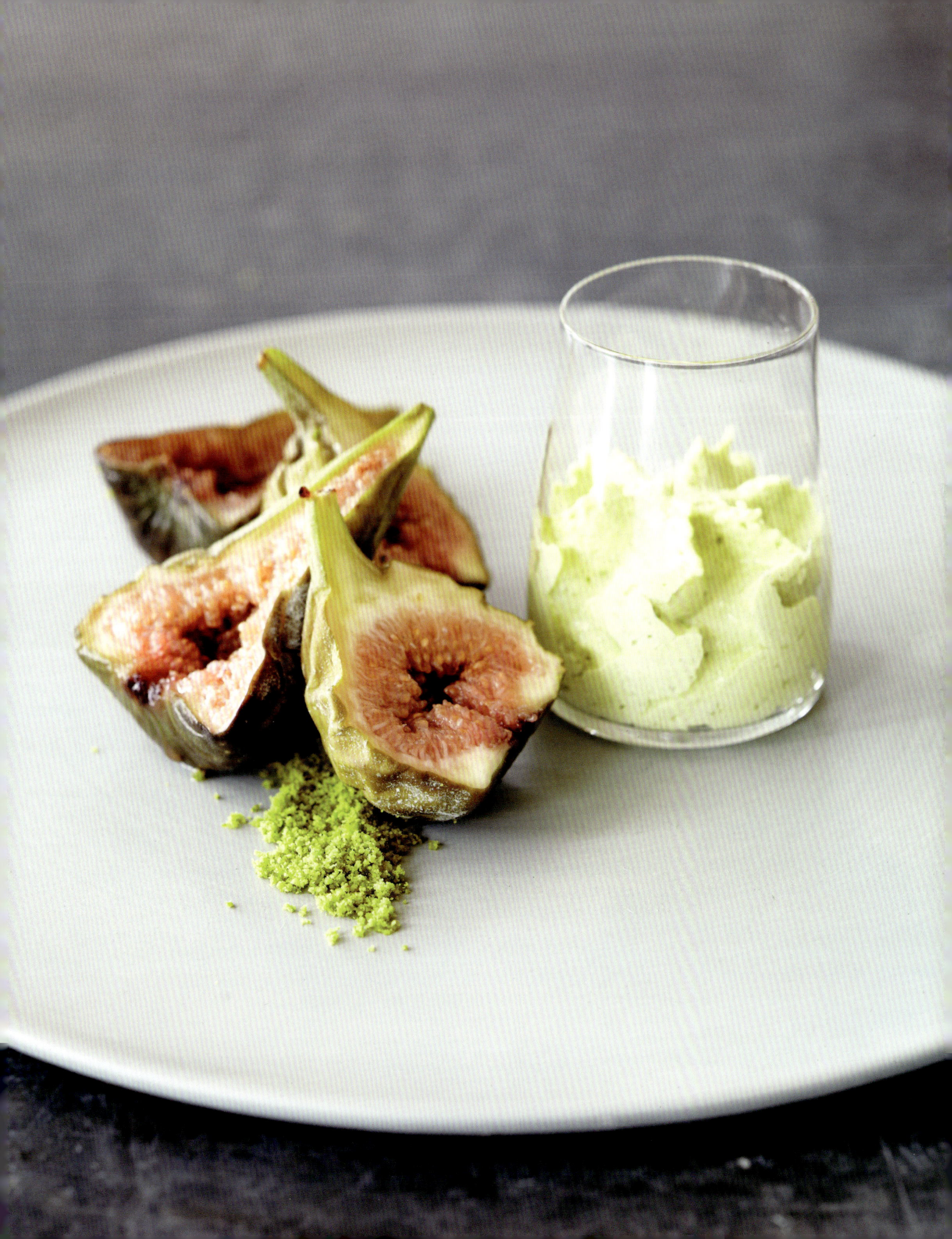

P+ Winter-Birchermüsli

Hafer und Nüsse werden durch das Einweichen über Nacht weich und quellen auf, die Enzymaktivität nimmt zu und macht dieses Müsli zu einem leicht verdaulichen Frühstück, das den ganzen Vormittag über Energie liefert. Der Naturjoghurt liefert Probiotika für eine gesunde Verdauung.

Für 4 Personen
- 50 g grobe Haferflocken
- 10 Walnusshälften, gehackt
- 2 EL Haselnüsse
- 100 ml kaltes Wasser
- 10 getrocknete ungeschwefelte Aprikosen, ½ cm groß gewürfelt
- 8 getrocknete Pflaumen, ½ cm groß gewürfelt
- 3–4 getrocknete Feigen, ½ cm groß gewürfelt
- 1 EL Ingwer, geschält, fein gewürfelt
- Schale von 1 Orange (unbehandelt), Hälfte am Stück abgeschält, andere Hälfte fein abgerieben
- Saft von ½ Orange
- 1 TL Zimt, mit etwas Muskat und Nelkenpfeffer gemischt
- 1 Prise gemahlener Ingwer
- 1 Apfel (z. B. Braeburn), mit der Schale grob gerieben
- 180 g selbst fermentierter Joghurt (siehe Seite 52)
- 1 Prise gemahlener Zimt

Haferflocken, Walnüsse und Haselnüsse in einer Schüssel in kaltem Wasser über Nacht im Kühlschrank einweichen.

Aprikosen, Pflaumen, Feigen, Ingwer, Orangenschalenstreifen, Orangensaft, Gewürzmischung und gemahlenen Ingwer in einen kleinen Topf geben, mit Wasser bedecken und aufkochen. Die Temperatur zurückschalten und 15–20 Minuten köcheln lassen, bis der Großteil des Wassers aufgesaugt ist und die Früchte weich sind. Alles abkühlen lassen.

Die eingeweichten Haferflocken und Nüsse mit dem geriebenen Apfel, der abgeriebenen Orangenschale, Joghurt und Zimt in einer Schüssel gut vermischen. In 4 Gläser füllen und die kalte Fruchtmischung darübergeben.

Tipp: Das Müsli kann mehrere Tage in einem luftdicht verschlossenen Behälter im Kühlschrank aufbewahrt werden. Wenn die Hafermischung nach ein paar Tagen zu fest geworden ist, kann sie mit etwas Joghurt wieder aufgelockert werden.

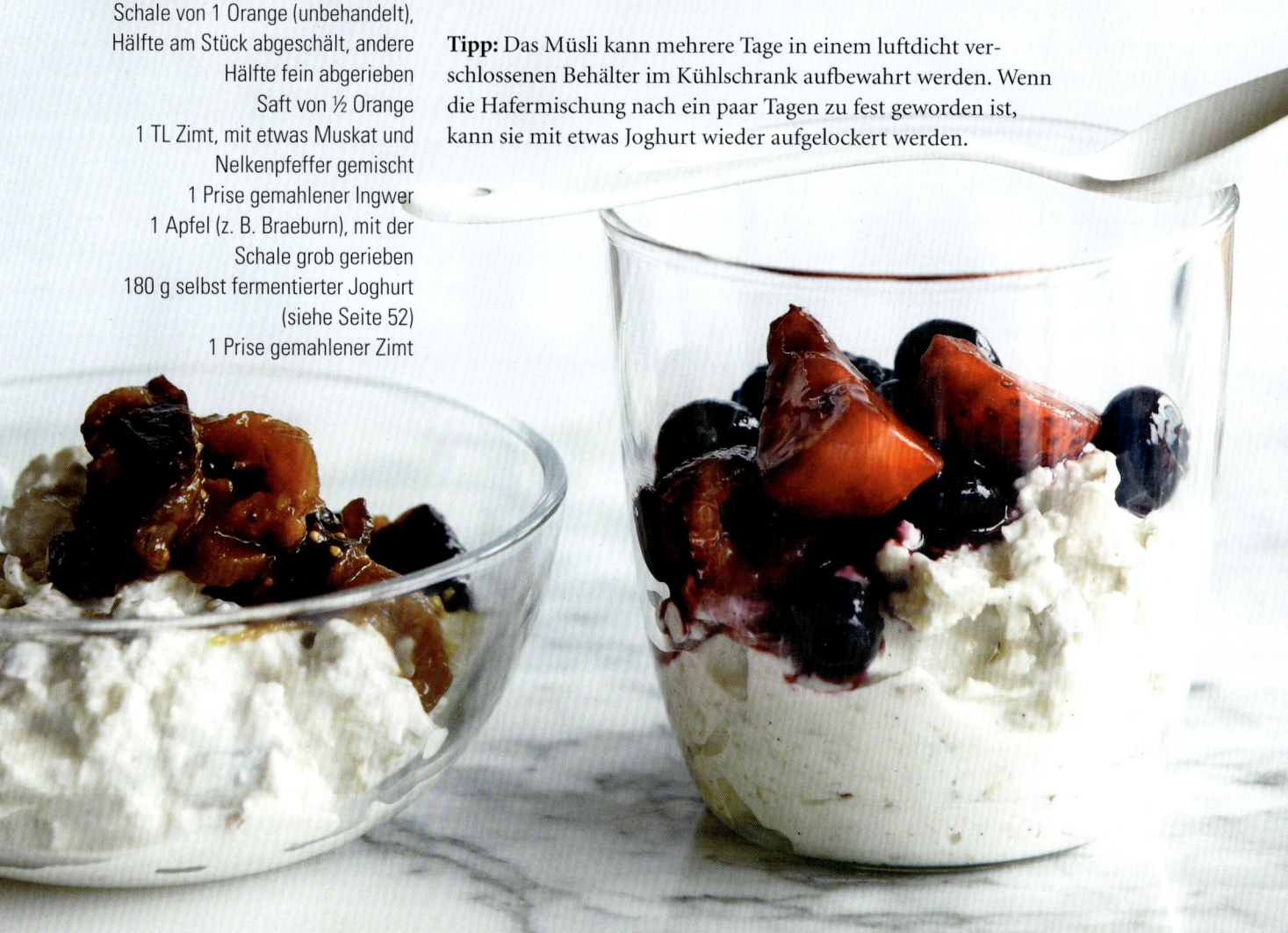

P+ Sommer-Birchermüsli mit Beeren

In diesem Müsli liefern die Cashewkerne und Mandeln reichlich Magnesium, um die Gesundheit von Herz und Nervensystem zu stärken. Die geriebene Birne, deren Enzyme eine enzymatische Wirkung auf den Hafer haben, macht das Müsli schon vor dem Hinzufügen des Joghurts cremig.

Für 4 Personen
50 g grobe Haferflocken
3 EL gehackte Cashewkerne
4 EL Mandelblättchen
100 ml kaltes Wasser
120 g gemischte Beeren, frisch oder tiefgefroren
4 TL flüssiger Honig
100 g selbst fermentierter Joghurt (siehe Seite 52)
Mark von ½ Vanilleschote
1 kleine Birne, geschält, entkernt, grob gerieben
250 g Erdbeeren, Brombeeren, Himbeeren und Blaubeeren, gemischt

Zum Garnieren:
8 frische Minzblättchen, fein gehackt
abgeriebene Schale von ½ Zitrone

Haferflocken, Cashewkerne und Mandelblättchen in einer Schüssel in kaltem Wasser über Nacht im Kühlschrank einweichen.

Die gefrorenen Beeren mit dem Honig in einen Topf geben, auf kleiner Hitze zum Köcheln bringen und 2 Minuten köcheln lassen. Die heißen Beeren durch ein feines Sieb streichen, beiseitestellen und abkühlen lassen.

Die eingeweichten Haferflocken, Cashewkerne und Mandelblättchen in einer Schüssel mit Joghurt, Vanillemark und der geriebenen Birne gut vermischen. In 4 Gläser füllen, die abgekühlte Beerenmischung und die frischen Beeren hinzufügen. Mit Minze und fein geriebener Zitronenschale bestreuen.

KÜCHENTIPP
Dieses Müsli kann gut im Voraus zubereitet und luftdicht verschlossen im Kühlschrank aufbewahrt werden. So haben Sie einen Vorrat für 2–3 Tage. Wenn die Hafermischung nach ein paar Tagen zu fest geworden ist, kann sie mit etwas Joghurt wieder aufgelockert werden.

Gegenüberliegende Seite:
Winter-Birchermüsli (links),
Sommer-Birchermüsli
mit Beeren (rechts)

P+ Pfirsich-Vanille-Smoothie mit gefrorenem Himbeerjoghurt

Dieser Smoothie kann auch als Dessert serviert werden, wenn Sie Gäste haben. Die Pfirsiche können im Voraus püriert und im Kühlschrank aufbewahrt werden. Sie sollten aber erst unmittelbar vor dem Servieren mit dem Schlagrahm verrührt werden. Der gefrorene Joghurt schmeckt am besten, wenn er noch am selben Tag gegessen wird, im Gefrierschrank würde er zu stark vereisen.

Für 4 Portionen
- 4 reife Pfirsiche, halbiert und entsteint
- 200 ml Schlagrahm (Sahne)
- 600 g selbst fermentierter Joghurt (siehe Seite 52)
- Mark von 1 Vanilleschote
- 4 TL flüssiger Honig
- abgeriebene Schale von ¼ Orange

Für die gefrorene Joghurtcreme:
- 200 g gefrorene Himbeeren
- 175 g selbst fermentierter Joghurt (siehe Seite 52), 1 Stunde gefroren
- 3–4 EL Ahornsirup

Den Backofen auf 180 Grad vorheizen.

Die Pfirsiche mit der Schnittfläche nach oben auf ein mit Backpapier belegtes Blech legen. Im vorgeheizten Backofen 20 Minuten backen. Abkühlen lassen, dann die Pfirsiche im Mixer pürieren und durch ein feines Sieb in eine Schüssel streichen.

In einer zweiten Schüssel den Schlagrahm steif schlagen. Vorsichtig unter das Pfirsichpüree heben. Joghurt, Vanillemark, Honig und Orangenschale hinzufügen und sorgfältig mischen. In 4 Gläser füllen und die Gläser bis zum Servieren in den Kühlschrank stellen. Der gefrorene Himbeerjoghurt kann zwar im Voraus zubereitet werden, schmeckt aber am besten, wenn er erst kurz vor dem Essen gemacht wird. Die gefrorenen Himbeeren, den halbgefrorenen Joghurt und den Ahornsirup im Mixer cremig-weich und glatt mixen.

Aus dem Himbeerjoghurt mit einem Eislöffel 4 Kugeln formen und auf den Pfirsich-Smoothie setzen.

NÄHRSTOFF-INFO
Pfirsiche enthalten wertvolle Bioflavonoide und Carotinoide, die den Darm heilen und die Haut schützen. Der fermentierte Joghurt versorgt das Verdauungssystem mit nützlichen Probiotika, die die Darmzellen regenerieren.

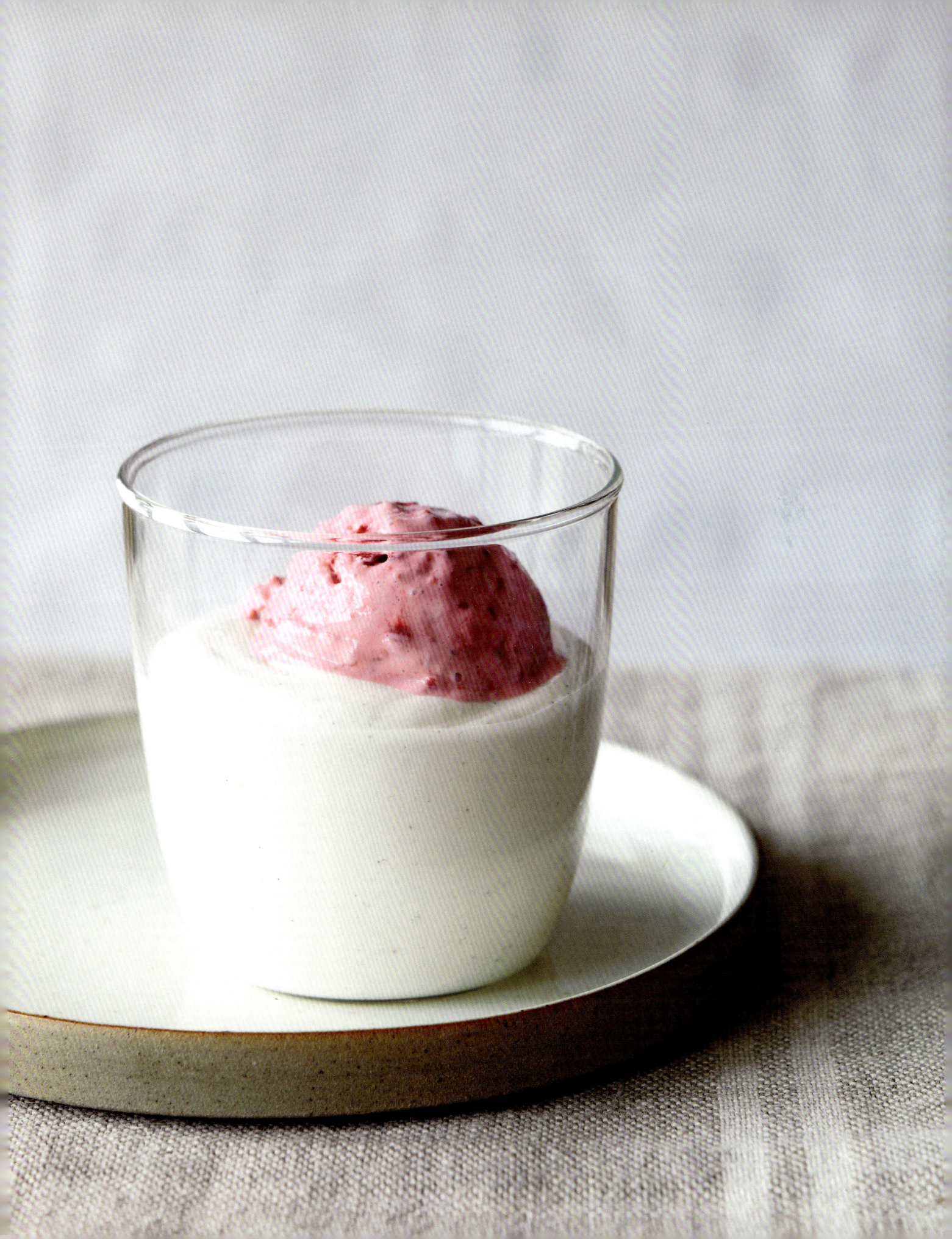

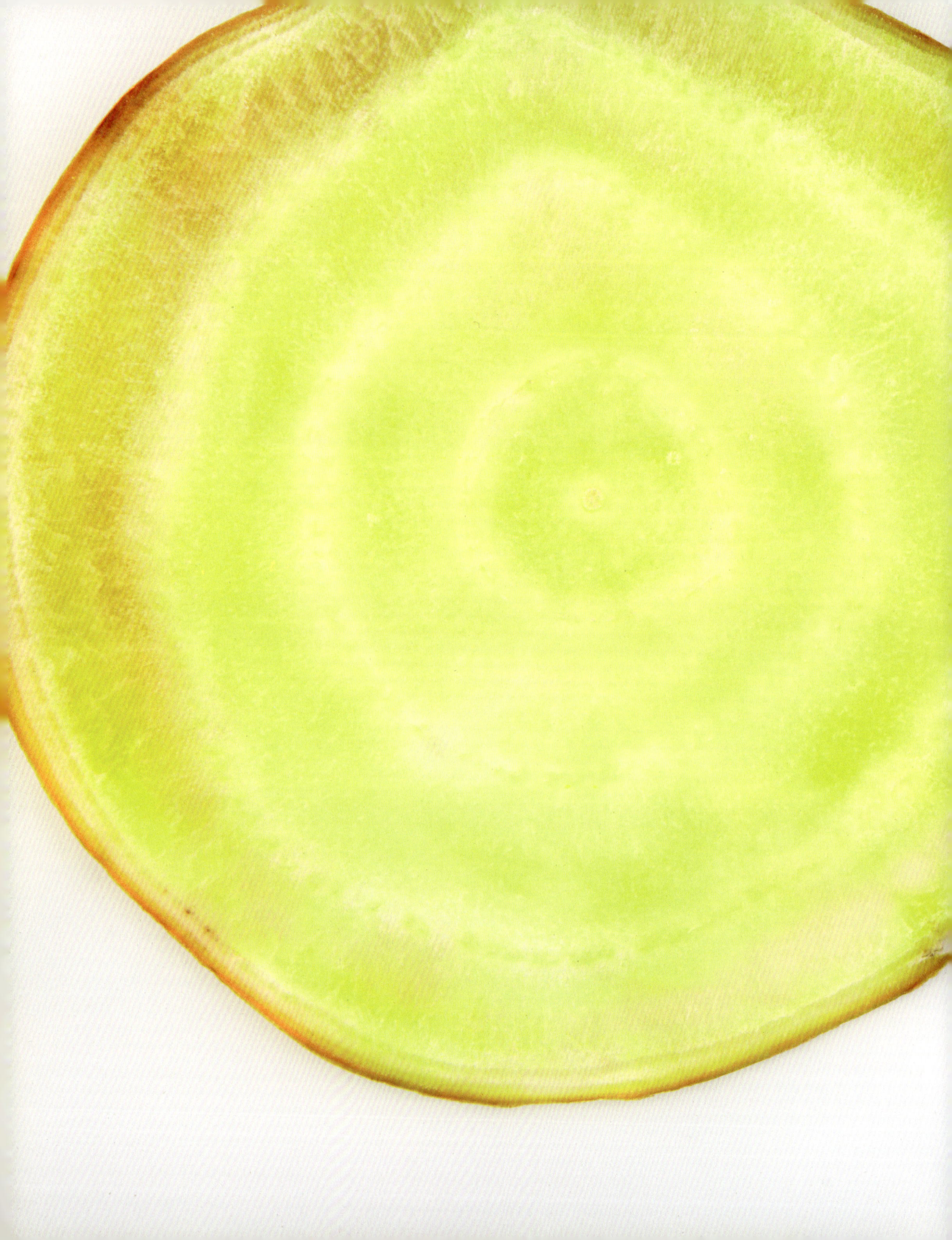

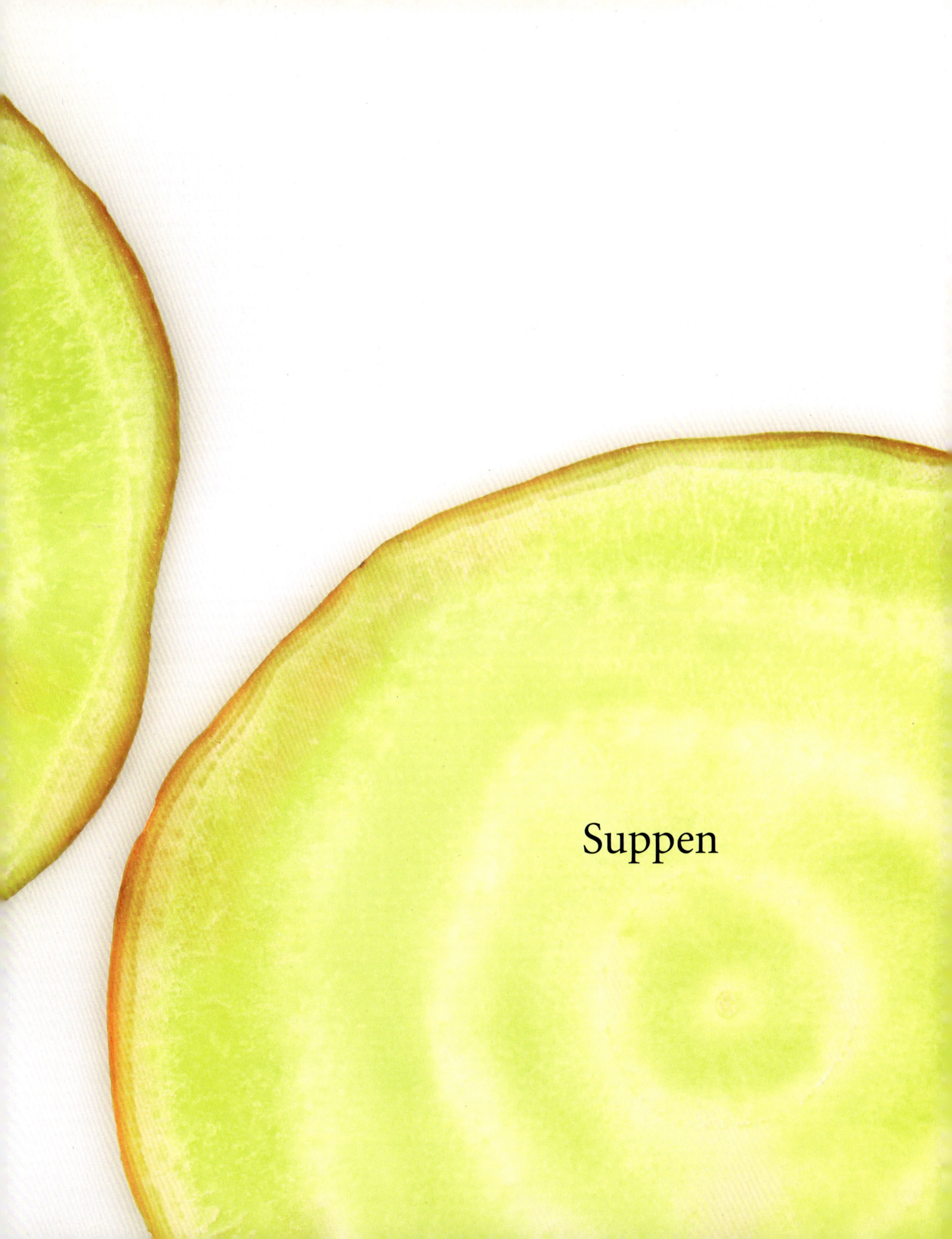

Suppen

P Marokkanische Kürbissuppe mit Ras el-Hanout

Diese Kürbissuppe mit ihrem herzhaften Geschmack können Sie im Winter warm und im Sommer gekühlt servieren. Die Gewürzmischung Ras el-Hanout sollte in keiner Küche fehlen; sie verleiht einen vollmundigen Geschmack und enthält die meisten entzündungshemmenden Gewürze. Kürbis hat von Natur aus einen süßlichen Geschmack und stimuliert die Immunabwehr im Darm.

Für 4 Personen
- 1 EL geklärte Butter (Ghee)
- 600 g Kürbis, geschält, entkernt, 2 cm groß gewürfelt
- ½ Stange Lauch, grob zerkleinert
- 1 Karotte, in Stücke geschnitten
- 1 Stange Sellerie, in Stücke geschnitten
- 2 Lorbeerblätter
- 800 ml Hühnerbrühe (siehe Seite 44)
- 1 große Handvoll Minzblättchen
- Salz und gemahlener schwarzer Pfeffer
- 4 TL Limettensaft

Für das Ras el-Hanout:
- 1 TL geriebene Muskatnuss
- 1 TL gemahlener Kreuzkümmel
- 2 Pimentkörner, im Mörser zerkleinert
- ½ TL Cayennepfeffer
- 1 Zimtstange, in 2 Hälften gebrochen

Zum Garnieren:
- 1 TL geklärte Butter (Ghee)
- 2 EL Kürbiskerne
- ½ TL Ras el-Hanout

Den Backofen auf 180 Grad vorheizen.

Die Butter in einer Pfanne mit dickem Boden auf mittlerer Hitze schmelzen. Kürbis, Lauch, Karotten und Sellerie hinzufügen und 10 Minuten goldbraun braten. Dabei gelegentlich umrühren. Vom Ras el-Hanout ½ TL beiseitestellen, den Rest der Gewürzmischung zum Gemüse geben und einige Minuten mit erhitzen. Dabei ständig umrühren, damit die Gewürze nicht anbrennen. Die Lorbeerblätter hinzufügen und mit der Hühnerbrühe aufgießen. 20 Minuten köcheln lassen, bis das Gemüse weich ist.

In der Zwischenzeit für die Garnitur die Butter in einer Pfanne schmelzen, Kürbiskerne und Ras el-Hanout unterrühren. Diese Mischung auf ein beschichtetes Backblech geben und 12 Minuten im vorgeheizten Backofen rösten.

Lorbeerblätter und Zimtstücke entfernen. Die Suppe mit den Minzblättchen glatt pürieren. Mit Salz, Pfeffer und Limettensaft abschmecken. Durch ein feines Sieb in vorgewärmte Suppenschalen füllen.

Die Suppe mit den gerösteten Kürbiskernen garnieren und sofort servieren.

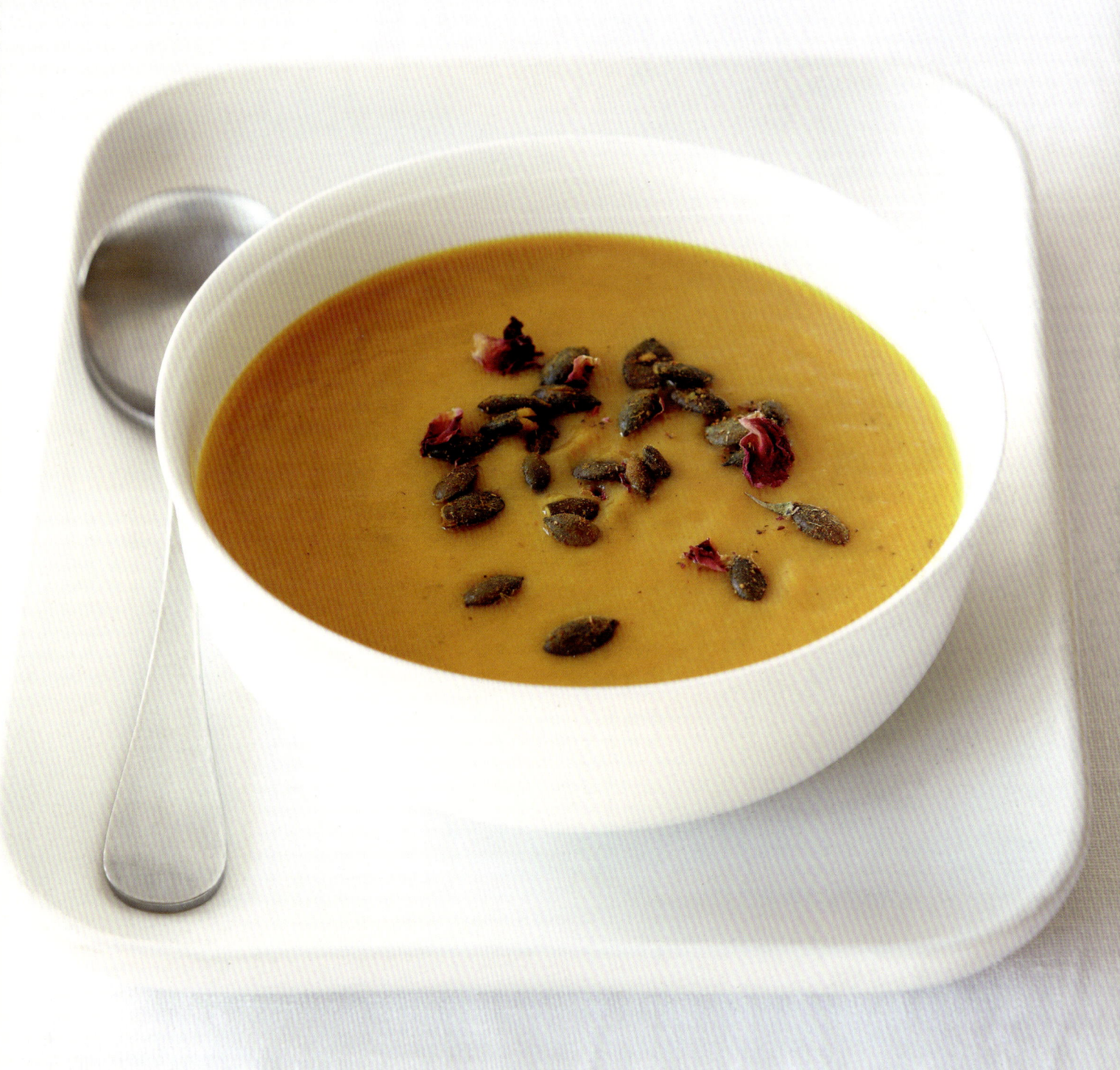

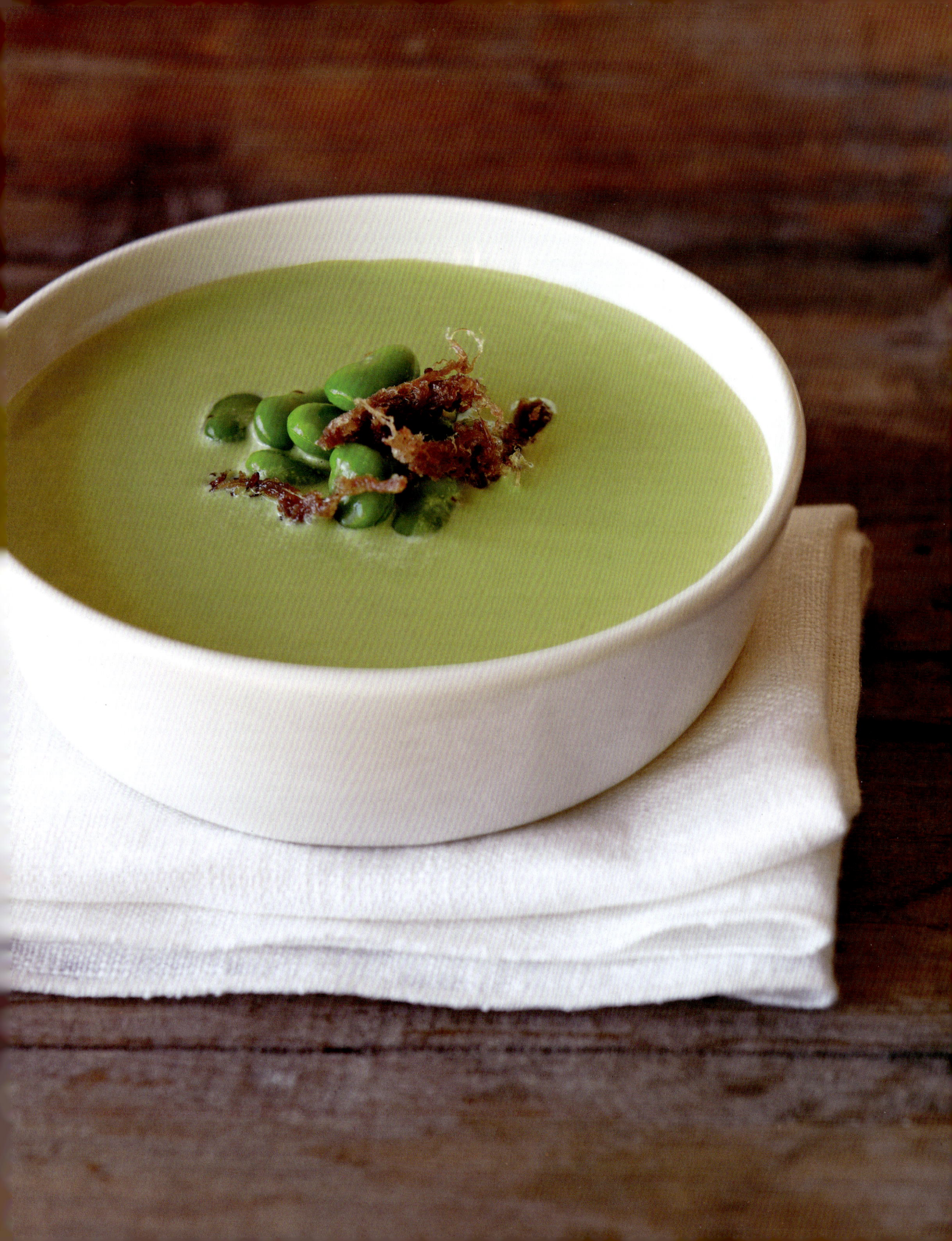

P Erbsen-Bohnen-Cremesuppe mit knusprigem Entenconfit

Dieses Rezept ist weniger kompliziert, als es klingt. Reste der Entenkeulen können Sie als leckeres Mittag- oder Abendessen mit einem Salat oder blanchiertem Gemüse genießen, und die wunderbar cremige Suppe kann auch auf Vorrat tiefgefroren werden. Durch das Eigelb, die Mandelmilch und die Dicken Bohnen enthält sie sehr viel Protein.

Für 4 Portionen
- 1 EL Butter
- 1 Zwiebel, gehackt
- 50 g Stangensellerie, klein gehackt (5 EL)
- 50 g Lauch, klein gehackt (5 EL)
- 1 Knoblauchzehe
- einige Zweige Thymian, Blättchen abgezupft
- 2 Lorbeerblätter
- 600 ml Hühnerbrühe (siehe Seite 44)
- 250 g tiefgefrorene Erbsen
- 125 g frische (grüne) Dicke-Bohnen-Kerne
- 2 Eigelb
- 40 ml Mandelmilch
- 1 TL Liebstöckel, fein gehackt
- Salz und schwarzer gemahlener Pfeffer
- 1 konfierte Entenkeule (siehe unten)

Die Butter in einem kleinen Kochtopf schmelzen. Zwiebel, Sellerie, Lauch und Knoblauch hinzufügen und leicht goldbraun braten. Thymian, Lorbeer und Hühnerbrühe hinzufügen und aufkochen. Die Temperatur zurückschalten und die Erbsen sowie 100 g der Dicken Bohnen hinzufügen (die restlichen Bohnenkerne für die Garnitur beiseitelegen). Weitere 10 Minuten köcheln lassen.

Die Eigelbe mit Mandelmilch, Liebstöckel, Salz und Pfeffer mixen. Die Suppe schrittweise hinzufügen und pürieren, bis sie glatt ist. Die Suppe durch ein feines Sieb in einen sauberen Topf passieren.

Die Suppe auf kleiner Hitze erwärmen; dabei darauf achten, dass sie nicht mehr kocht, das Eigelb würde sonst gerinnen. Die restlichen Bohnenkerne 1 Minute in kochendem Wasser blanchieren, abtropfen lassen und die Häutchen entfernen. Für die Garnitur beiseitelegen. Die Entenkeule entbeinen und die Haut entfernen. Das Fleisch grob zerzupfen. In eine heiße Pfanne geben und auf mittlerer Hitze 1 Minute braten, dabei ständig umrühren, damit es nicht anbrennt. Das Entenfleisch sollte knusprig gebraten werden.

Die Suppe in vorgewärmte Suppenschalen füllen, mit dem knusprigen Entenfleisch und den blanchierten Bohnen garnieren.

P Konfierte Entenkeule

Entenfleisch ist gar nicht so fett, wie Sie vielleicht denken. Durch langsames Garen bleiben Geschmack und Nährstoffe erhalten. Sie können auch gleich eine größere Menge davon zubereiten.

Für 4 Stück
- 4 Entenkeulen
- 100 g Meersalz
- 3 Sternanis
- einige Zweige Thymian, Blättchen abgezupft
- einige Zweige Rosmarin, Blättchen abgezupft
- 1 EL schwarze Pfefferkörner
- 4 Lorbeerblätter
- 1 Zitrone, Schale in dünne Streifen geschnitten
- 1 l Olivenöl

Die Entenkeulen in eine Schüssel legen, mit Meersalz bedecken und das Fleisch sorgfältig damit einreiben. Abdecken und über Nacht in den Kühlschrank stellen.

Am folgenden Tag den Backofen auf 170 Grad vorheizen.

Das Salz von den Entenkeulen abwaschen und diese mit Küchenpapier trocken tupfen. Die Keulen flach nebeneinander in eine ofenfeste Auflaufform legen. Sternanis, Thymian, Rosmarin, Pfeffer, Lorbeerblätter und Zitronenschalen hinzufügen. Alles mit Olivenöl übergießen. Die Keulen müssen vollständig mit dem Öl bedeckt sein. Die Form erst mit Pergamentpapier, dann mit Alufolie bedecken. Im Backofen 4 Stunden garen, bis das Fleisch (auf Fingerdruck) weich ist.

Pergamentpapier und Alufolie entfernen und die Keulen 30 Minuten ruhen lassen. Dann die Keulen aus der Form nehmen.

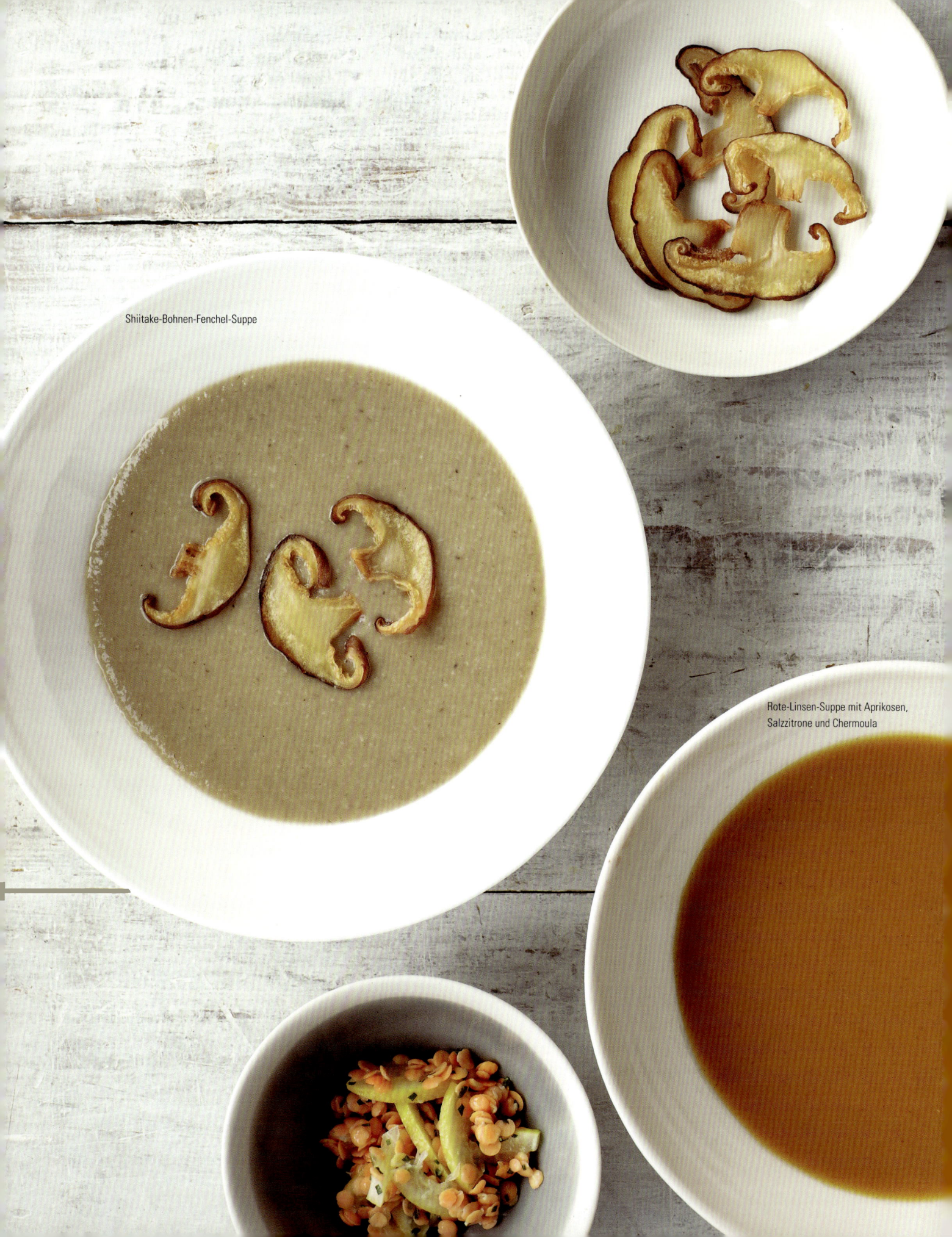

Shiitake-Bohnen-Fenchel-Suppe

Rote-Linsen-Suppe mit Aprikosen, Salzzitrone und Chermoula

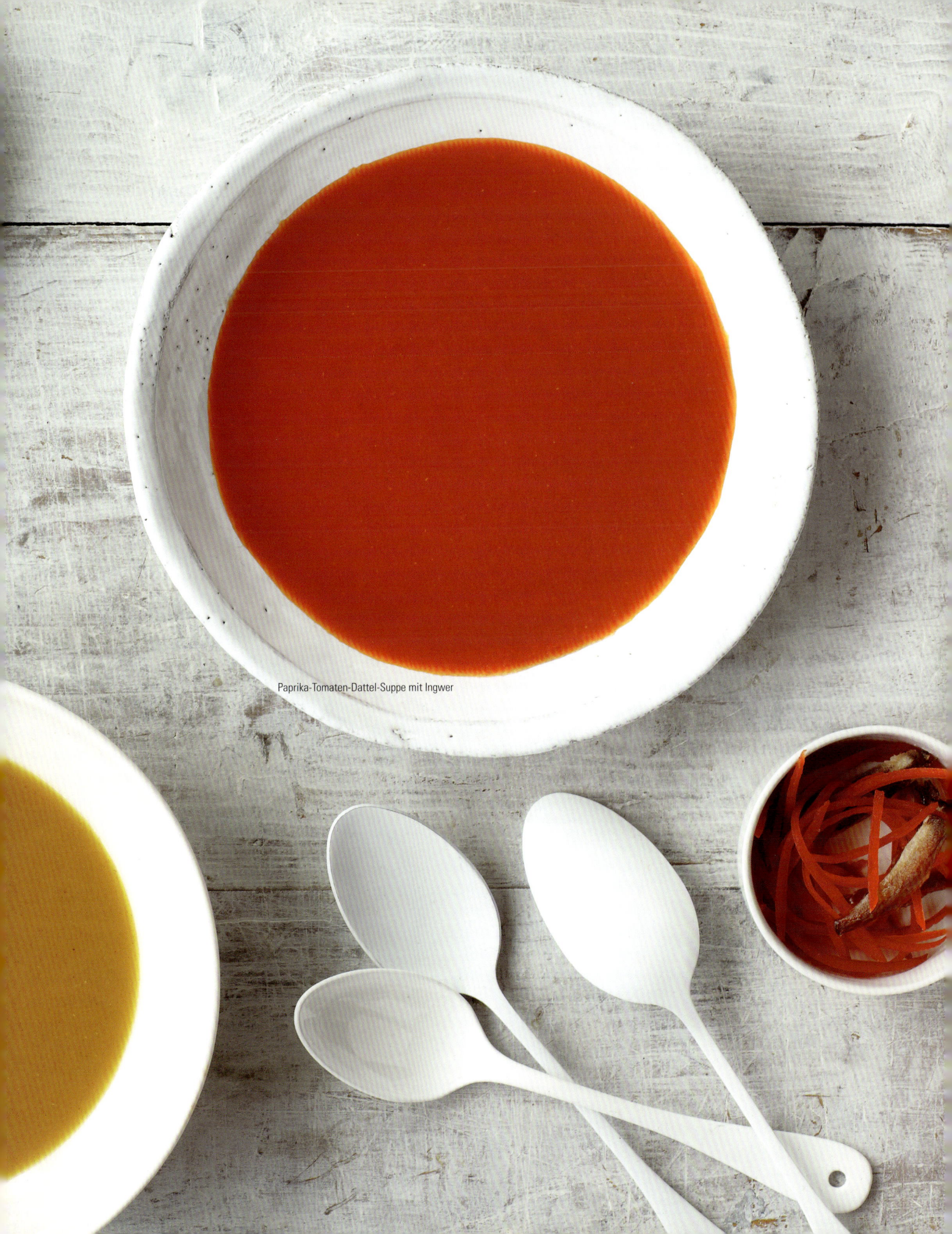

Paprika-Tomaten-Dattel-Suppe mit Ingwer

Shiitake-Bohnen-Fenchel-Suppe

Bohnen verleihen Suppen eine dicke und cremige Konsistenz. Shiitakepilze werden seit Tausenden von Jahren wegen ihrer immunstimulierenden Eigenschaften in der chinesischen Medizin verwendet. Fenchelknollen und -samen eignen sich hervorragend zur Reinigung des Verdauungsapparats und unterstützen die Nierenfunktion.

Für 4 Portionen
- 1 TL Kokosfett
- 200 g Fenchelknollen, fein geschnitten
- 2 Selleriestangen, fein zerkleinert
- 1 Zwiebel, fein gehackt
- 100 g Shiitakepilze, in Scheiben geschnitten
- 1 Knoblauchzehe, zerdrückt
- 1 TL Fenchelsamen
- 4 Zweige Thymian
- 2 Lorbeerblätter
- 200 g weiße Bohnen, gekocht
- 750 ml Hühnerbrühe (siehe Seite 44)
- Salz und gemahlener schwarzer Pfeffer
- Saft von ½ Zitrone
- 2 Shiitakepilze, als Garnitur

Das Kokosfett schmelzen. Fenchel, Sellerie, Zwiebel, Shiitakepilze, Knoblauch und Fenchelsamen auf mittlerer Hitze andünsten, bis sie leicht braun werden.
Unter ständigem Rühren Thymianzweige, Lorbeerblätter und Bohnen hinzufügen. Mit der Hühnerbrühe aufgießen und 20 Minuten köcheln lassen.
Die Lorbeerblätter und die Thymianzweige herausnehmen. Die Suppe mit dem Pürierstab oder im Mixer glatt pürieren, mit Salz, Pfeffer und Zitronensaft abschmecken und durch ein feines Sieb passieren.
Für die Garnitur die Shiitakepilze in Scheiben schneiden, in geklärter Butter knusprig frittieren und auf die angerichtete Suppe geben.
(Bild Seite 98)

Paprika-Tomaten-Dattel-Suppe mit Ingwer

Medjool-Datteln verleihen dieser Suppe ihr typisch süßliches Aroma. Tomaten und rote Paprikaschoten enthalten beide reichlich Antioxidantien, Beta-Carotin und Vitamin C – ideal, um den Darm zu heilen und zu regenerieren.

Für 4 Portionen
- 2 große rote Paprikaschoten
- 2 reife Tomaten, halbiert
- 2 TL Kokosfett
- 1 Zwiebel, fein gehackt
- 2 Knoblauchzehen, zerdrückt
- 2 EL frischer Ingwer, gehackt
- 50 g Sellerie, fein gehackt (5 EL)
- 50 g Lauch, fein gehackt (5 EL)
- 1 kleine Karotte (50 g), fein gehackt
- 3 Medjool-Datteln, entsteint
- 750 ml Hühnerbrühe (siehe Seite 44)
- 1 Limette, Saft und abgeriebene Schale
- 1 Prise Salz
- feine Streifen rote Paprika und Datteln als Garnitur

Den Backofen auf 180 Grad vorheizen. Die ganzen Paprikaschoten und die halbierten Tomaten auf ein Blech legen und im vorgeheizten Backofen 25 Minuten rösten, bis die Haut der Paprikaschoten Blasen wirft und die Tomaten karamellisiert sind. Die Paprikaschoten schälen, Stiele und Samen entfernen. Die Tomaten ebenfalls entkernen.
Das Kokosfett erhitzen. Zwiebel, Knoblauch, Ingwer, Sellerie, Karotte und Lauch auf mittlerer Hitze darin goldbraun dünsten. Datteln, Paprika und Tomaten hinzufügen, mit der Hühnerbrühe aufgießen und 20 Minuten köcheln lassen. Mit Limettensaft und -schale sowie Salz abschmecken. Die Suppe pürieren, durch ein feines Sieb passieren und mit Paprika- und Dattelstreifen garniert servieren.
(Bild Seite 99)

Rote-Linsen-Suppe mit Aprikosen, Salzzitrone und Chermoula

Diese Suppe zeichnet sich durch ein wunderbar vielschichtiges Aroma aus. Die Salzzitronen, eine Spezialität der marokkanischen Küche, können Sie in Spezialitätenläden fertig kaufen oder selbst einlegen. Machen Sie ruhig etwas mehr Chermoula, als für die Suppe nötig ist, und verwenden Sie sie als Dip oder als Grundlage für ein Dressing. Die eingeweichten Linsen und die Hühnerbrühe enthalten genügend Protein, um aus dieser Suppe ein leichtes Abendessen zu machen.

Für 4 Portionen
2 TL Kokosfett
1 Zwiebel, fein geschnitten
3 Knoblauchzehen, zerdrückt
2 Karotten, in ½ cm große Stücke geschnitten
1 Stange Sellerie, in ½ cm große Stücke geschnitten
¼ TL Kreuzkümmelsamen
½ TL Koriandersamen
1¼ TL gemahlener Zimt
2–3 getrocknete, ungeschwefelte Aprikosen
½ TL Ras el-Hanout
1 TL Paprikapulver
150 g getrocknete rote Linsen, in kochend heißem Wasser eingeweicht, abgekühlt
750 ml Hühnerbrühe (siehe Seite 44)
1 EL Salzzitrone, klein geschnitten

Für die Chermoula:
½ Salzzitrone
3 EL Koriander, fein gehackt
3 EL glatte Petersilie, fein gehackt
1 Knoblauchzehe, geschält
½ TL Paprikapulver
1 Prise Safranfäden
1 Prise Kreuzkümmel
½ rote Chilischote, entkernt, fein geschnitten
4 EL Olivenöl extra vergine

Für die Garnitur:
¼ Salzzitrone, in sehr feine Streifen oder Würfel geschnitten
2 EL rote Linsen, 10 Minuten in kochend heißem Wasser eingeweicht
1 TL gehackte Petersilie

Für die Chermoula alle Zutaten im Mixer zu einer glatten Paste mixen.
Das Kokosfett in einem Topf mit dickem Boden erhitzen, Zwiebel, Knoblauch, Karotten, Sellerie, Kreuzkümmel- und Koriandersamen, ¼ TL Zimt und die Aprikosen hinzufügen. Auf mittlerer Hitze dünsten und gelegentlich umrühren, bis das Gemüse angebräunt ist. Dann Ras el-Hanout, Paprika und Linsen hinzufügen. Mit der Hühnerbrühe aufgießen und 20 Minuten köcheln lassen. Die Salzzitrone und den restlichen Zimt zur Suppe geben. Die Suppe mit dem Pürierstab oder im Mixer pürieren, durch ein feines Sieb passieren und in Suppenschalen füllen. Mit Salzzitrone, Linsen und Petersilie garnieren und zusammen mit der Chermoula servieren.
(Bild Seite 98/99)

NÄHRSTOFF-INFO
Rote Linsen sind ein hervorragender Lieferant für Eisen, Magnesium und Vitamin B6, die alle zur Energieerzeugung unerlässlich sind.

P Röstkarotten-Kokosmilch-Suppe

Diese würzige Karottensuppe erhält ihre feine Note von Kokosmilch, Limette und Koriander; Kaffirlimettenblätter und Zitronengras geben ihr einen typisch asiatischen Touch. Kokosmilch und Hühnerbrühe liefern das nach den Grundprinzipien des Darm-Ernährungsplans erforderliche Protein.

Für 4 Portionen

- 500 g Karotten, grob zerkleinert
- 1 TL (5 g) Koriandersamen, zerdrückt
- 1 EL Kokosfett
- 1 große Zwiebel, fein gehackt
- 1 TL frischer Ingwer, fein gehackt
- 1 Knoblauchzehe, zerdrückt
- 2 Stängel Zitronengras, geschält, fein geschnitten
- 1 kleine grüne Chilischote, entkernt, fein gehackt
- 1 Stange Sellerie, fein geschnitten
- 4 Kaffirlimettenblätter
- 900 ml Hühnerbrühe (siehe Seite 44)
- 200 ml Kokosmilch
- ½ Bund Koriander, grob gehackt
- Salz und schwarzer gemahlener Pfeffer
- Saft von 1 Limette

Für die Garnitur:

- 12 sehr feine Scheiben frische Kokosnuss
- je 1 kleine rote und 1 grüne Chilischote, entkernt, fein gehackt

Den Backofen auf 180 Grad vorheizen.

Karotten und Koriandersamen auf ein Backblech legen und im vorgeheizten Ofen 30 Minuten goldbraun rösten.

Das Kokosfett in einem Topf mit dickem Boden erhitzen. Zwiebel, Ingwer, Knoblauch, Zitronengras, Chili, Sellerie und Kaffirlimettenblätter auf kleiner bis mittlerer Hitze weich dünsten. Dabei soll nichts Farbe annehmen, sondern nur die natürliche Süße der Zutaten verstärkt werden.

Die gerösteten Karotten und Koriandersamen in den Topf geben, mit Hühnerbrühe und Kokosmilch aufgießen und alles 15 Minuten leicht köcheln lassen.

Die Limettenblätter entfernen und den Koriander hinzufügen.

Mit dem Pürierstab oder im Mixer zu einer glatten Suppe pürieren. Nach Wunsch abschmecken, den Limettensaft unterrühren und die Suppe durch ein feines Sieb passieren.

Die Suppe mit frischer Kokosnuss sowie etwas rotem und grünem Chili garniert servieren.

NÄHRSTOFF-INFO

Koriandersamen enthalten Palmitin- und Ölsäure, die auch in Oliven- und Palmöl vorkommen. Sie wirken stark entzündungshemmend und antioxidativ.

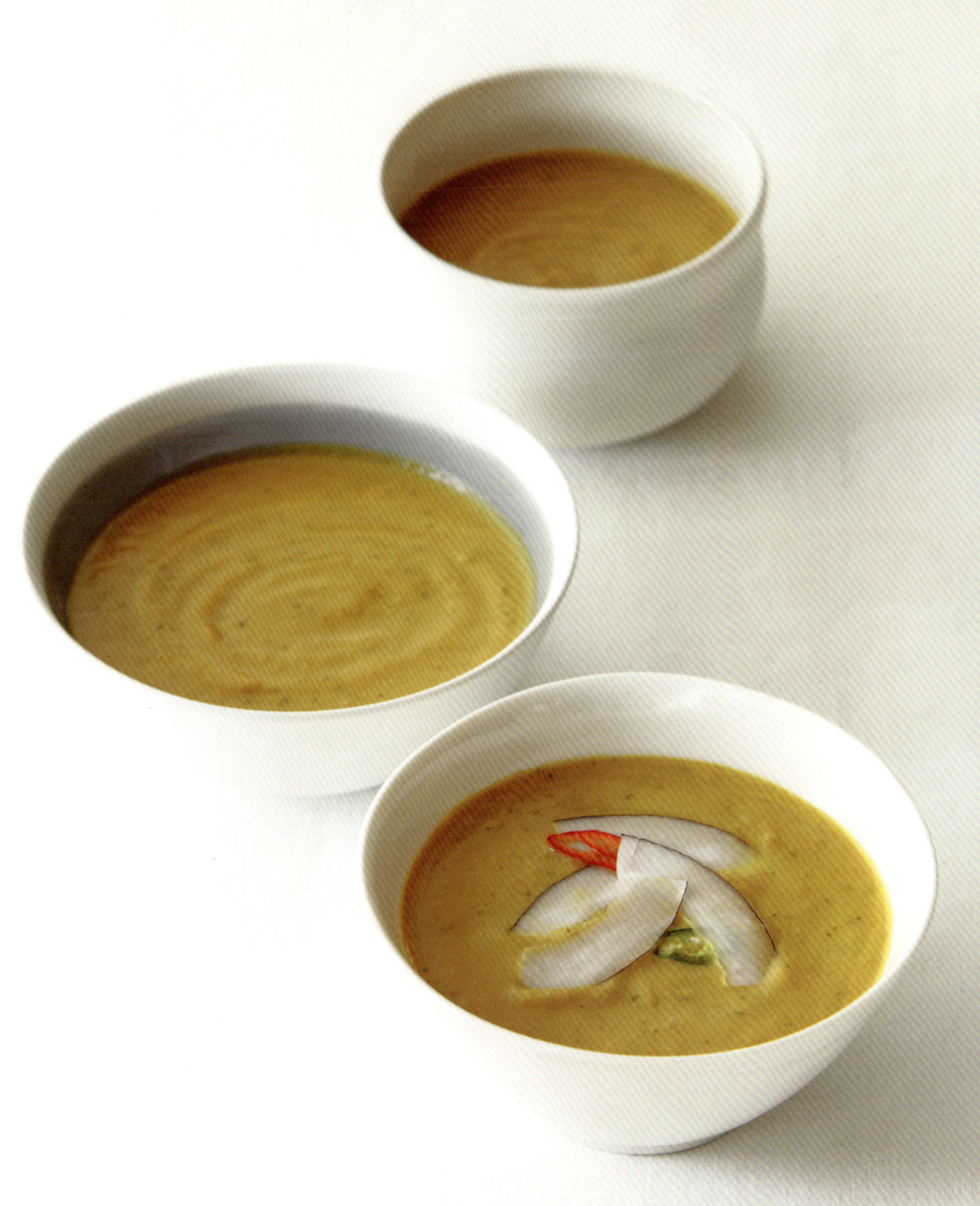

P Rote-Bete-Sellerie-Suppe

In diesem Rezept ist das Gleichgewicht zwischen den beiden Wurzelgemüsen perfekt ausgewogen. Ein Hauch von Kümmel rundet den Geschmack der Roten Bete ab. Rote Bete ist reich an Beta-Carotin und Vitamin C, sie unterstützt die für die Verdauung wichtige Funktion der Leber und hilft, Toxine abzubauen.

Für 4 Personen
- 400 g Rote Bete (Randen), geschält, 2 cm groß gewürfelt
- 400 g Knollensellerie, geschält, 2 cm groß gewürfelt
- 2 TL Kokosfett
- 2 große Zwiebeln, fein gehackt
- 3 Knoblauchzehen, zerdrückt
- 2 Stangen Sellerie, fein geschnitten
- 50 g Lauch, fein geschnitten (5 EL)
- ½ TL Kümmelsamen
- 800 ml Hühnerbrühe (siehe Seite 44)
- 2 Lorbeerblätter
- 6 Zweige Thymian
- 2 EL Apfelessig
- Salz und schwarzer gemahlener Pfeffer

Den Backofen auf 180 Grad vorheizen.
Die Beten- und Knollenselleriestücke auf ein Backblech legen und im vorgeheizten Ofen 30 Minuten goldbraun rösten.
Das Kokosfett in einem Topf mit dickem Boden erhitzen. Zwiebeln, Knoblauch, Sellerie, Lauch und Kümmelsamen auf mittlerer Hitze andünsten. Gelegentlich umrühren, bis alles goldbraun ist. Die geröstete Rote Bete und den Knollensellerie hinzufügen, mit der Hühnerbrühe aufgießen. Lorbeerblätter und Thymianzweige beigeben und alles 15 Minuten köcheln lassen. Dann die Lorbeerblätter und Thymianzweige entfernen und den Apfelessig hinzufügen. Mit dem Pürierstab oder im Mixer zu einer glatten Suppe pürieren, durch ein feines Sieb passieren und mit Salz und Pfeffer abschmecken.
Die Suppe nach Belieben mit Sellerieblättchen und etwas Rote-Bete-Kümmel-Dressing (siehe unten) garnieren.

P Rote-Bete-Kümmel-Dressing

Dieses kräftige, intensiv würzige Dressing passt auch zu allen blanchierten Gemüsesalaten. Sie können es im Voraus zubereiten und mehrere Tage im Kühlschrank aufbewahren.

Für 4 Portionen
- 1 TL (5 g) Kümmelsamen
- 50 g Rote Bete (Rande), gerieben
- 50 ml Hühnerbrühe (siehe Seite 44)
- 4 TL Olivenöl
- 4 TL Apfelessig
- Salz und Cayennepfeffer

Die Kümmelsamen in einem kleinen Topf einige Minuten rösten, dann die geriebene Bete und die Hühnerbrühe hinzufügen. Auf kleiner Hitze ungefähr 10 Minuten kochen, bis die Rote Bete gar ist. Olivenöl und Apfelessig hinzufügen, mit dem Pürierstab pürieren und durch ein feines Sieb passieren. Mit etwas Salz und Cayennepfeffer würzen.

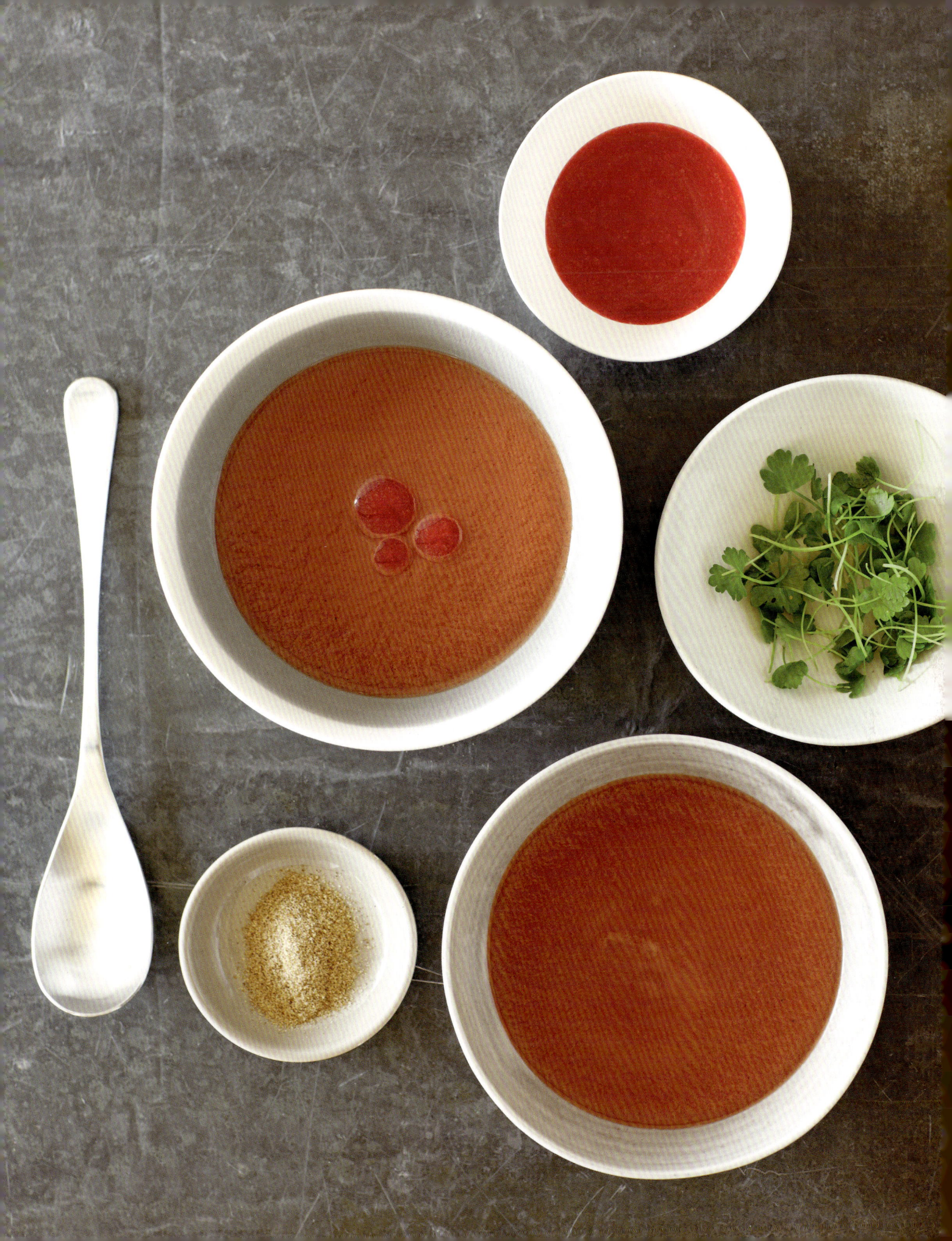

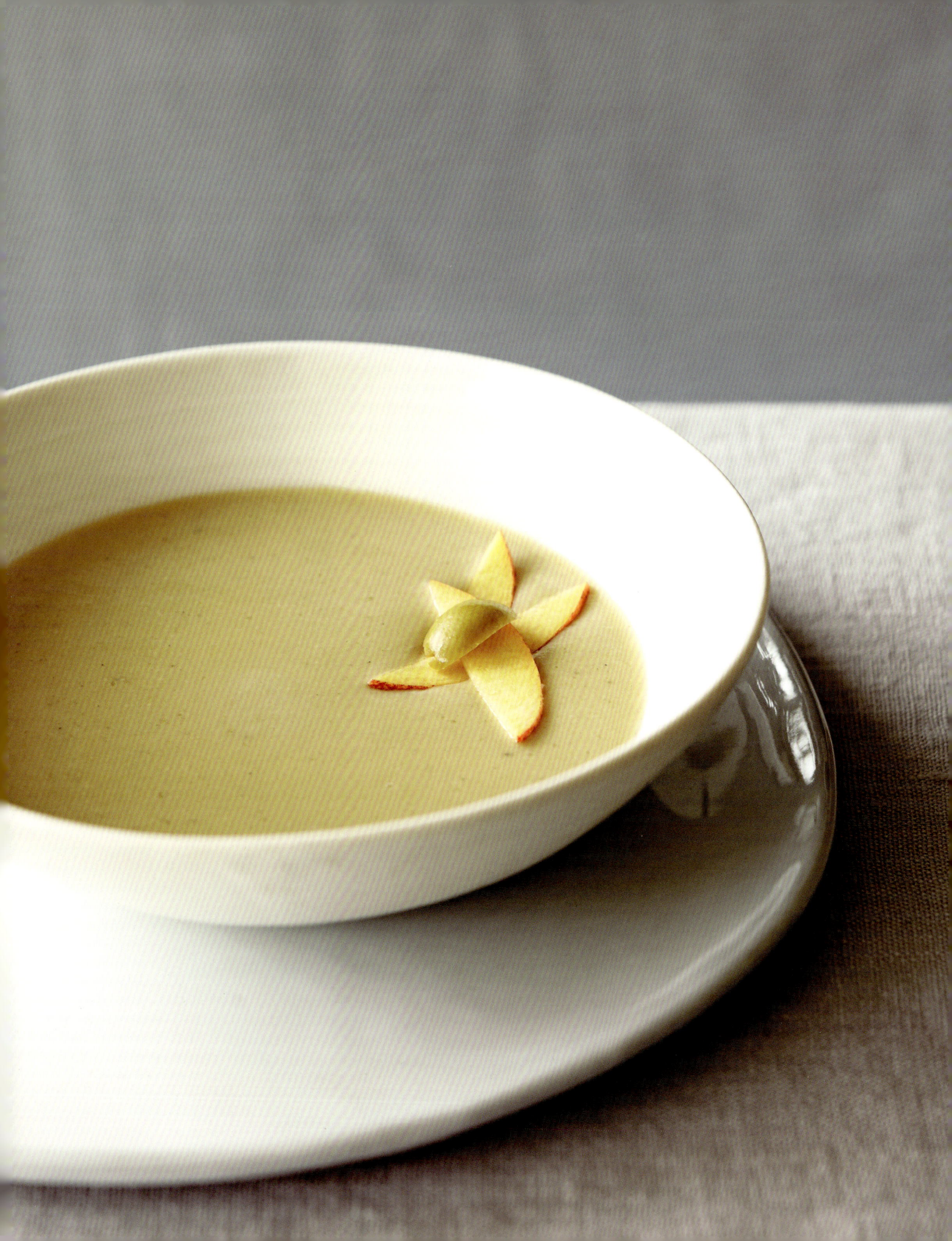

Suppe aus rauchiger Aubergine mit Pfirsich und grünen Oliven

Diese Suppe geht auf das klassische Baba Ganoush, ein Püree aus Auberginen und Sesampaste aus der arabischen Küche, zurück. Allerdings haben wir dem Originalrezept süße Pfirsiche und salzige Oliven hinzugefügt. Der rauchige Geschmack, den die Auberginenhaut beim Garen entwickelt, verleiht eine natürliche süßliche Note und rundet den Geschmack ab. Die aus Sesamsamen hergestellte Tahinpaste liefert das erforderliche Protein für dieses Gericht.

Für 4 Portionen
- 2 Auberginen
- 2 TL Kokosfett
- 1 Zwiebel, fein geschnitten
- 2 Knoblauchzehen, zerdrückt
- 1 Stange Lauch, nur weißer Teil, in Stücke geschnitten
- 1 Stange Sellerie, in Stücke geschnitten
- ½ TL gemahlener Kreuzkümmel
- 600 ml Hühnerbrühe (siehe Seite 44)
- 1 EL Tahin (Sesampaste)
- 1 Prise Selleriesalz
- ½ Bund glatte Petersilie
- Saft von ½ Zitrone
- gemahlener schwarzer Pfeffer

Für die Garnitur:
- 1 reifer Pfirsich, in feine Spalten geschnitten
- 8 grüne Oliven, entsteint und geviertelt

Eine große Pfanne stark erhitzen. Die Auberginen ganz und ohne Fett in die Pfanne legen und unter gelegentlichem Wenden rösten, bis sie rundherum Blasen bilden. Dabei verbrennt die Haut, während das Fruchtfleisch gart und sein köstliches Aroma entwickelt. Das dauert 20–30 Minuten. Wenn das Fleisch weich ist und auf Fingerdruck nachgibt und die Haut schwarz und verkohlt ist, sind die Auberginen gar. Die Auberginen abkühlen lassen, dann das Fruchtfleisch mit einem Löffel von der Haut lösen. Die Haut wegwerfen.

Das Kokosfett in einem Topf mit dickem Boden erhitzen. Zwiebel, Knoblauch, Lauch, Sellerie und Kreuzkümmel ungefähr 10 Minuten dünsten, bis alles weich ist, aber noch keine Farbe angenommen hat. Dabei häufig umrühren.

Das Auberginenfleisch in den Topf geben, mit Hühnerbrühe aufgießen und 15 Minuten leicht köcheln lassen.

Den Topf von der Herdplatte nehmen, Sesampaste, Selleriesalz, Petersilie, Zitronensaft und Pfeffer hinzufügen. Mit dem Pürierstab oder im Mixer zu einer glatten Suppe pürieren und durch ein feines Sieb passieren. Die Suppe in Schalen anrichten und mit Pfirsichspalten und Oliven garnieren. Diese Suppe kann heiß oder kalt serviert werden.

NÄHRSTOFF-INFO
Kreuzkümmel hat ausgezeichnete entzündungshemmende Eigenschaften und ist ein Gewürz, das sich hervorragend zur Heilung des Verdauungstrakts eignet.

P Kalte Brokkoli-Avocado-Mandel-Suppe mit Minze

Diese wunderbare sämige Suppe ist voller Vitamine. Minze und Limette verleihen ihr spritzige Frische, und Avocado und Minze wirken beruhigend auf den Darm. Kardamom ist reich an Calcium, Magnesium und Eisen, dies unterstützt Zellneubildung und Regeneration sowie eine gesunde Herzfunktion.

Für 4 Portionen
2 TL Kokosfett
1 kleine grüne Chilischote, entkernt, fein gehackt
1 Zwiebel, fein geschnitten
2 Stangen Sellerie, geschnitten
1 Stange Lauch, weißer Teil fein geschnitten
1 Knoblauchzehe, zerdrückt
8 grüne Kardamomkapseln
2 Lorbeerblätter
75 g Mandeln, 12 Stunden in kaltem Wasser eingeweicht
700 ml Hühnerbrühe, kochend heiß (siehe Seite 44)
150 g Brokkoliröschen, sehr klein geschnitten
1 reife Avocado, entsteint, geschält, grob zerkleinert (ca. 180 g)
Saft von 1 Limette
1 Prise Salz
½ Bund Minze, Blätter abgezupft

Zum Garnieren:
½ Avocado, entsteint, Fruchtfleisch in Würfel geschnitten
8 ganze Mandeln, mit der braunen Haut gerieben

Das Kokosfett in einem Topf mit dickem Boden erhitzen. Chili, Zwiebel, Sellerie, Lauch, Knoblauch und Kardamom hinzufügen und langsam auf kleiner Hitze weich dünsten, ohne Farbe annehmen zu lassen. Lorbeerblätter, die abgetropften Mandeln und die Hühnerbrühe hinzufügen und zum Kochen bringen. Den Brokkoli hinzufügen und 4 Minuten garen. (Es ist wichtig, dass nur die Röschen verwendet werden, nicht die festen Stiele, denn die brauchen viel zu lange, bis sie weich sind, wobei die schöne grüne Farbe der Suppe verloren ginge.)

Den Topf von der Herdplatte nehmen, die Lorbeerblätter entfernen. Avocado, Limettensaft und Salz hinzufügen. Mit dem Pürierstab oder im Mixer zu einer glatten Suppe pürieren, dann die Minzblätter dazugeben und nochmals pürieren. Durch ein feines Sieb in eine Schüssel passieren.

Die Suppe vor dem Servieren im Kühlschrank durchkühlen lassen. Mit Avocadowürfeln und geriebenen Mandeln garnieren.

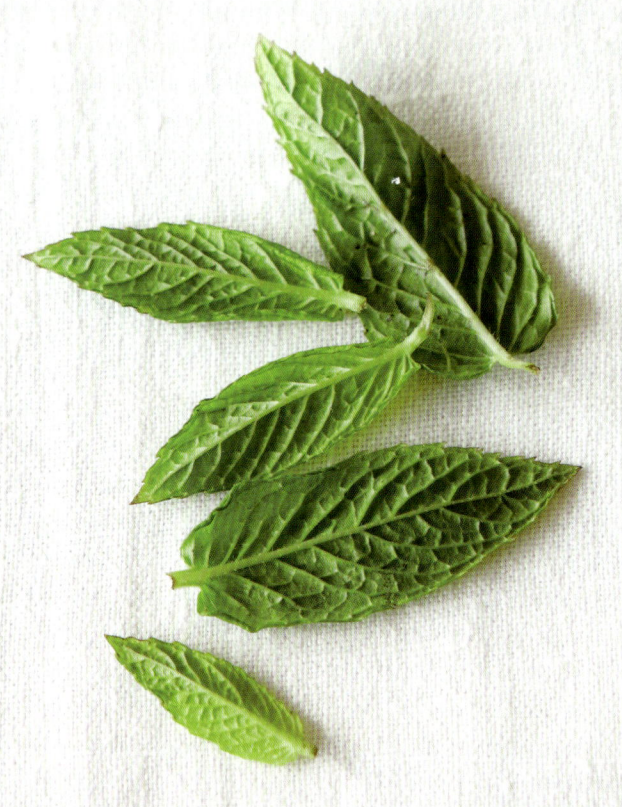

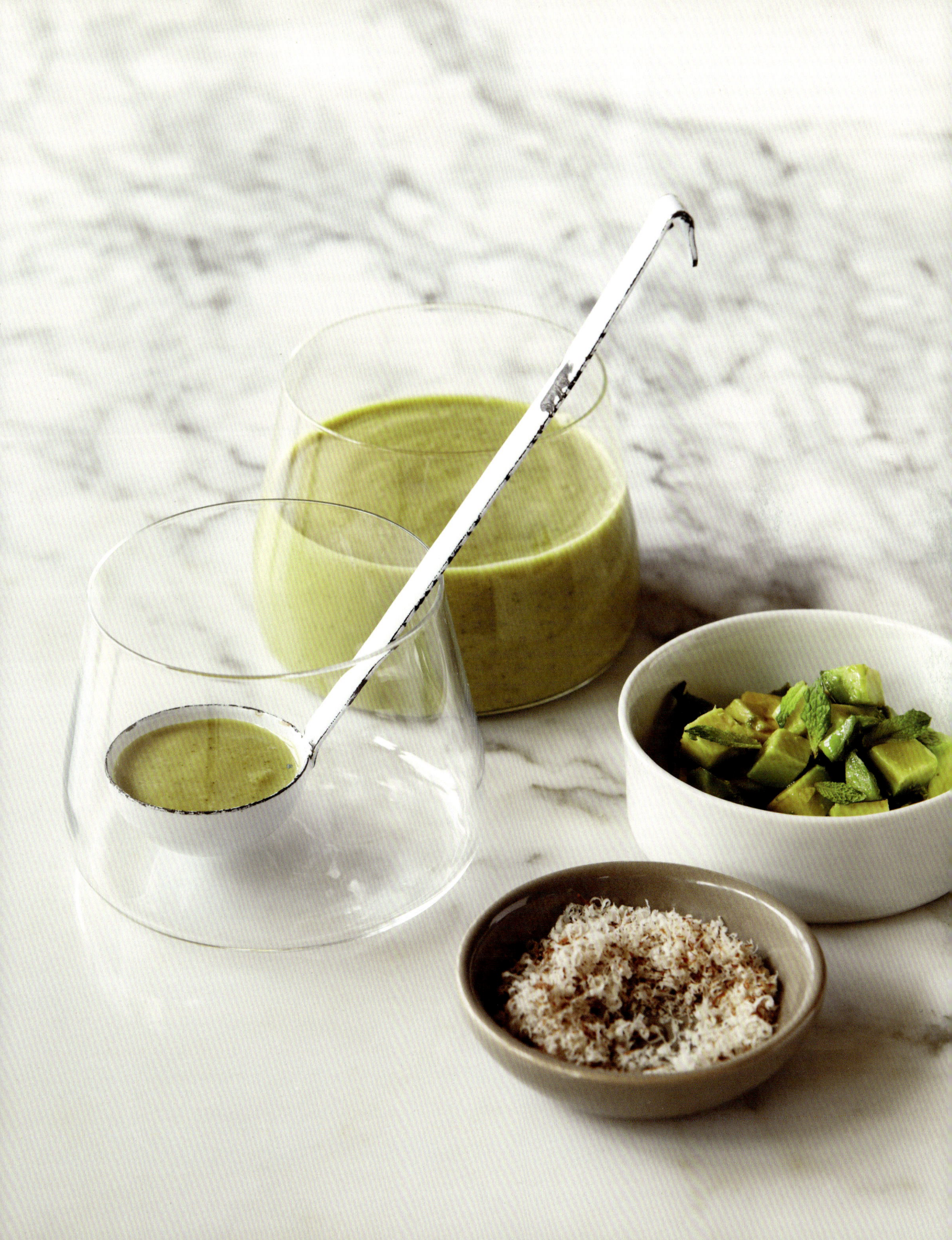

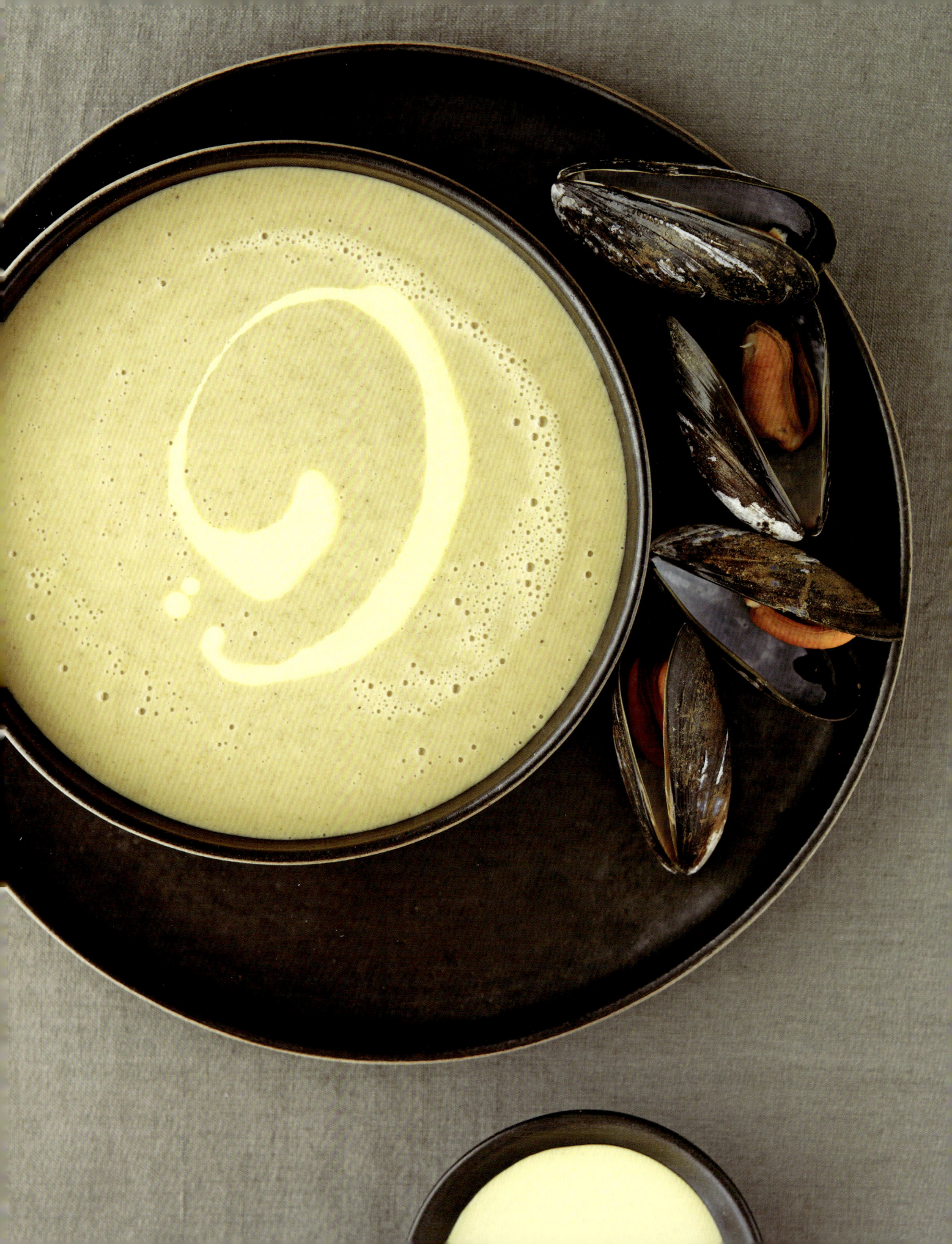

Suppen für die Folgephase

Nachdem Sie die erste Phase des Darm-Ernährungsplans hinter sich haben, können Sie nun Kichererbsen, Borlottibohnen und einige Milchprodukte für Ihre Suppen verwenden, damit diese abwechslungsreicher und gehaltvoller werden. Wenn Sie auch weiterhin auf Kuhmilchprodukte verzichten wollen oder müssen, können Sie Produkte aus Ziegen- oder Schafsmilch als Alternative verwenden; sie sind leichter verdaulich als Kuhmilchprodukte.

P+ Fenchelcremesuppe mit Muscheln und Safran-Crème-fraîche

Diese himmlische Suppe eignet sich gut für eine Einladung – Ihre Gäste werden begeistert sein! Verwenden Sie nur absolut frische lebende Muscheln und reinigen sie diese gründlich. Fenchel, Sellerie und Lauch unterstützen die Verdauung und sorgen in diesem Gericht für ein harmonisches Gleichgewicht.

Für 4 Portionen
2 kg Miesmuscheln, gründlich gewaschen und küchenfertig gesäubert
4 EL Weißwein

1 TL geklärte Butter (Ghee)
500 g Fenchel, geschnitten
1 Zwiebel, geschnitten
3 Stangen Sellerie, geschnitten
1 Stange Lauch, geschnitten
1 l Fischbrühe
2 Sternanis
2 EL Crème double
1 Eigelb

Für die Safran-Crème-fraîche:
1 Prise Safranfäden, in 1 TL Wasser eingeweicht
80 g Crème fraîche
1 TL geröstete Fenchelsamen, im Mörser zu Pulver verrieben und durch ein feines Sieb passiert
1 Prise Meersalz

Einen großen Topf mittelheiß erhitzen. Muscheln und Wein hinzufügen, den Deckel auflegen und 3–4 Minuten erhitzen, bis sich die Muscheln öffnen. Von der Herdplatte nehmen und die Muscheln in ein Abtropfsieb schütten. Den Muschelkochsud aufbewahren.

Alle Muscheln, die sich nicht geöffnet haben, wegwerfen (sie sind verdorben). Das Muschelfleisch aus den Schalen auslösen und etwaige noch vorhandene Muschelbärte entfernen. 12 Muscheln in ihrer Schale zum Garnieren beiseitelegen.

Für die Suppe einen großen Topf mittelheiß erhitzen. Die Butter schmelzen, Fenchel, Zwiebel, Sellerie und Lauch weich dünsten, ohne Farbe annehmen zu lassen. Fischbrühe, Muschelkochsud und Sternanis hinzufügen und 20 Minuten leicht köcheln lassen. Für die Safrancreme alle Zutaten in einer kleinen Schüssel miteinander vermischen und zum Garnieren beiseitestellen.

Den Sternanis aus der Suppe entfernen. Die Suppe mit dem Pürierstab oder im Mixer pürieren, durch ein feines Sieb passieren und langsam nochmals erhitzen; die Suppe darf aber nicht kochen! Crème double und Eigelb miteinander verrühren. Die Suppe von der Herdplatte nehmen und die Eigelbmischung einrühren. Das ausgelöste Muschelfleisch hinzufügen und in der heißen Suppe 2 Minuten ziehen lassen. Dann in die Suppenschalen füllen, mit etwas Safran-Crème-fraîche garnieren und mit den ganzen Muscheln in der Schale servieren.

P+ Tomaten-Bohnen-Suppe mit Ziegenkäseröllchen und Pesto

Dieses großartige Suppengericht kann auch ohne die Ziegenkäseröllchen serviert werden, wenn Sie nur ein einfaches Abendessen zubereiten wollen, aber für Gäste ergänzen sie diese Suppe aufs Beste. Der Pesto ergibt den typischen italienischen Touch. Sie können eine größere Menge davon machen und ihn auch zu anderen Gerichten servieren.

Für 4 Portionen
- 150 g Borlottibohnen, über Nacht in Wasser mit etwas Zitronensaft eingeweicht
- 1 EL geklärte Butter (Ghee)
- 1 Zwiebel, fein geschnitten
- 2 Stangen Sellerie, grob geschnitten
- 1 kleine Stange Lauch, grob geschnitten
- 1 Karotte, grob geschnitten
- 1 Knoblauchzehe, in Scheiben geschnitten
- ein paar Zweige Oregano, Blättchen abgezupft
- 1 Prise Salz
- 300 ml Tomatenpüree, durchpassiert
- 300 g Dosentomaten
- 50 g getrocknete Tomaten, über Nacht eingeweicht
- 750 ml Hühnerbrühe (siehe Seite 44)

Für den Pesto:
- 50 g Basilikum
- 1 kleine Knoblauchzehe, geschält
- 80 ml Olivenöl extra vergine
- 30 g Pinienkerne, geröstet
- Salz und schwarzer gemahlener Pfeffer
- 30 g geriebener Parmesan

Für die Ziegenkäseröllchen:
- 80 g Ziegenfrischkäse oder ersatzweise Feta
- 4 Scheiben Parmaschinken
- 4 große Basilikumblätter
- 1 TL geklärte Butter (Ghee)

Für die Gemüsegarnitur:
- 1 Zucchini, in 1 cm dicke Scheiben geschnitten
- 1 Karotte, in 1 cm dicke Scheiben geschnitten
- 2 Stangen Sellerie, in 1 cm dicke Scheiben geschnitten
- 1 kleines Stück geklärte Butter

Die Borlottibohnen abtropfen lassen und in einem Topf in ungesalzenem Wasser 30 Minuten gar kochen. Gut abtropfen lassen und beiseitestellen.

Für den Pesto (eventuell im Voraus zubereiten) alle Zutaten im Blitzhacker oder Mörser pürieren. Zugedeckt kühl stellen.

Für die Suppe die Butter in einem großen Topf schmelzen. Zwiebel, Sellerie, Lauch und Karotte darin goldbraun dünsten. Knoblauch, Oregano und Salz hinzufügen, 2 Minuten mitdünsten, dann die restlichen Zutaten hinzufügen. 15 Minuten auf kleiner Hitze köcheln lassen. Von der Herdplatte nehmen und die Hälfte der gekochten Bohnen hinzufügen, die andere Hälfte für die Garnitur beiseitestellen. Die Suppe im Mixer pürieren.

Für die Ziegenkäseröllchen den Ziegenkäse in 4 gleich große Stücke teilen und diese zu 5 cm langen Zylindern rollen. Den Parmaschinken auf einem Brett auslegen und jede Scheibe mit 1 Basilikumblatt sowie einer Ziegenkäserolle belegen. Den Schinken aufrollen und die Röllchen kurz vor dem Servieren in der Butter anbraten.

Ebenfalls kurz vor dem Servieren die Gemüsegarnitur und die beiseitegestellten Bohnen in einer Pfanne auf mittlerer Hitze in der Butter leicht anbräunen.

Die Gemüsegarnitur in Suppenschalen verteilen, die warme Suppe darübergießen, einen großen Löffel Pesto hinzufügen und zusammen mit den Ziegenkäseröllchen servieren.

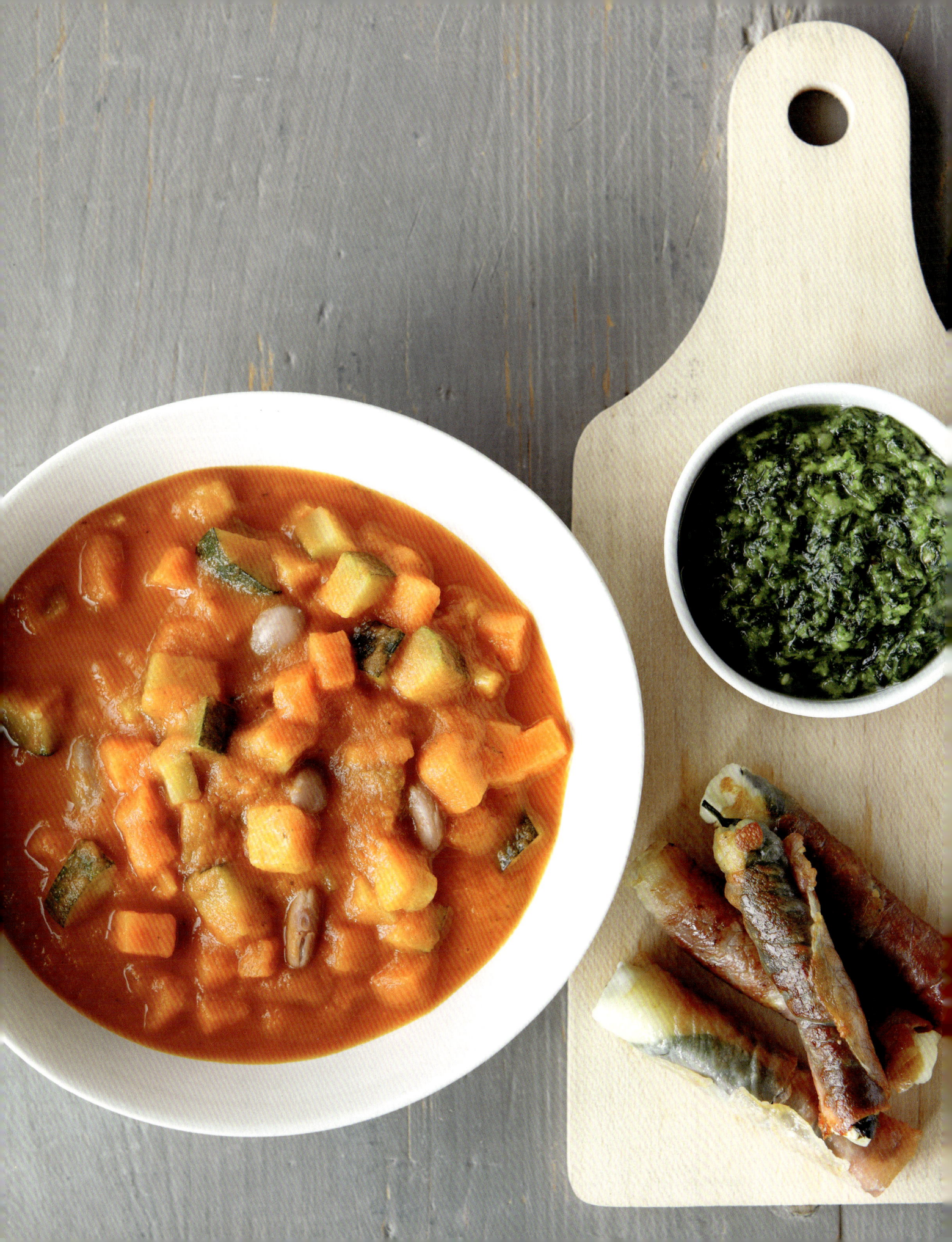

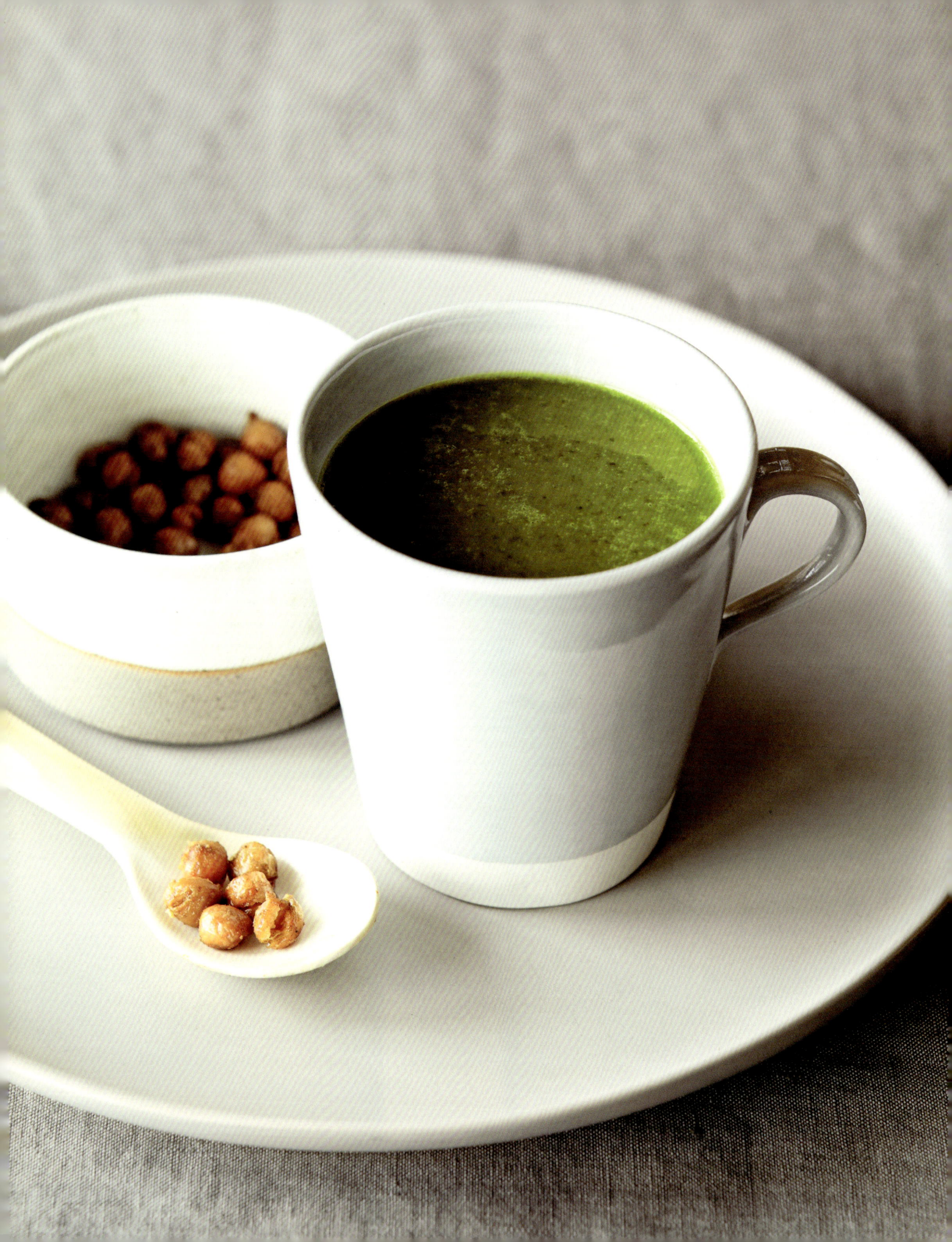

P+ Kichererbsen-Bärlauch-Spinat-Suppe

Das Aroma von frischem Bärlauch ist es wirklich wert, dass man sich auf die Suche danach macht, und vielleicht werden Sie erstaunt sein, dass Sie ihn ganz in Ihrer Nähe finden. Diese Suppe ist sämiger und reichhaltiger als die einfache Spinatvariante, und der Honig gibt ihr einen überraschenden süßen Kick.

Für 4 Personen
- 2 TL geklärte Butter (Ghee)
- 2 Schalotten, gewürfelt
- 2 Stangen Sellerie, gewürfelt
- 1 Karotte, gewürfelt
- 1 TL Koriandersamen
- 2 Lorbeerblätter
- 1 kleine grüne Chilischote, entkernt, fein gehackt
- 300 g gekochte Kichererbsen
- 1,2 l Hühnerbrühe (siehe Seite 44)
- 150 g junge Spinatblätter
- 30 g Bärlauchblätter
- 4 TL flüssiger Honig
- 4 TL Limettensaft
- 1 Prise Salz

Für die Garnitur:
- 2 TL geklärte Butter
- 100 g gekochte Kichererbsen
- 1 TL Currypulver

Die Butter in einem Topf mit dickem Boden auf mittlerer Hitze schmelzen. Schalotten, Sellerie, Karotte, Koriandersamen, Lorbeerblätter und Chili darin goldbraun andünsten.

Kichererbsen und Hühnerbrühe hinzufügen und 20 Minuten auf kleiner Hitze köcheln lassen. Dann Spinatblätter, Bärlauch, Honig und Limettensaft beigeben. Die Suppe im Mixer glatt pürieren, nach Wunsch abschmecken und durch ein feines Sieb passieren.

In der Zwischenzeit den Backofen auf 180 Grad vorheizen.

Für die Garnitur die Butter in einer kleinen Pfanne auf mittlerer Hitze schmelzen. Kichererbsen und Currypulver darin 2 Minuten erhitzen. Auf ein Backblech schütten und im vorgeheizten Ofen 15–20 Minuten backen, bis die Kichererbsen knusprig sind.

Die heiße Suppe mit den knusprigen Kichererbsen als Topping servieren.

NÄHRSTOFF-INFO
Die Kichererbsen müssen unbedingt, egal für welches Gericht, 24 Stunden lang eingeweicht werden, damit die Phytate ausgeschwemmt werden. Die Kichererbsen werden dadurch leichter verdaulich.

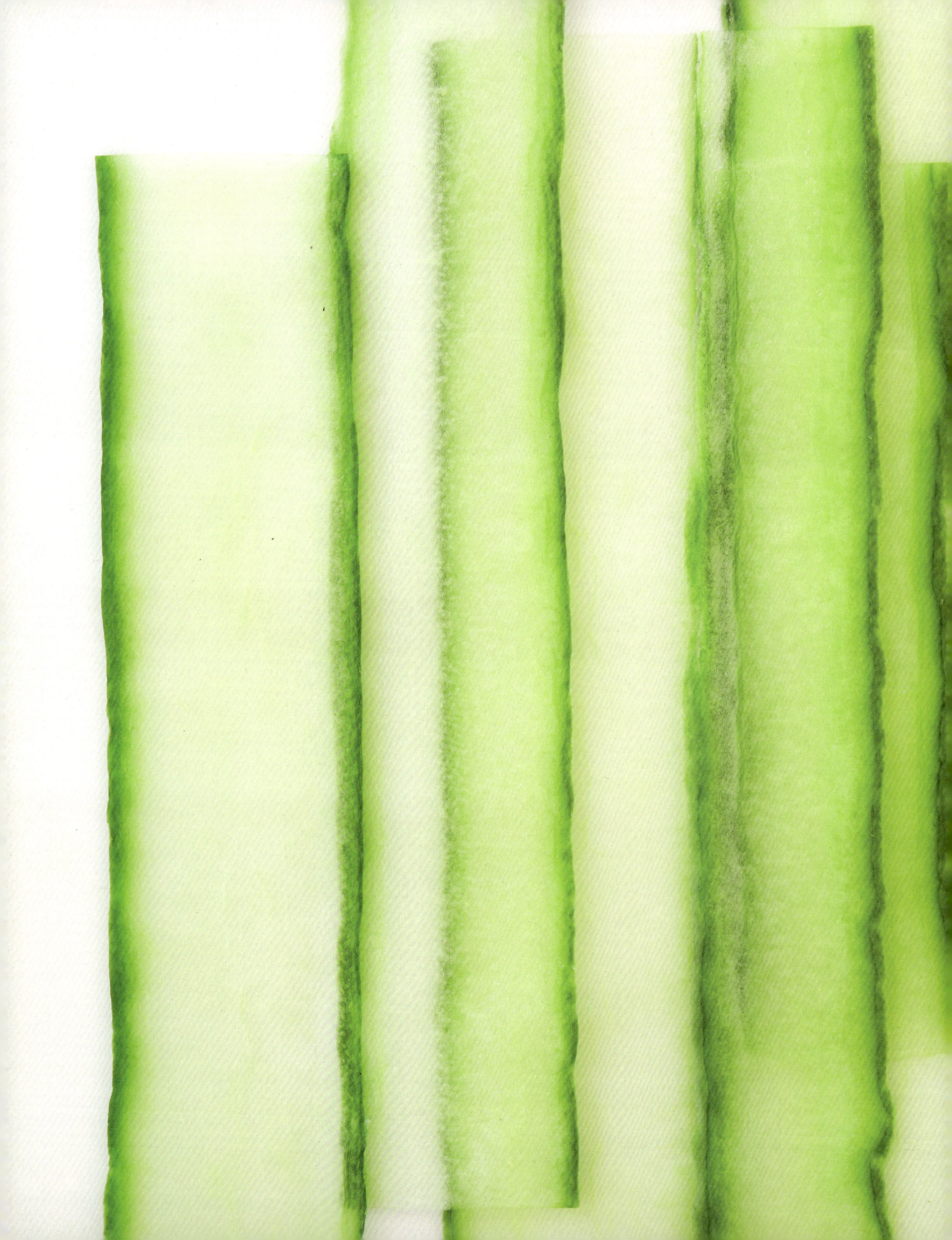

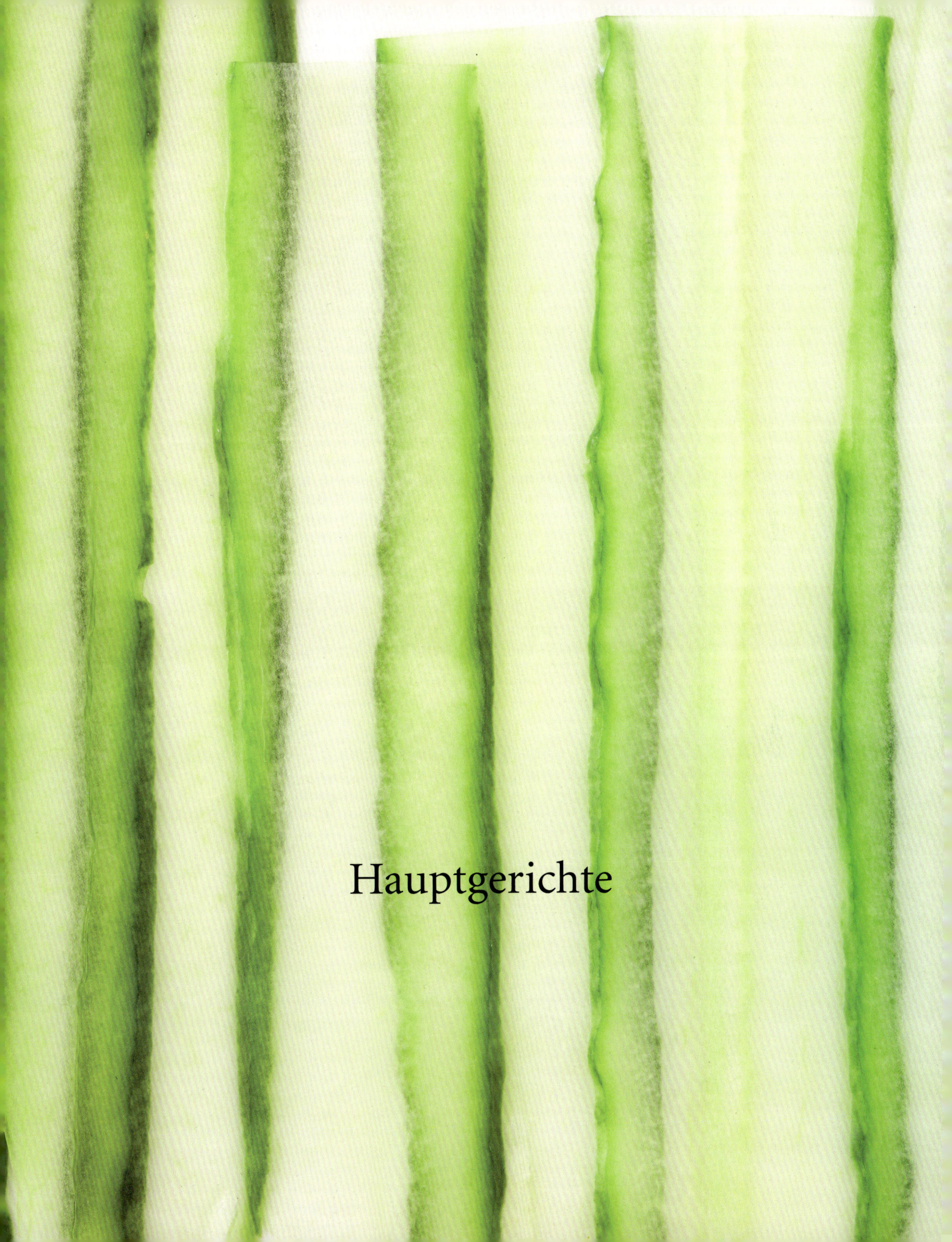

Hauptgerichte

P Rindercarpaccio mit pikantem Paprika-Ingwer-Sesam-Dressing

Ein rohes Gericht ist Essen in seiner reinsten und unverfälschtesten Form. So enthält zum Beispiel das Fleisch von Rindern aus Weidehaltung eine Höchstmenge an hochwertigem Protein. In Kombination mit einem nährstoffreichen Dressing entsteht so eine ausgewogene Mahlzeit. Mit einer Handvoll Grünzeug und einem Gemüsesalat (siehe Rezepte Seite 202–209) ist das ein unschlagbares Essen.

Für 8–10 Portionen
- 500 g Rinderfilet (aus der Mitte des Filets geschnitten), ohne Fett und Sehnen
- 1 TL Koriandersamen, geröstet
- 1 TL Fenchelsamen, geröstet
- ½ TL schwarze Pfefferkörner
- 1 Prise Salz

Für das Dressing:
- 1 rote Paprikaschote
- 4 TL Olivenöl extra vergine
- 1 EL Sesamöl
- 1 cm frischer Ingwer, geschält
- 1 Knoblauchzehe, geschält
- 1 EL Tamari (glutenfreie Sojasauce)
- 2 EL Apfelessig
- 1 kleine rote Chilischote, entkernt
- Saft von 1 Orange
- 1 TL abgeriebene Orangenschale

Für die Garnitur:
- Korianderblättchen, Shiso-Kresse und scharfe Sprossen (z. B. Rock Chives)
- geröstete schwarze und weiße Sesamsamen zum Bestreuen

Für das Carpaccio Koriander- und Fenchelsamen zusammen mit den Pfefferkörnern in der Gewürzmühle oder im Mörser mahlen. Das Salz hinzufügen.
Ein Stück Frischhaltefolie auf der Arbeitsfläche auslegen. Die Hälfte der Gewürzmischung darauf ausstreuen. Das Rinderfilet darauflegen und mit der restlichen Gewürzmischung bestreuen. Die Gewürze durch Hin- und Herrollen des Fleischstücks rundherum einreiben, bis es gleichmäßig damit bedeckt ist. Das Fleisch fest in die Frischhaltefolie wickeln, sodass es eine schöne runde Rolle bildet. Die Enden sorgfältig zusammendrehen, damit sie gut verschlossen sind. Das Fleisch ungefähr 90 Minuten in den Gefrierschrank legen, bis es halb gefroren ist.
Den Backofen auf 200 Grad vorheizen.
Für das Dressing die Paprikaschote auf ein Backblech legen und im Ofen 25 Minuten rösten, bis die Haut Blasen wirft und das Fruchtfleisch weich ist. Etwas abkühlen lassen, dann die Haut abziehen, die Samen und die weißen Innenhäute entfernen. Das Fruchtfleisch mit allen weiteren Zutaten mit dem Pürierstab oder im Mixer oder Blitzhacker pürieren. Das Dressing durch ein feines Sieb passieren. Das Rindfleisch zum Servieren sehr dünn aufschneiden und auf großen Tellern anrichten. Die Zutaten für die Salatgarnitur mischen und in die Mitte der Teller geben. Mit dem Dressing beträufeln und mit den gerösteten Sesamsamen bestreuen.

KÜCHENTIPP
Für ein Carpaccio ist es entscheidend, das Fleisch mit einem sehr scharfen Messer möglichst dünn aufzuschneiden. Es lohnt sich, in ein hochwertiges Messer zu investieren.

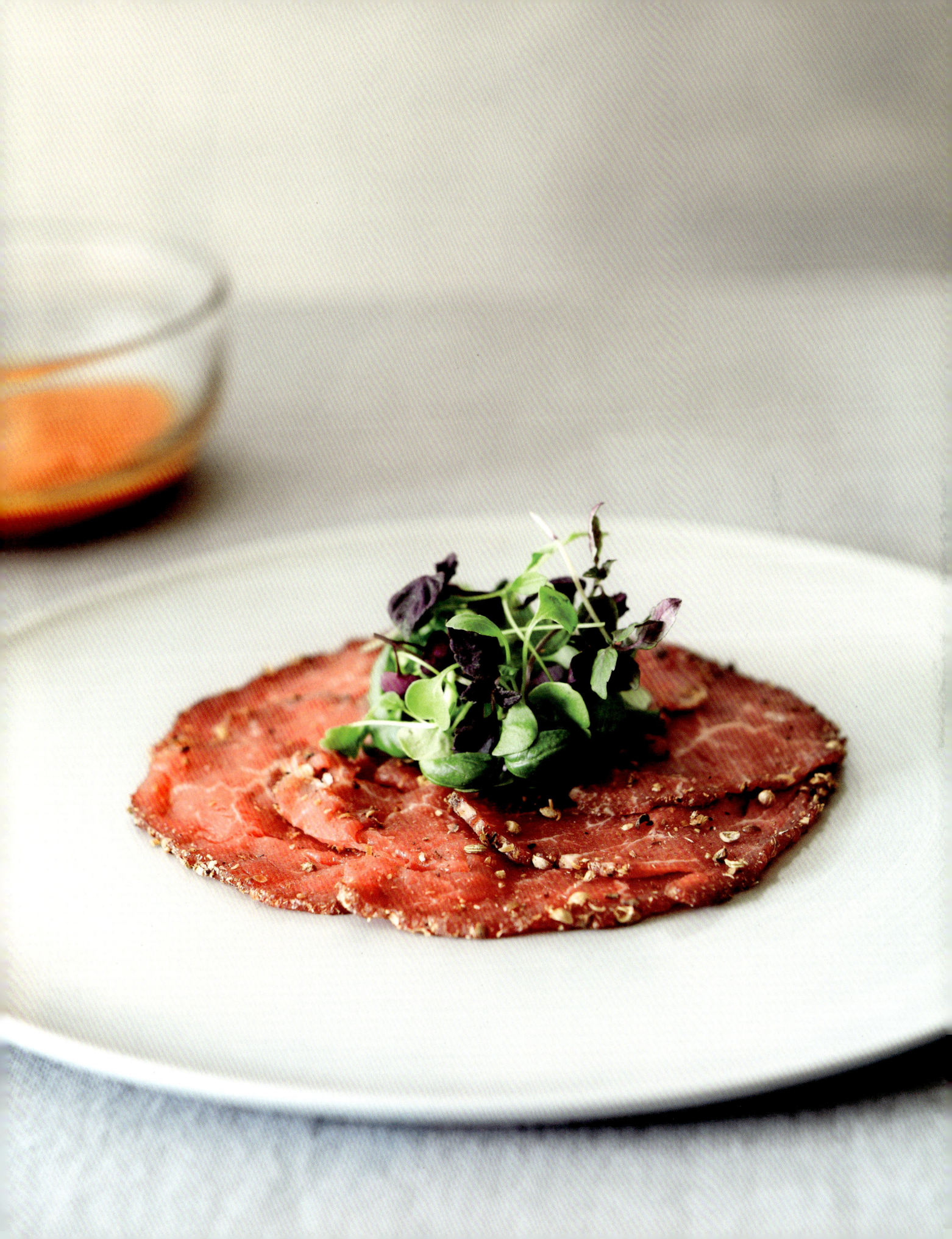

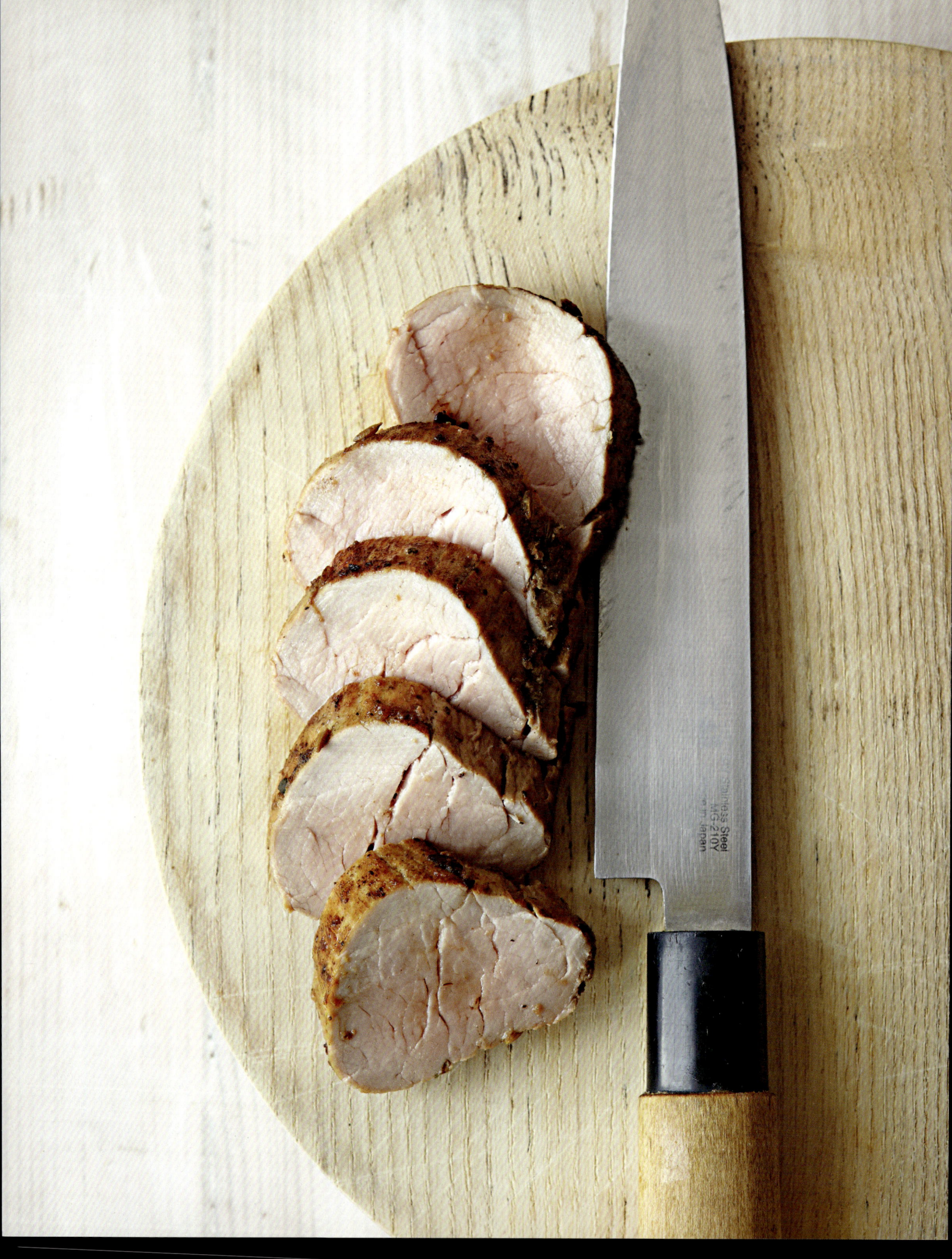

P Schweinefilet, mariniert mit Senf, Apfel und Salbei

Mageres Schweinefleisch wird besonders köstlich durch eine natürlich süße Marinade, die das Fleisch zusätzlich zart macht. Fenchelsamen steuern neben ihrem typischen Aroma auch Phytosterole und Antioxidantien bei. Das Fleisch kann warm oder kalt gegessen werden, mit einem blanchierten Gemüsesalat ist es ein sättigendes Essen, das sich auch gut zum Mitnehmen ins Büro eignet.

Für 4 Portionen
500 g Schweinefilet
1 EL geklärte Butter (Ghee)

Für die Marinade:
1 kleiner säuerlicher Apfel (z. B. Braeburn, Granny Smith), entkernt, grob gerieben (80 g)
1 große Handvoll frische Salbeiblätter
1½ EL scharfer Senf
2 EL Ahornsirup
1 Prise Salz
1 TL Fenchelsamen, geröstet
1 TL Apfelessig
2 EL Wasser

Für die Marinade alle Zutaten im Mixer oder Blitzhacker zu einer homogenen Masse pürieren.

Das Schweinefilet in eine flache Form legen. Mit der Marinade übergießen und zugedeckt im Kühlschrank mindestens 4 Stunden oder am besten über Nacht marinieren.

Den Backofen auf 200 Grad vorheizen.

Das Schweinefilet aus der Marinade nehmen. Die Butter in einer Pfanne stark erhitzen und das Fleisch rundherum kräftig anbraten. Das Fleisch in eine ofenfeste Form geben, mit der restlichen Marinade bestreichen und im vorgeheizten Ofen 10 Minuten fertig garen. Aus dem Ofen nehmen und zugedeckt 10 Minuten ruhen lassen. Dann in dicke Scheiben aufschneiden und mit einem knackigen Salat, angemacht mit Röstpaprika-Tomaten-Knoblauch-Dressing (siehe Seite 213) und gerösteten Walnüssen, servieren.

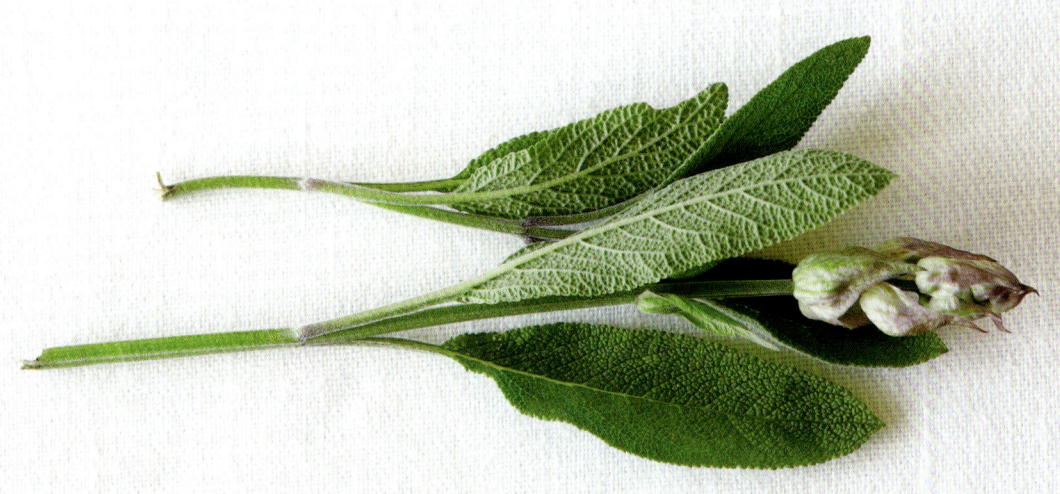

Schweinerollbraten mit Pflaumen-Feigen-Chutney

Schweinefleisch ist in unserem Ernährungsplan eine hervorragende Quelle für Protein. Anstatt einen gewöhnlichen Schweinebraten zu machen, probieren Sie diese klassische italienische Kombination von Kräutern und Gewürzen, die das Chutney perfekt ergänzen. Wenn der Schweinebauch auf diese Weise langsam gegart wird, entwickelt sich aus dem Fett und den Gewürzen ein köstliches Aroma, das das Fleisch durchdringt.

Für 8 Portionen
1 kg Schweinebauch, ohne Knochen, die Haut eingeritzt

Für die Marinade:
1 TL Fenchelsamen
2 TL Koriandersamen
5 Knoblauchzehen, zerdrückt (25 g)
1 EL Zitronenthymianblättchen, klein geschnitten
1 EL frische Rosmarinblättchen, klein geschnitten
abgeriebene Schale von 1 Zitrone
1 Prise Himalayasalz
1 TL Olivenöl extra vergine

Für das Pflaumen-Feigen-Chutney:
2 TL Kokosfett
2 Schalotten, fein geschnitten
1 Knoblauchzehe, gerieben
2 TL frischer Ingwer, gerieben
2 rote Chilischoten, entkernt, fein gehackt
2 Sternanis
1 Zimtstange
2 EL Apfelessig
2 EL flüssiger Honig
200 g Pflaumen, entsteint, jeweils in 8 Stücke geschnitten
150 g frische Feigen, 1 cm groß gewürfelt

Den Backofen auf 170 Grad vorheizen.

Fenchel und Koriander für die Marinade trocken rösten und im Mörser zerstoßen. Mit allen weiteren Zutaten in einer Schüssel mischen. Den Schweinebauch mit der Hautseite nach unten auf die Arbeitsfläche legen und kräftig mit der Marinade einreiben. Das Fleisch, mit der Haut nach außen, satt einrollen und mit Küchengarn straff binden.

Den Rollbraten in einen Bräter geben und im vorgeheizten Ofen 3 Stunden braten, dabei von Zeit zu Zeit mit dem Bratensaft übergießen, damit die Haut knusprig und goldbraun wird.

In der Zwischenzeit für das Chutney eine kleine Pfanne auf mittlerer Hitze erwärmen. Das Kokosfett darin schmelzen und die Schalotten 2 Minuten andünsten. Dann Knoblauch, Ingwer, Chili, Sternanis und Zimt hinzufügen. Die Temperatur zurückschalten und 3–4 Minuten dünsten.

Den Apfelessig und den Honig dazugeben. Die Temperatur wieder etwas höher stellen und die Flüssigkeit um ein Drittel einkochen. Nun die Pflaumen hinzufügen und zugedeckt 40 Minuten auf sehr kleiner Hitze garen. Wenn das Chutney sirupartig eingekocht ist, die Feigen hinzufügen und weitere 10–15 Minuten köcheln lassen. Das Chutney von der Herdplatte nehmen und abkühlen lassen. (Wenn Sie Sternanis und Zimtstange im Chutney belassen, wird das Aroma intensiver.)

Den Schweinebraten vor dem Aufschneiden mindestens 20 Minuten ruhen lassen. Heiß, zusammen mit dem Chutney servieren.

KÜCHENTIPP
Dieses frisch zubereitete Chutney hält sich luftdicht verschlossen bis zu 1 Woche im Kühlschrank.

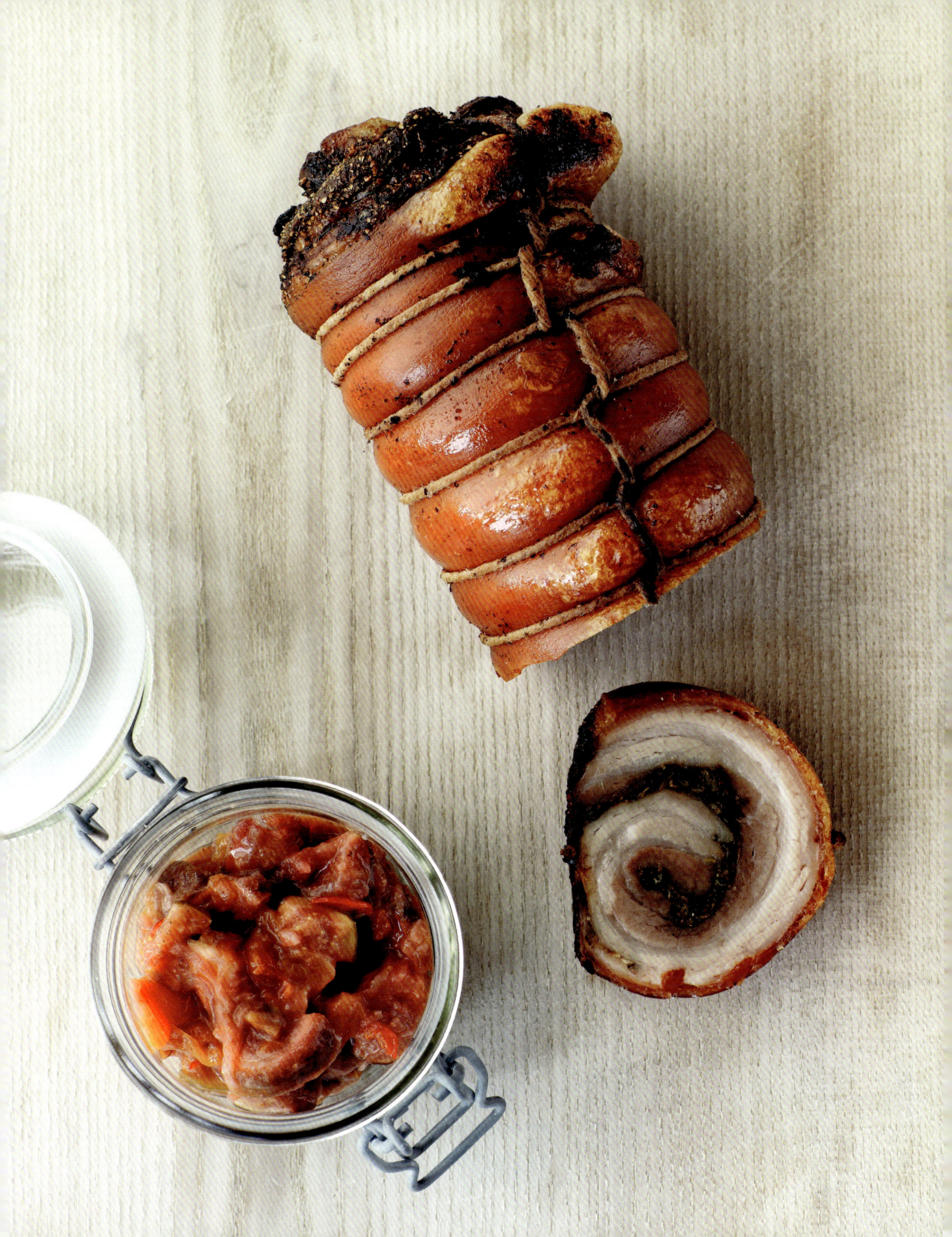

Lammköfte mit Tomaten-Zwiebel-Salat

Dies ist ein tolles Rezept, um anstelle von Rinderhackfleisch Lammfleisch zu verwenden. Diese Spieße können auf Vorrat zubereitet und eingefroren werden, sie müssen dann beim Aufwärmen gut durcherhitzt werden. Sie sind kalt auch ideal zum Mitnehmen oder zu einem Picknick.

Für 4 Portionen
- 600 g mageres Lammhackfleisch
- 1 kleine Zwiebel, fein gerieben
- 1 rote Chilischote, entkernt, fein gehackt
- 2 TL frischer Ingwer, geschält, gerieben
- ½ Bund Minze, fein geschnitten
- ½ Bund Koriander, fein geschnitten
- ½ EL gemahlener Kreuzkümmel
- ½ EL gemahlener Koriander
- 2 Knoblauchzehen, zerdrückt
- 1 große Prise Salz
- 4 TL geklärte Butter (Ghee), geschmolzen
- 1 Spritzer Zitronensaft

Für den Tomaten-Zwiebel-Salat:
- 4 Tomaten oder 500 g Kirschtomaten
- 1 rote Zwiebel, gehackt
- 4 Zweige Minze, gehackt
- 2 Zweige Koriander, gehackt
- 1 EL Olivenöl
- Salz und schwarzer gemahlener Pfeffer

Für die Köfte das Lammhackfleisch mit Zwiebel, Chili, Ingwer, Kräutern, Kreuzkümmel, Koriander, Knoblauch und Salz in einer Schüssel vermischen. Die Mischung in 8 Portionen aufteilen und diese in Wurstform rollen. Das Fleisch entweder auf Metall- oder auf Holzspieße stecken. Bis zum Braten zugedeckt im Kühlschrank lagern (oder auf Vorrat einfrieren).

Für den Salat die Tomaten klein schneiden, mit Zwiebel, Minze, Koriander und Olivenöl vermischen. Nach Geschmack salzen und pfeffern.

Zum Braten der Köfte eine Grillpfanne mittelheiß erhitzen. Die Spieße dünn mit geklärter Butter bestreichen und auf jeder Seite 3–4 Minuten braten. Aus der Pfanne nehmen und 10 Minuten ruhen lassen.

Die Köfte auf dem Tomaten-Zwiebel-Salat servieren. Mit etwas Zitronensaft beträufeln.

NÄHRSTOFF-INFO
Fleisch von Tieren aus Auslauf- oder Weidehaltung mit Grünfütterung enthält viel CLA (konjugierte Linolsäure), die hilft, im Körper eingelagertes Fett zu reduzieren. CLA soll den Blutzucker und den Blutdruck senken, Darmentzündungen vermindern und den Gewichtsverlust begünstigen.

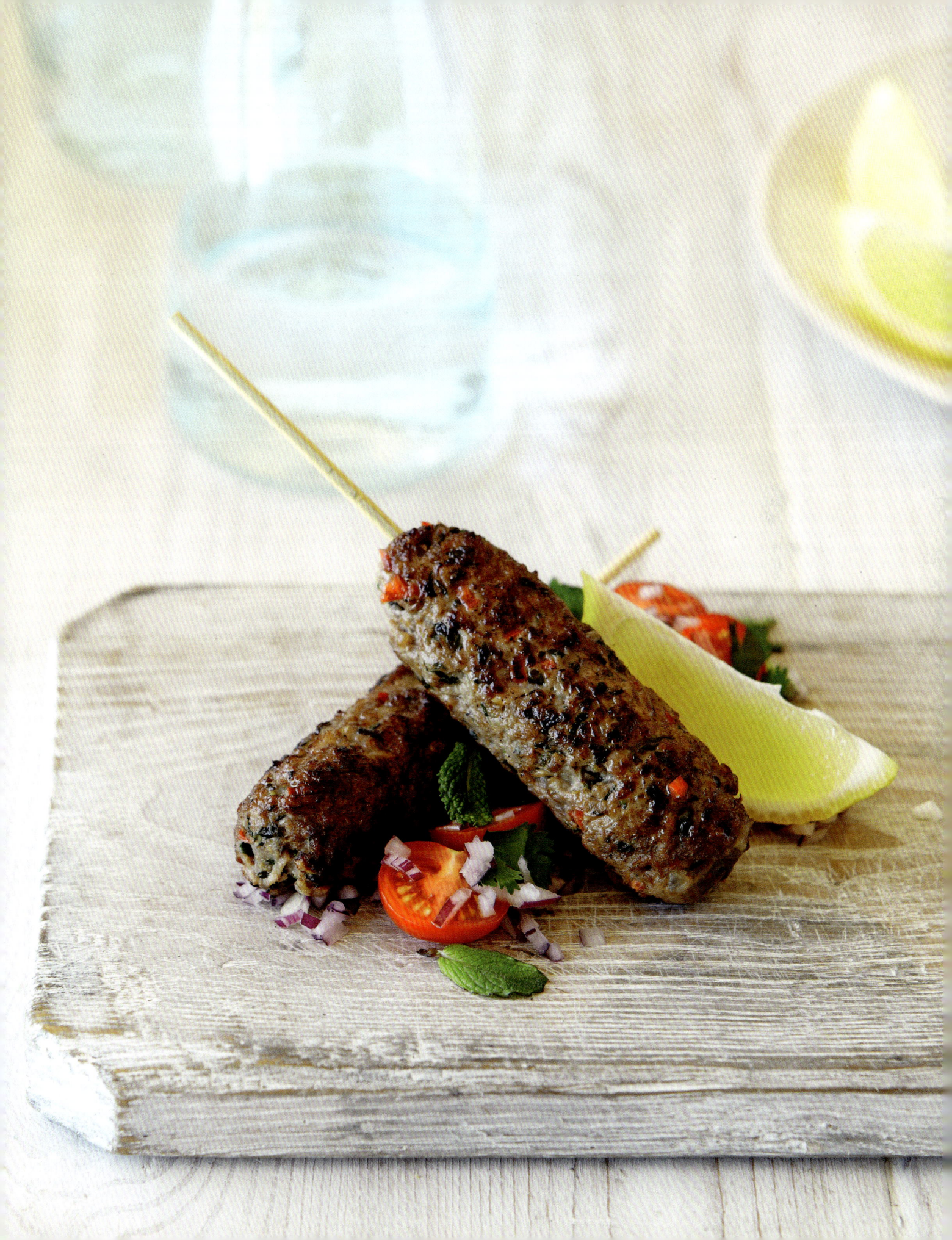

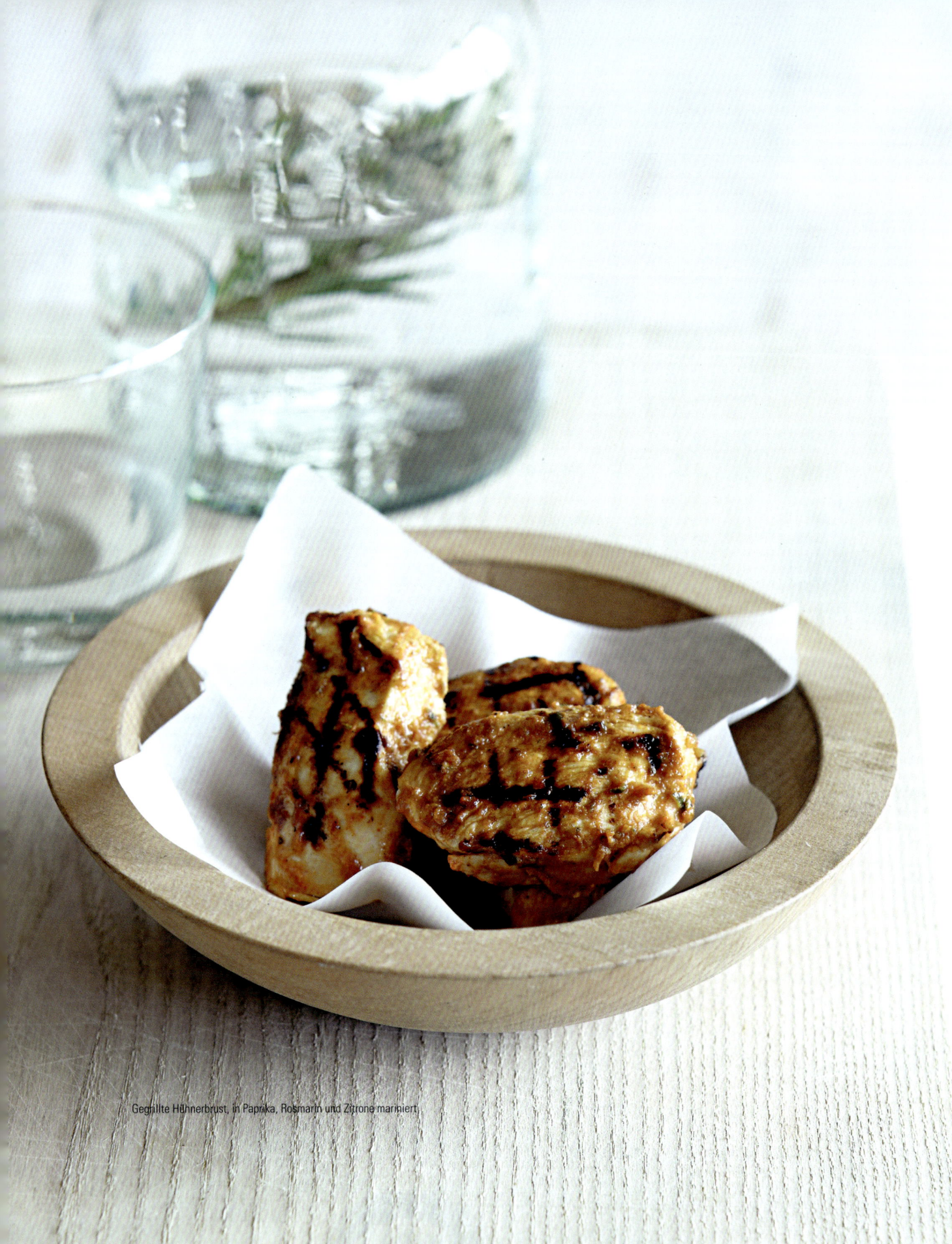

Gegrillte Hühnerbrust, in Paprika, Rosmarin und Zitrone mariniert.

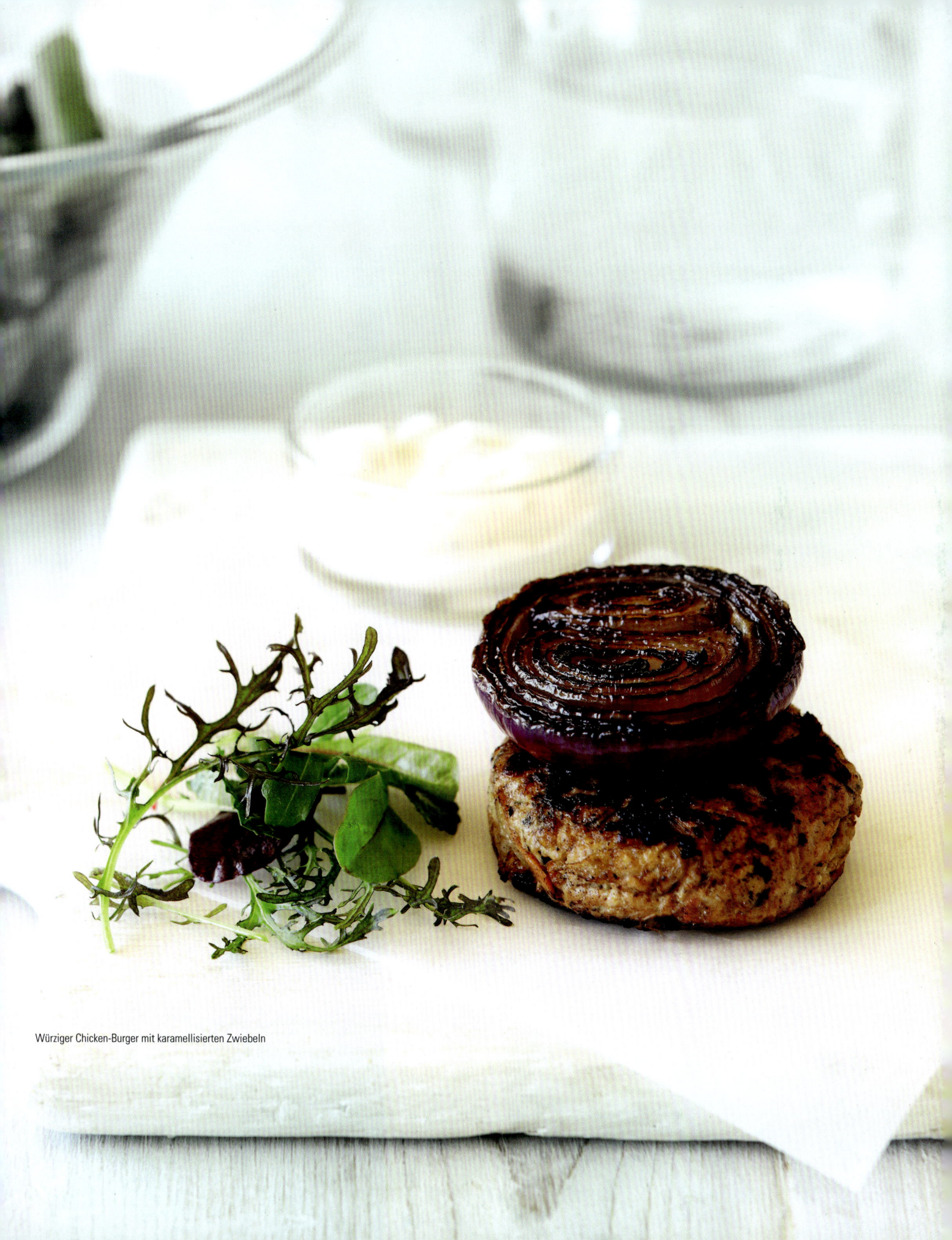
Würziger Chicken-Burger mit karamellisierten Zwiebeln

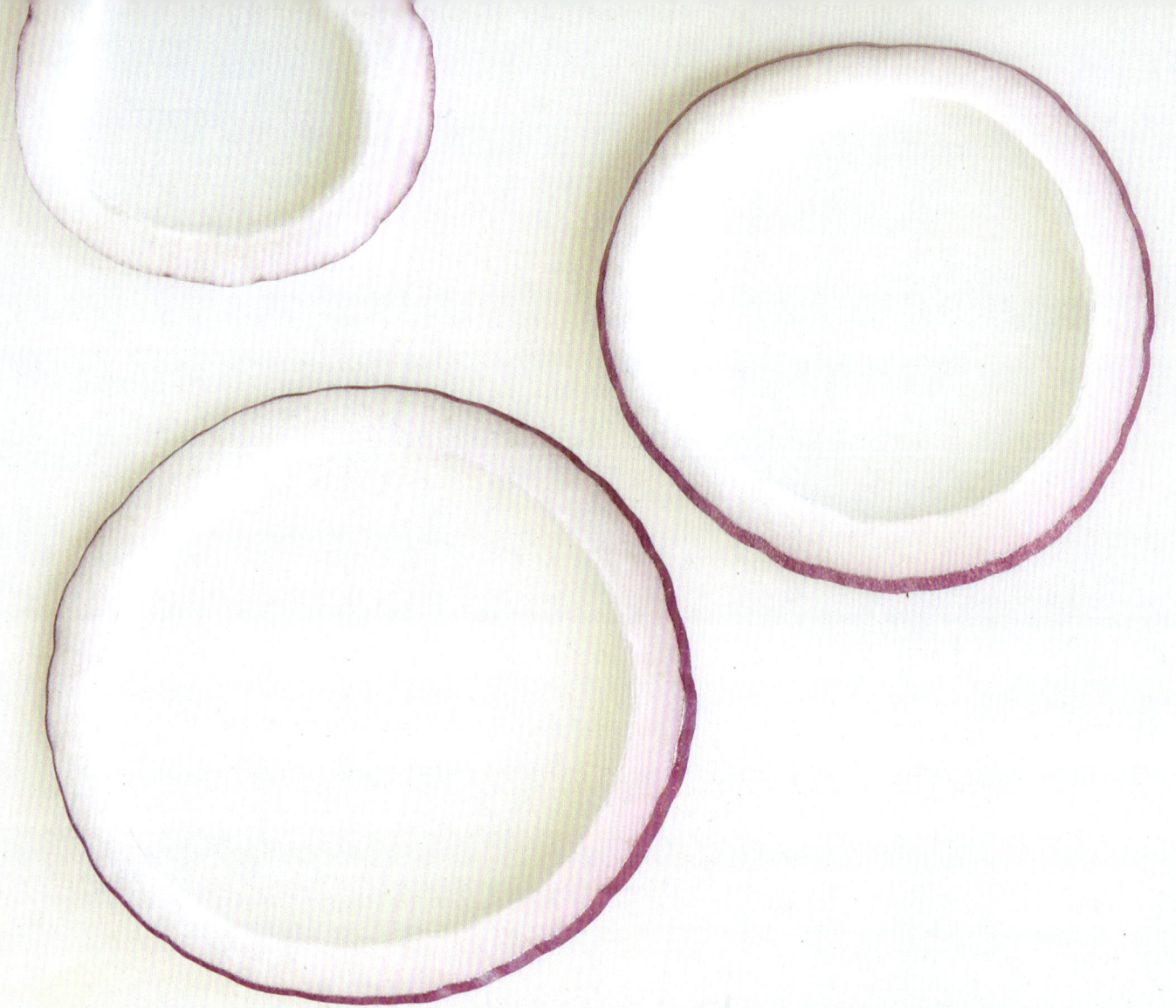

🅿 Gegrillte Hühnerbrust, in Paprika, Rosmarin und Zitrone mariniert

Das Beste am Marinieren ist, dass dabei Fleisch und Geflügel mit zusätzlichen Aromen versehen werden. Außerdem wird das Fleisch zarter und somit leichter verdaulich. Hühnerfleisch deckt in unserem Darm-Ernährungsplan einen großen Teil des Proteinanteils ab, da es alle Nährstoffe liefert, die für ein starkes Immunsystem nötig sind.

Für 4 Portionen
400 g Hühnerbrust, ohne Haut und Knochen, in große Stücke geschnitten
2 EL geklärte Butter (Ghee), geschmolzen

1 Prise Salz
1–2 Medjool-Datteln, entkernt, klein geschnitten
gemahlener schwarzer Pfeffer
75 ml Wasser

Für die Marinade:
1½ TL geräuchertes Paprikapulver
2 Knoblauchzehen, geschält
abgeriebene Schale von 1 Zitrone
einige Zweige Rosmarin, Blättchen abgezupft
2 EL Zitronensaft

Für die Marinade alle Zutaten mit dem Wasser verrühren. Das Hühnerfleisch in eine Schüssel legen und mit der Marinade übergießen. Das Fleisch gut damit einreiben und zugedeckt mindestens 4 Stunden oder über Nacht in den Kühlschrank stellen. Das Fleisch aus der Marinade nehmen und mit der geklärten Butter bestreichen. In einer heißen Grillpfanne auf großer Hitze auf jeder Seite ungefähr 5 Minuten braten, bis es gut durch ist.
(Bild Seite 126)

P Würziger Chicken-Burger mit karamellisierten Zwiebeln

Alle essen gerne einen guten Burger, und diese hier lassen sich einfach im Voraus machen und können tiefgefroren werden. So haben Sie immer ein schnelles Essen bereit. Bereiten Sie die Burger vor und frieren Sie sie roh ein. Nach dem gleichen Rezept können Sie auch Fleischbällchen machen, die sich fertig gebraten als handlicher Snack für unterwegs, fürs Picknick oder den Büro-Lunch eignen.

Für 4 Portionen
1 EL geklärte Butter (Ghee), zusätzlich etwas geschmolzene Butter zum Bestreichen
1 große Zwiebel, gehackt
3 Knoblauchzehen, zerdrückt
2 EL frischer Thymian, gehackt
2 Chilischoten, entkernt, gehackt
1 Prise gemahlener Kreuzkümmel
2 TL gemahlener Koriander
1 Prise Nelkenpfeffer
1 Prise gemahlene Muskatnuss
1 kräftige Prise Meersalz
gemahlener schwarzer Pfeffer
750 g fein gehacktes Hühnerbrustfleisch
2 Karotten, grob gerieben
1 Ei, verquirlt
geschmolzene geklärte Butter (Ghee) zum Bestreichen

Für die karamellisierten Zwiebeln:
1 EL geklärte Butter
2 kleine rote Zwiebeln, geschält, halbiert
Mandarinen-Kreuzkümmel-Fenchel-Chili-Salz (siehe Seite 36)

Für die Cashew-Knoblauch-Mayonnaise:
80 g Cashewkerne, eingeweicht
2 Knoblauchzehen, geröstet
1 Eigelb
2 TL Apfelessig
6 EL Olivenöl extra vergine
1 Prise Senfpulver
Salz und gemahlener schwarzer Pfeffer

Für die Burger einen Topf mit dickem Boden mittelheiß erhitzen. Die geklärte Butter darin schmelzen und Zwiebel, Knoblauch, Thymian und Chili goldbraun dünsten. Alle Gewürze hinzufügen und 5 Minuten mitbraten. Von der Herdplatte nehmen und abkühlen lassen.

Die abgekühlte Zwiebelmischung mit Hackfleisch, Karotten und Ei gut vermischen. In 8 Portionen aufteilen und diese zu Burgern formen. Falls gewünscht bis zum Gebrauch tiefgefrieren.

Für die karamellisierten Zwiebeln die Butter in einer kleinen Pfanne bei milder Hitze schmelzen. Die Zwiebeln hinzufügen und 10–15 Minuten sanft dünsten, bis sie karamellisieren und goldbraun werden. Mit Meersalz bestreuen.

Für die Cashew-Knoblauch-Mayonnaise alle Zutaten im Mixer pürieren. In eine kleine Schüssel umfüllen.

Zum Braten der Burger eine Grillpfanne mittelheiß erhitzen. Die Burger mit der geschmolzenen Butter bestreichen und auf jeder Seite 4–5 Minuten grillen, bis sie durchgebraten sind. Mit einem Spieß in die Mitte stechen und überprüfen, ob klarer Fleischsaft austritt; dann sind die Burger gar.

Mit karamellisierten Zwiebeln und der Cashew-Knoblauch-Mayonnaise servieren.
(Bild Seite 127)

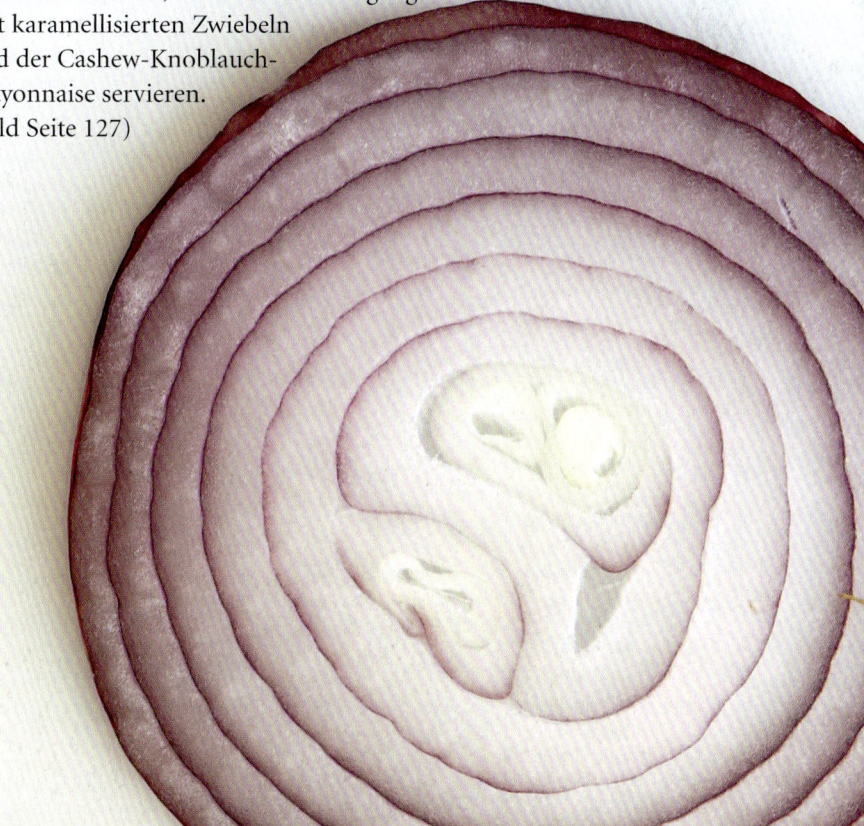

P Grillhuhn mit Tamarinde, Chili, Ingwer und Koriander

Die süß-saure, würzige Marinade für das Huhn sollte in der Konsistenz eher einer Paste ähneln, da sie dann besser auf dem Hühnerfleisch haftet und eindringen kann. Die Marinade kann auch für Schweine- oder Rinderbraten verwendet werden. Für Einzelportionen nehmen Sie am besten Stubenküken; sie wirken auch optisch gut.

Für 4 Portionen
1 Huhn von ca. 1½ kg

Für die Marinade:
30 g Tamarinde (getrocknet, gepresst)
2 Knoblauchzehen, geschält
1 Chilischote, entkernt, fein geschnitten
1 EL frischer Ingwer, geschält, gerieben
1 TL Koriandersamen
½ TL Kreuzkümmelsamen
1 TL Paprikapulver
1 EL flüssiger Honig
1 EL Tamari (glutenfreie Sojasauce)
1½ TL Sesamöl
5 TL Zitronensaft
½ Bund frischer Koriander

In diesem Rezept wird der Rückenknochen des Huhns entfernt, sodass es ganz platt gedrückt werden kann und schneller gart. Dazu das Huhn mit der Brustseite nach unten auf ein Schneidbrett legen. Mit einem scharfen Messer oder einer Geflügelschere auf jeder Seite des Rückenknochens entlang schneiden und diesen auslösen. Das Huhn umdrehen und flach drücken. Das Brustfilet an einigen Stellen einritzen, damit die Marinade besser eindringt. Zwei gut gewässerte Holzspieße durch die Keulen und das Brustfilet spießen, damit das Fleisch beim Braten flach bleibt.

Alle Zutaten für die Marinade in ein hohes Gefäß geben und mit dem Pürierstab zu einer Paste pürieren. Das Huhn auf beiden Seiten mit der Paste einreiben; die Paste gut mit den Händen einmassieren, damit das Fleisch den Geschmack annimmt.

Das Huhn auf ein mit Backpapier belegtes Blech legen. Zugedeckt mindestens 2 Stunden oder am besten über Nacht im Kühlschrank marinieren lassen.

Den Backofen auf 180 Grad vorheizen.

Das Huhn im vorgeheizten Ofen 50–60 Minuten grillen, bis es durchgebraten und goldbraun ist. Es schmeckt auch ganz hervorragend, wenn es über der heißen Glut auf dem Grill zubereitet wird.

NÄHRSTOFF-INFO
Die erfrischend säuerliche Tamarindenpaste wird aus dem in den Schoten (Hülsen) enthaltenen Fruchtmark der Früchte des Tamarindenbaums gewonnen (erhältlich im Asialaden). Es enthält starke Antioxidantien und Nicht-Stärke-Polysaccharide, die im Darm-Ernährungsplan erlaubt sind, da sie auch von einem Verdauungssystem, das sich in der Ruhe- und Regenerationsphase befindet, leicht verdaut werden können.

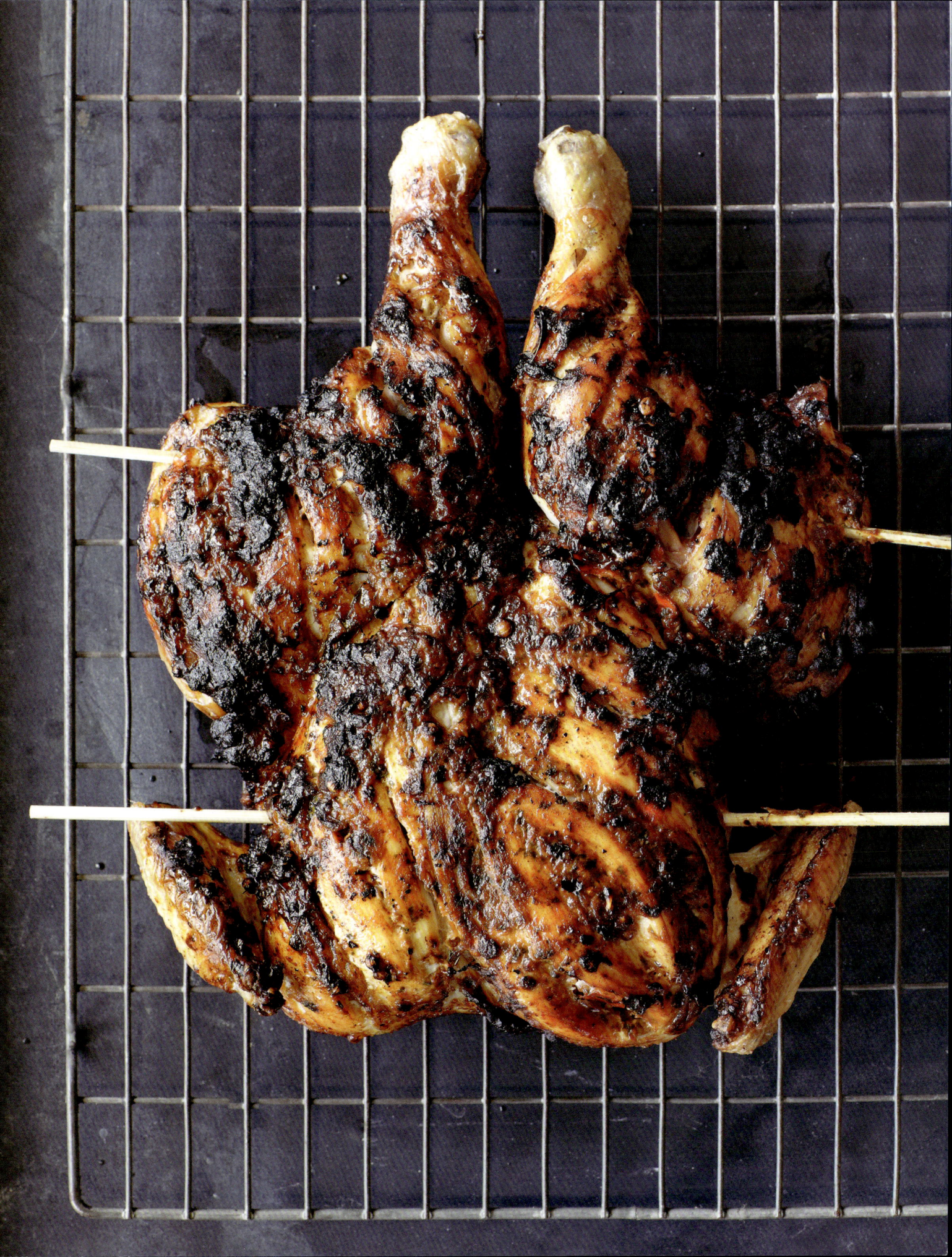

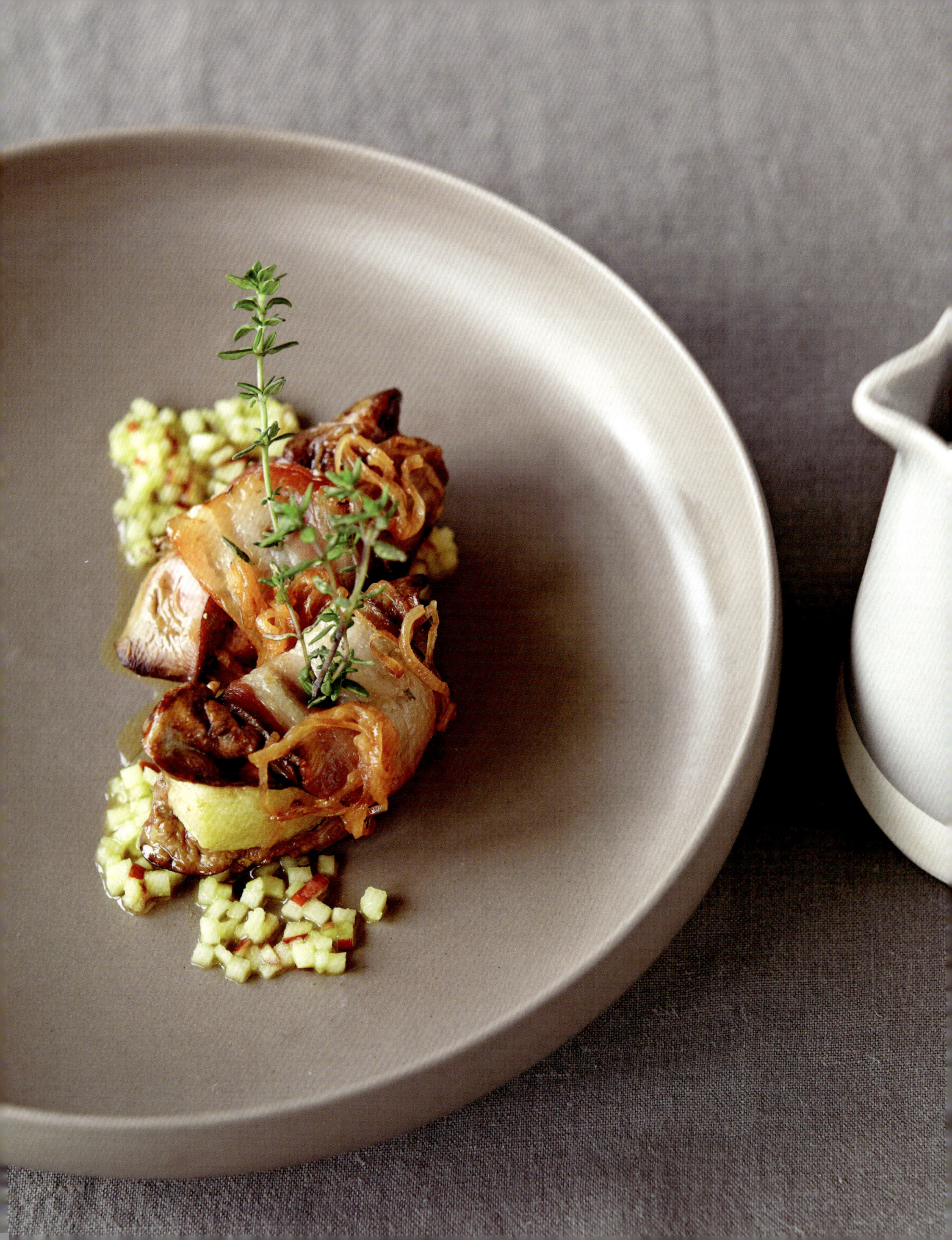

Hühnerleber mit Apfel, Speck und karamellisierten Schalotten

Vergessen Sie Hühnerleberparfait und probieren Sie dieses Rezept aus – es bringt die unterschätzte, aber fabelhafte Zutat bestens zur Geltung. Die Zubereitung mag ein bisschen knifflig wirken, aber sie lohnt sich. Hühnerleber ist preisgünstig und steckt voller Eisen, Zink und B-Vitamine, die Energie liefern und das Immunsystem stärken.

Für 4 Personen
8 Hühnerlebern, küchenfertig vorbereitet
1 süß-säuerlicher Apfel (z. B. Braeburn)
8 Scheiben Frühstücksspeck (siehe Seite 69)
8 kräftige Thymianzweige, als Spieße angespitzt
Salz und schwarzer gemahlener Pfeffer
Olivenöl zum Beträufeln

Für die karamellisierten Schalotten:
1 TL Kokosfett
2 Schalotten, in dünne Scheiben geschnitten
1 EL frische Thymianblättchen, gehackt
1 EL Sherryessig
80 ml Apfelsaft

Für die Apfel-Senf-Vinaigrette:
60 g roter Apfel, entkernt, fein gewürfelt
1 TL scharfer Senf
2 TL Apfelessig
1 TL flüssiger Honig
3 EL Olivenöl

Die Hühnerlebern von allen Sehnen befreien. Den Apfel schälen, entkernen und in 8 Schnitze schneiden.

Die Speckscheiben auf der Arbeitsfläche auslegen. Jeweils eine Hühnerleber und einen Apfelschnitz auf ein Ende der Speckscheiben legen und bis zum anderen Ende aufrollen. Einen Thymianspieß durch Apfel und Leber stechen, damit alles gut hält. Die Leber-Speck-Röllchen auf ein Blech legen. Mit Salz und Pfeffer bestreuen und mit etwas Olivenöl beträufeln.

Den Backofen auf 170 Grad vorheizen.

Inzwischen das Kokosfett in einer kleinen Pfanne mittelheiß erhitzen und die Schalotten darin weich und goldbraun dünsten. Thymian, Sherryessig und Apfelessig hinzufügen, die Temperatur höherschalten und die Flüssigkeit einkochen, bis die Schalotten karamellisiert sind. Warm stellen.

Für die Vinaigrette alle Zutaten in einer kleinen Schüssel verrühren.

Die Hühnerleberspieße im vorgeheizten Backofen ungefähr 14 Minuten braten, bis der Speck knusprig und goldbraun gebraten ist und die Lebern durchgegart sind. Die Leberspieße zusammen mit den Schalotten und der Apfel-Senf-Vinaigrette servieren.

KÜCHENTIPP
Die Hühnerleber nicht zu lange braten, sie wird sonst bitter. Den Apfel für die Vinaigrette in sehr kleine Würfel schneiden, damit seine Süße gut zur Geltung kommt.

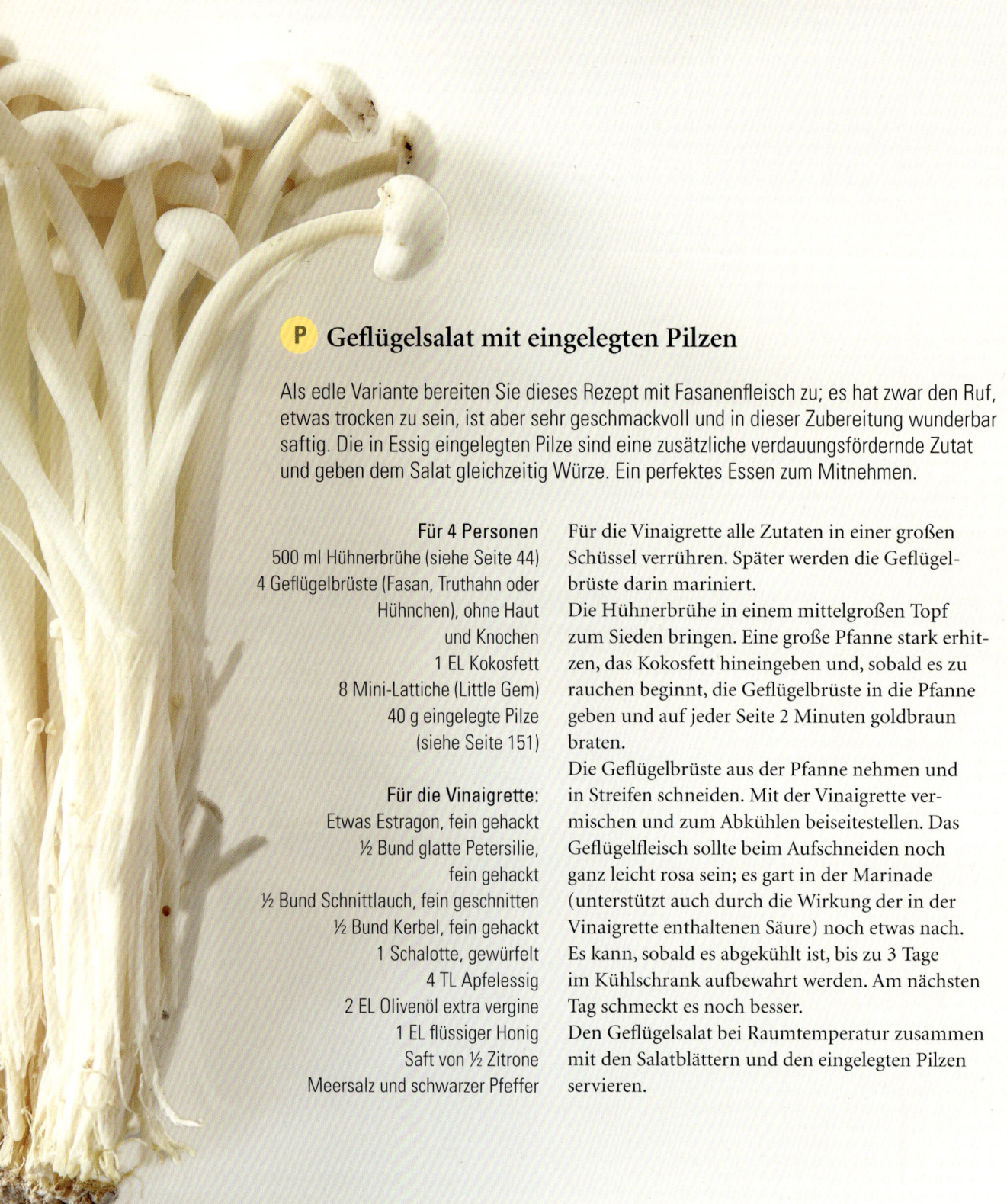

P Geflügelsalat mit eingelegten Pilzen

Als edle Variante bereiten Sie dieses Rezept mit Fasanenfleisch zu; es hat zwar den Ruf, etwas trocken zu sein, ist aber sehr geschmackvoll und in dieser Zubereitung wunderbar saftig. Die in Essig eingelegten Pilze sind eine zusätzliche verdauungsfördernde Zutat und geben dem Salat gleichzeitig Würze. Ein perfektes Essen zum Mitnehmen.

Für 4 Personen
500 ml Hühnerbrühe (siehe Seite 44)
4 Geflügelbrüste (Fasan, Truthahn oder Hühnchen), ohne Haut und Knochen
1 EL Kokosfett
8 Mini-Lattiche (Little Gem)
40 g eingelegte Pilze (siehe Seite 151)

Für die Vinaigrette:
Etwas Estragon, fein gehackt
½ Bund glatte Petersilie, fein gehackt
½ Bund Schnittlauch, fein geschnitten
½ Bund Kerbel, fein gehackt
1 Schalotte, gewürfelt
4 TL Apfelessig
2 EL Olivenöl extra vergine
1 EL flüssiger Honig
Saft von ½ Zitrone
Meersalz und schwarzer Pfeffer

Für die Vinaigrette alle Zutaten in einer großen Schüssel verrühren. Später werden die Geflügelbrüste darin mariniert.

Die Hühnerbrühe in einem mittelgroßen Topf zum Sieden bringen. Eine große Pfanne stark erhitzen, das Kokosfett hineingeben und, sobald es zu rauchen beginnt, die Geflügelbrüste in die Pfanne geben und auf jeder Seite 2 Minuten goldbraun braten.

Die Geflügelbrüste aus der Pfanne nehmen und in Streifen schneiden. Mit der Vinaigrette vermischen und zum Abkühlen beiseitestellen. Das Geflügelfleisch sollte beim Aufschneiden noch ganz leicht rosa sein; es gart in der Marinade (unterstützt auch durch die Wirkung der in der Vinaigrette enthaltenen Säure) noch etwas nach. Es kann, sobald es abgekühlt ist, bis zu 3 Tage im Kühlschrank aufbewahrt werden. Am nächsten Tag schmeckt es noch besser.

Den Geflügelsalat bei Raumtemperatur zusammen mit den Salatblättern und den eingelegten Pilzen servieren.

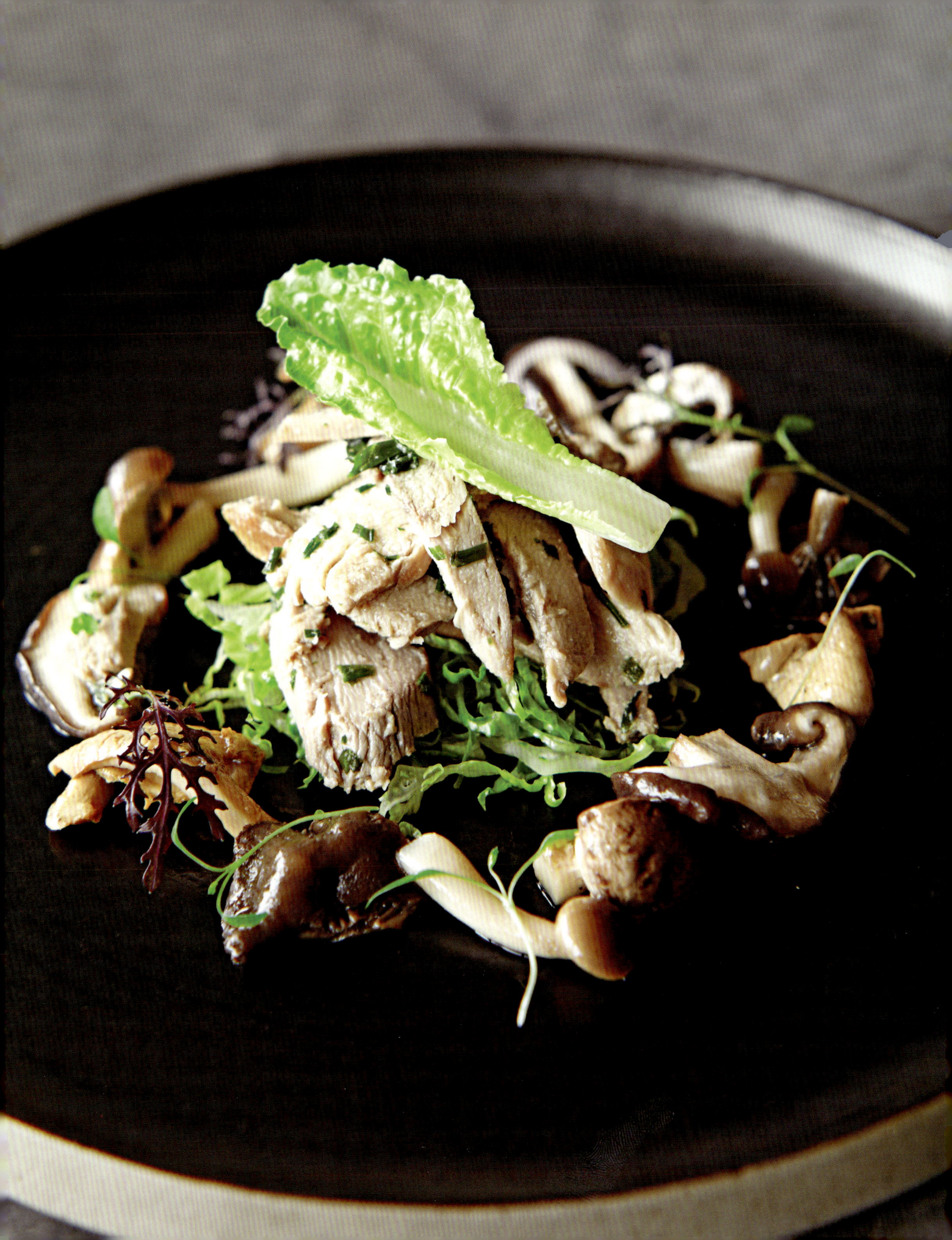

🟡 P Escabèche mit Rotbarbe

Als »Escabèche« bezeichnet man eine klassische Zubereitungsart, bei welcher der Fisch zuerst angebraten und dann in einer säuerlichen Marinade eingelegt und gebeizt wird. Das Gericht kann sehr gut im Voraus zubereitet werden, da sich das Aroma beim Abkühlen weiterentwickelt. Sie sollten den Fisch nicht zu lange zu garen, denn durch die Wirkung der Kräuter und die Säure der Orangensauce zieht er noch nach. Das ist auch das Geheimnis, wie der Fisch seine Konsistenz und Saftigkeit erhält.

Für 4 Portionen
- ½ TL Nelkenpfefferkörner
- 1 Sternanis
- ½ TL Koriandersamen
- ½ TL rosa Pfefferkörner
- 4 TL Erdnussöl
- 4 große oder 8 kleine Rotbarbenfilets, entgrätet, die Haut eingeschnitten
- 1 kleine Zwiebel, in feine Ringe geschnitten
- ½ Fenchelknolle, in feine Streifen geschnitten
- 1 Karotte, fein geschnitten
- 1 Knoblauchzehe, fein geschnitten
- 2 Zweige Thymian
- 750 ml Wasser
- 100 ml Apfelessig
- 1 TL abgeriebene Orangenschale
- 1 Prise Salz
- 2 Lorbeerblätter
- 1 Orange, geschält, quer in 8 Scheiben geschnitten

Nelkenpfefferkörner, Sternanis und Koriandersamen in der Gewürzmühle oder im Blitzhacker mahlen. Die Gewürze in einer kleinen Bratpfanne ohne Fett auf mittlerer Hitze rösten. Darauf achten, dass sie nicht verbrennen. Von der Herdplatte nehmen und die rosa Pfefferkörner hinzufügen.

Das Erdnussöl in einer großen Bratpfanne erhitzen und die Fischfilets mit der Hautseite nach unten hineinlegen. 30 Sekunden stark erhitzen, sodass die Haut angebraten ist. Aus der Pfanne nehmen und in eine flache Form legen.

Nun Zwiebel, Fenchel, Karotte und Knoblauch in die heiße Pfanne geben und 5 Minuten braten. Die gerösteten Gewürze zufügen und alles goldbraun anbraten. Die Thymianzweige, Wasser, Apfelessig, Orangenschale, Salz und Lorbeerblätter hinzufügen. Aufkochen und auf die Hälfte reduzieren.

Die Orangenscheiben auf die Fischfilets legen, die Sauce und das Gemüse darüber verteilen. Mit Frischhaltefolie luftdicht abgedeckt 30 Minuten bei Raumtemperatur ziehen lassen. Lauwarm oder abgekühlt servieren. Im Kühlschrank hält sich der Fisch bis zu 3 Tage.

NÄHRSTOFF-INFO
Die Rotbarbe ist einer der verkannten Helden der Fischwelt. Dieser Fisch hat nicht nur viel Geschmack, er ist auch reich an entzündungshemmenden Omega-3-Fettsäuren, die bei der Darmheilung helfen, stimmungsausgleichend wirken und die Gesundheit von Haut und Haaren verbessern.

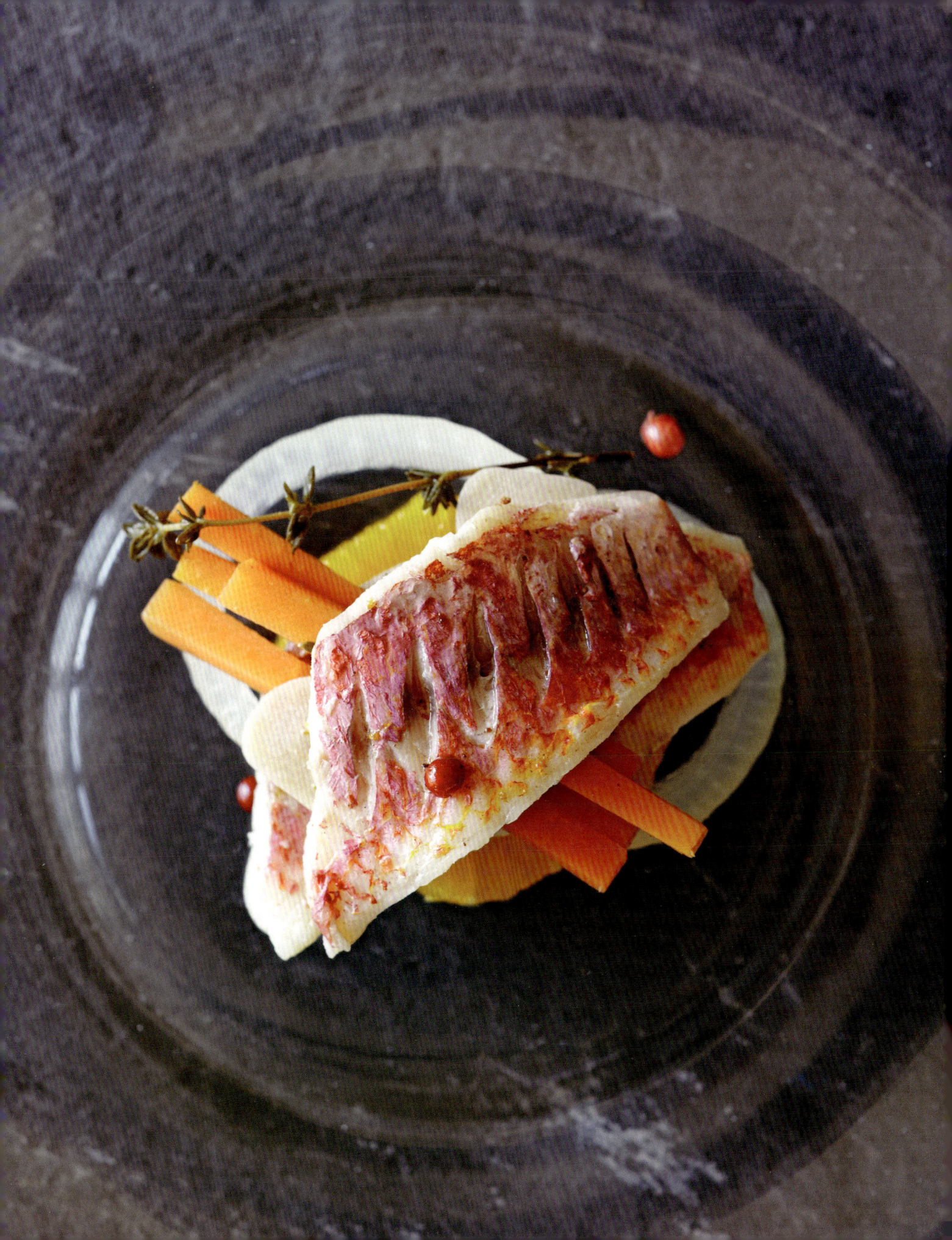

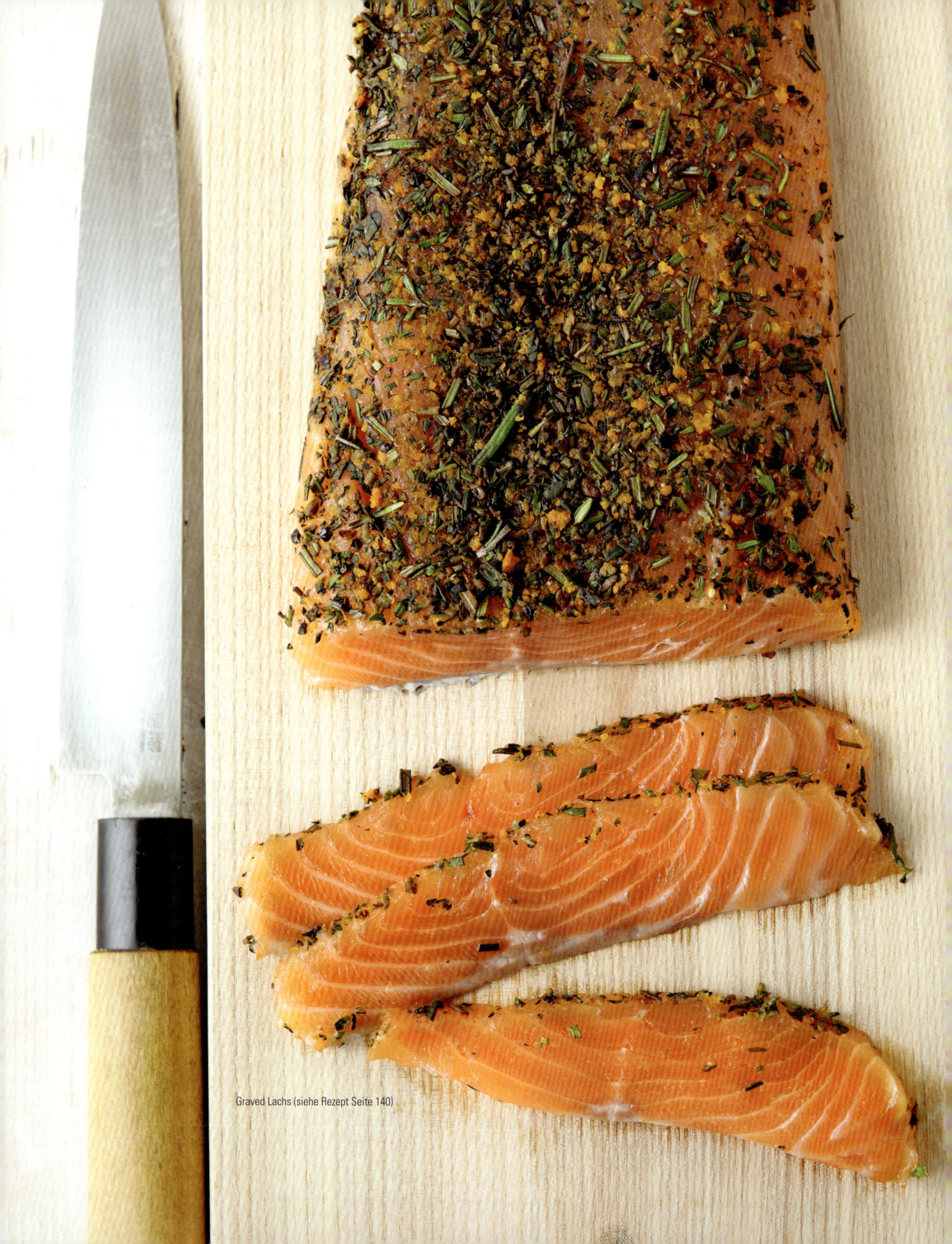

Graved Lachs (siehe Rezept Seite 140)

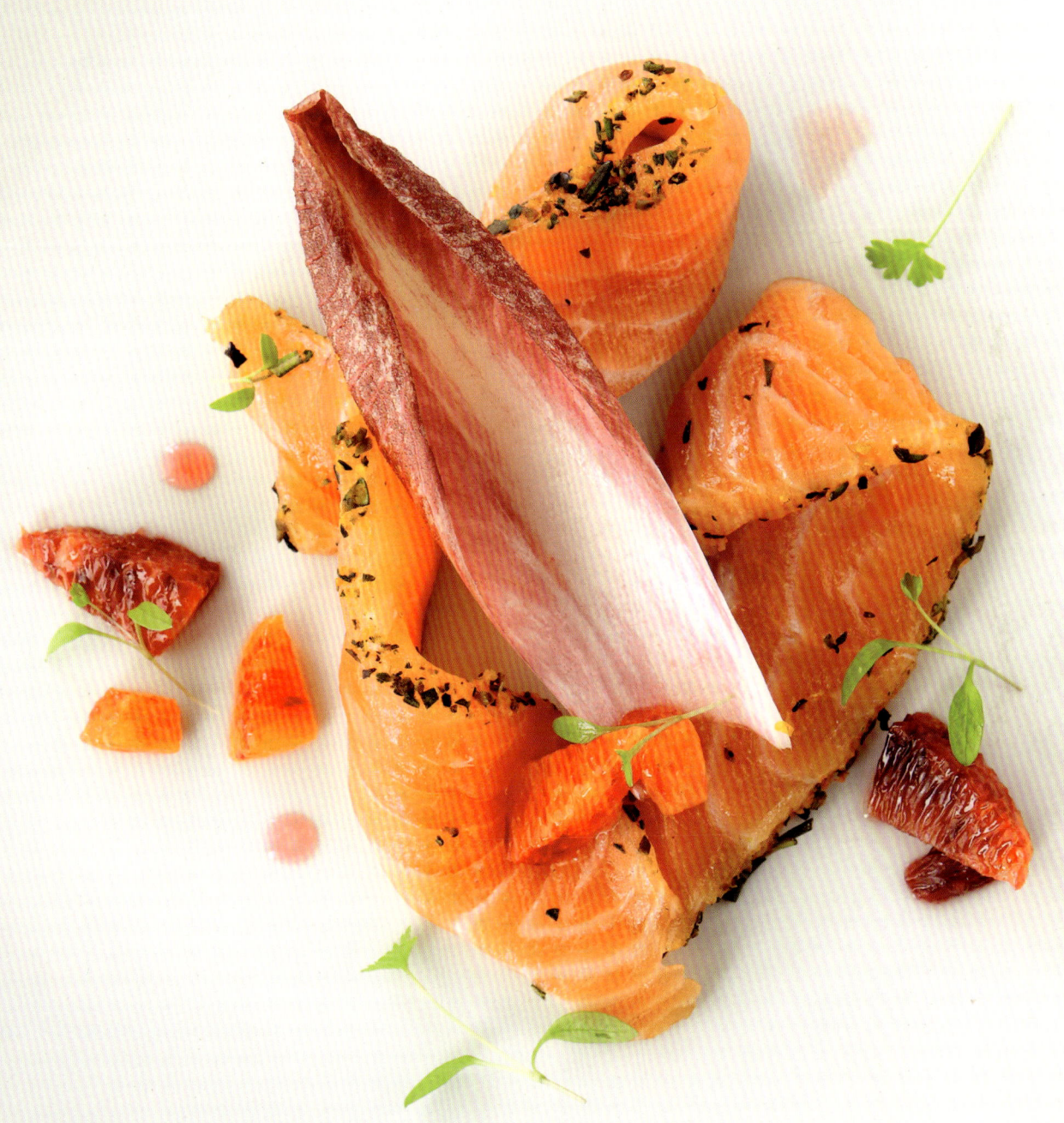

Graved Lachs mit Estragon, Wacholder, Ingwer und Orange

P Graved Lachs mit Estragon, Wacholder, Ingwer und Orange

Diese süß-saure Alternative zur klassischen schwedischen Zubereitung bietet eine ganze Palette an Aromen. Der traditionelle Graved Lachs enthält zu viel Zucker, als dass er auf dem Darm-Ernährungsplan stehen dürfte, aber im folgenden Rezept sorgt der Ahornsirup für natürliche Süße und mariniert den Lachs.

Für 12 Portionen
10 g Wacholderbeeren
10 g Koriandersamen
1 Bund Estragon, Blätter abgezupft
1 EL abgeriebene Orangenschale
2 EL Salz
4 cm frischer Ingwer, geschält, gerieben
2–3 Zweige Rosmarin, Blätter gehackt
2 TL Ahornsirup
1 kg Lachsfilet, mit Haut, aber ohne Gräten

Für den Blutorangen-Chicorée-Salat:
3 Blutorangen
2 EL Chia-Öl
Salz und gemahlener schwarzer Pfeffer
1 TL flüssiger Honig
1 roter Chicorée

Wacholderbeeren und Koriandersamen im Mörser zerstoßen. Estragonblättchen und Orangenschale hinzufügen und noch etwas verreiben. Dann Salz, Ingwer und Rosmarin unter die Paste rühren. Das Lachsfilet mit der Hautseite nach unten auf ein Stück Backpapier legen und die Beizpaste in das Fischfleisch reiben, sodass es dünn damit bedeckt ist. Das Backpapier über dem Fisch zusammenfalten und dann mehrmals fest mit Frischhaltefolie umwickeln. Den eingewickelten Lachs auf ein Brett oder ein Tablett legen und mit einem Gewicht beschweren. Ein paar Tage in den Kühlschrank stellen, dann den Lachs wenden und mit dem Gewicht beschwert weitere 2 Tage im Kühlschrank beizen. Der Lachs ist fertig, wenn er sich bei Fingerdruck fest anfühlt.

Kurz vor dem Servieren den Salat zubereiten. Die Blutorangen so schälen, dass alle weißen Häute entfernt werden. Den beim Schälen entstehenden Saft in einer kleinen Schüssel auffangen. Das Chia-Öl mit Salz, Pfeffer und Honig verrühren und über die Chicoréeblätter und Orangenfilets träufeln.

Den Lachs aus Frischhaltefolie und Backpapier wickeln und die Beizmischung sorgfältig mit einem Messerrücken abkratzen, sie schmeckt leicht bitter. Den Lachs sehr dünn aufschneiden und mit den Orangenfilets und Chicoréeblättern anrichten.
(Bild Seite 138/139)

Ceviche mit Avocado und Pomelo

Dieses Rezept ist ideal, um ganz frischen Fisch zu genießen. Wählen Sie einen Fisch mit feinem, festem Fleisch, dessen Geschmack die Marinade aus Limette, Ingwer und Chili unterstreicht. Die Pomelo ist eine der größten Zitrusfrüchte; sie passt perfekt zum Fisch. Dies ist ein raffiniertes, aber einfach zu machendes Gericht.

Für 4 Portionen
1 EL frischer Ingwer, geschält, fein gewürfelt
Saft von 1–2 Limetten
1 TL flüssiger Honig
1 Prise Meersalz
½ Pomelo, geschält, Fruchtfleisch feinfaserig zerpflückt (80 g)
1 grüne Chilischote, entkernt, fein gehackt
250 g absolut frisches Fischfilet (Wolfsbarsch, Kabeljau, Zander oder anderes weißes Fischfilet), ohne Haut und Gräten
1 EL Olivenöl
1 EL Koriander, gehackt
1 EL Minze, gehackt
1 reife Avocado, Fruchtfleisch gewürfelt
3 Frühlingszwiebeln, in Ringe geschnitten
kleine Korianderblättchen zum Garnieren

Ingwer, Limettensaft, Honig, Salz, Pomelo und Chili in einer großen Schüssel vermischen. Die Fischfilets sehr dünn aufschneiden und mit dem Olivenöl in die Marinade geben. Zugedeckt 15–20 Minuten im Kühlschrank ziehen lassen; nach 5 Minuten umrühren. Der Fisch ist fertig, wenn er durch das Beizen im Limettensaft nicht mehr glasig, sondern weißlich undurchsichtig geworden ist.

Die Schüssel aus dem Kühlschrank nehmen und den Fisch in einem Sieb abtropfen lassen. Mit Koriander und Minze vermischen. Den Fisch mit Avocado und Frühlingszwiebeln anrichten und mit Korianderblättchen garnieren.

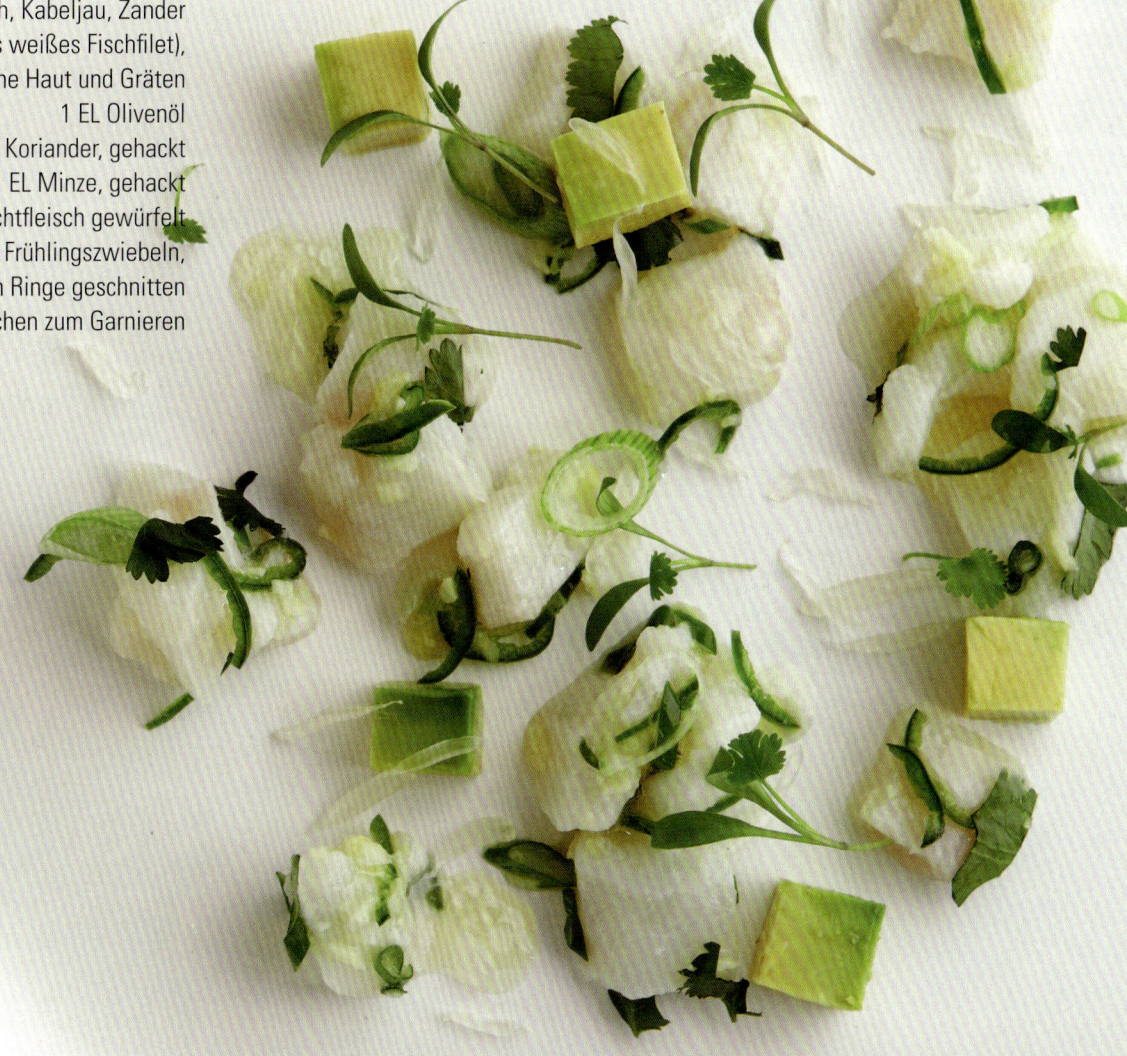

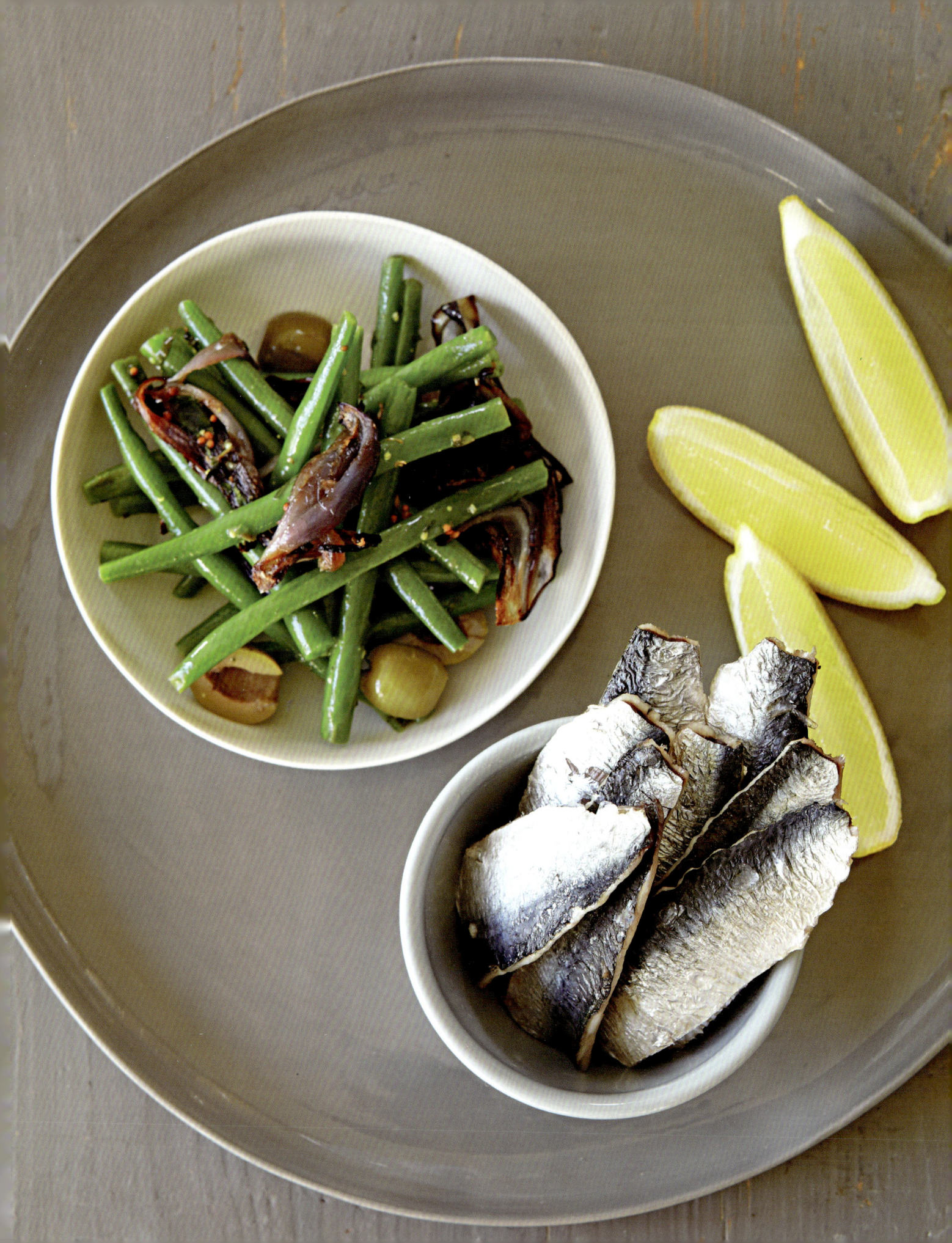

Sardinenfilets mit grünen Bohnen, Zwiebeln und Oliven

Grüne Bohnen und Zwiebeln bilden einen Kontrapunkt zu den sehr fetthaltigen Sardinen, die sehr viel gesunde Omega-3-Fettsäuren enthalten, aber nur selten frisch zubereitet werden. Nichts übertrifft den Geschmack von frischen Sardinen, man kann sie küchenfertig bei den meisten Fischhändlern oder an der Frischfischtheke in manchen Supermärkten kaufen.

Für 4 Personen
- 100 g feine grüne Bohnen
- 1 TL Koriandersamen
- 1 TL Kokosfett, geschmolzen
- 1 große rote Zwiebel, halbiert, in Spalten geschnitten
- 60 g grüne Oliven
- 8 Sardinen, geschuppt und filetiert
- Zitronenschnitze zum Servieren

Für das Dresssing:
- 1 EL grobkörniger Senf
- 4 TL Olivenöl extra vergine
- 1 EL Apfelessig
- 1 TL Zitronensaft
- 1 TL Kapern, gehackt
- 1 TL Thymianblättchen, gehackt
- 1 EL Petersilie, gehackt
- Meersalz und gemahlener schwarzer Pfeffer

Den Backofen auf 180 Grad vorheizen.

Wasser in einem kleinen Topf aufkochen und die Bohnen 2 Minuten blanchieren. Abgießen und unter fließendem kaltem Wasser abschrecken.

Die Koriandersamen im Mörser zerstoßen. Mit dem Kokosfett vermischen und die Zwiebelstücke darin wenden. Die Zwiebeln auf einem beschichteten Blech auslegen und im vorgeheizten Backofen 10 Minuten goldbraun rösten.

Alle Zutaten für das Dressing miteinander vermischen und nach Geschmack mit Salz und Pfeffer würzen. Grüne Bohnen, Zwiebeln und Oliven mit diesem Dressing vermischen. Vor dem Servieren ungefähr 1 Stunde ruhen lassen.

Die Sardinen auf ein Blech oder in eine flache Form legen und 10 Minuten im vorgeheizten Backofen braten. Auf der Gemüsemischung anrichten und mit den Zitronenschnitzen garnieren.

NÄHRWERT-INFO
Die entzündungshemmenden essenziellen Fettsäuren in diesem Gericht beruhigen das Verdauungssystem. Das Dressing mildert die Fetthaltigkeit der Sardinen etwas ab. Beides kann auch zusammen zu einem milden Dip oder einer Paste verarbeitet werden.

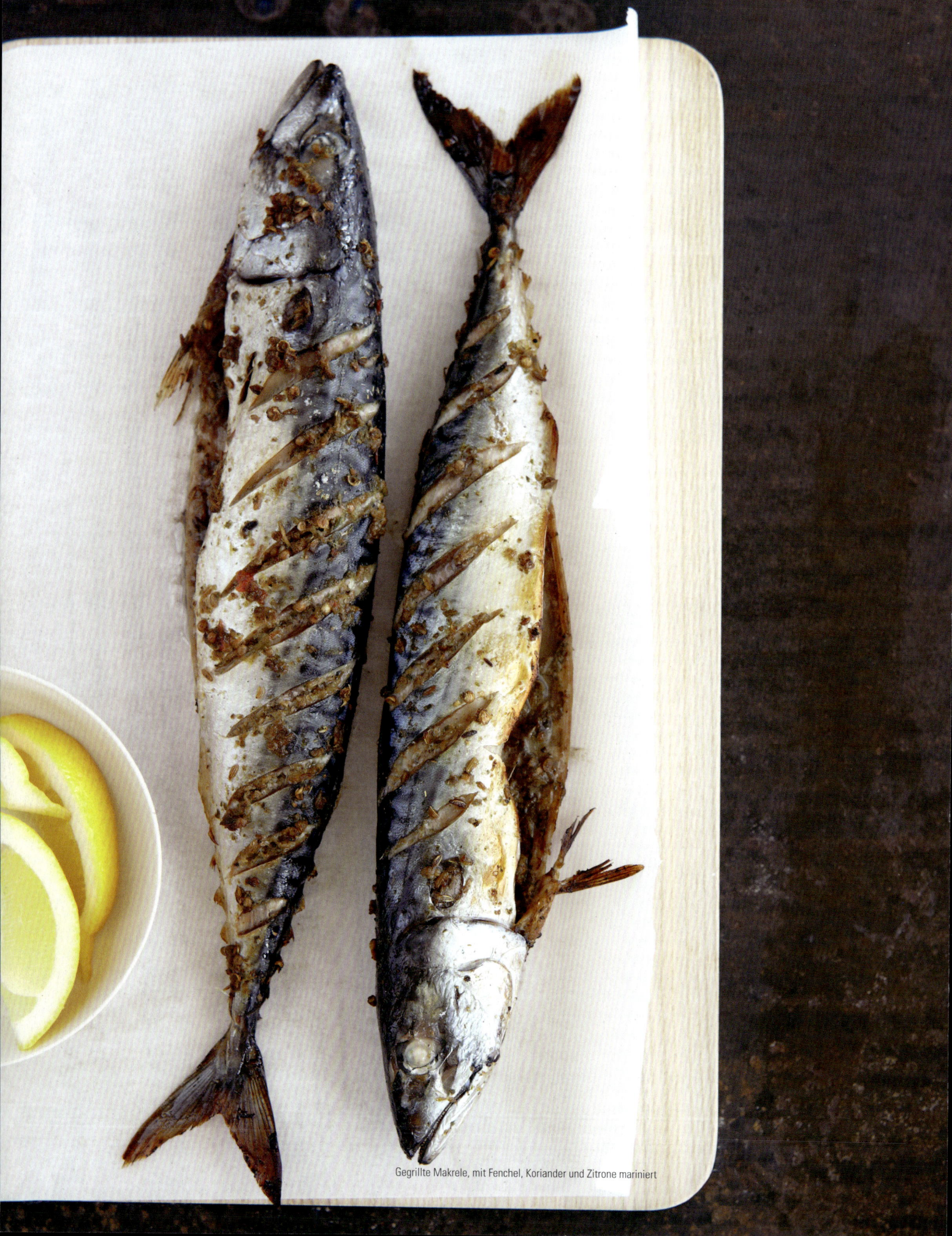

Gegrillte Makrele, mit Fenchel, Koriander und Zitrone mariniert

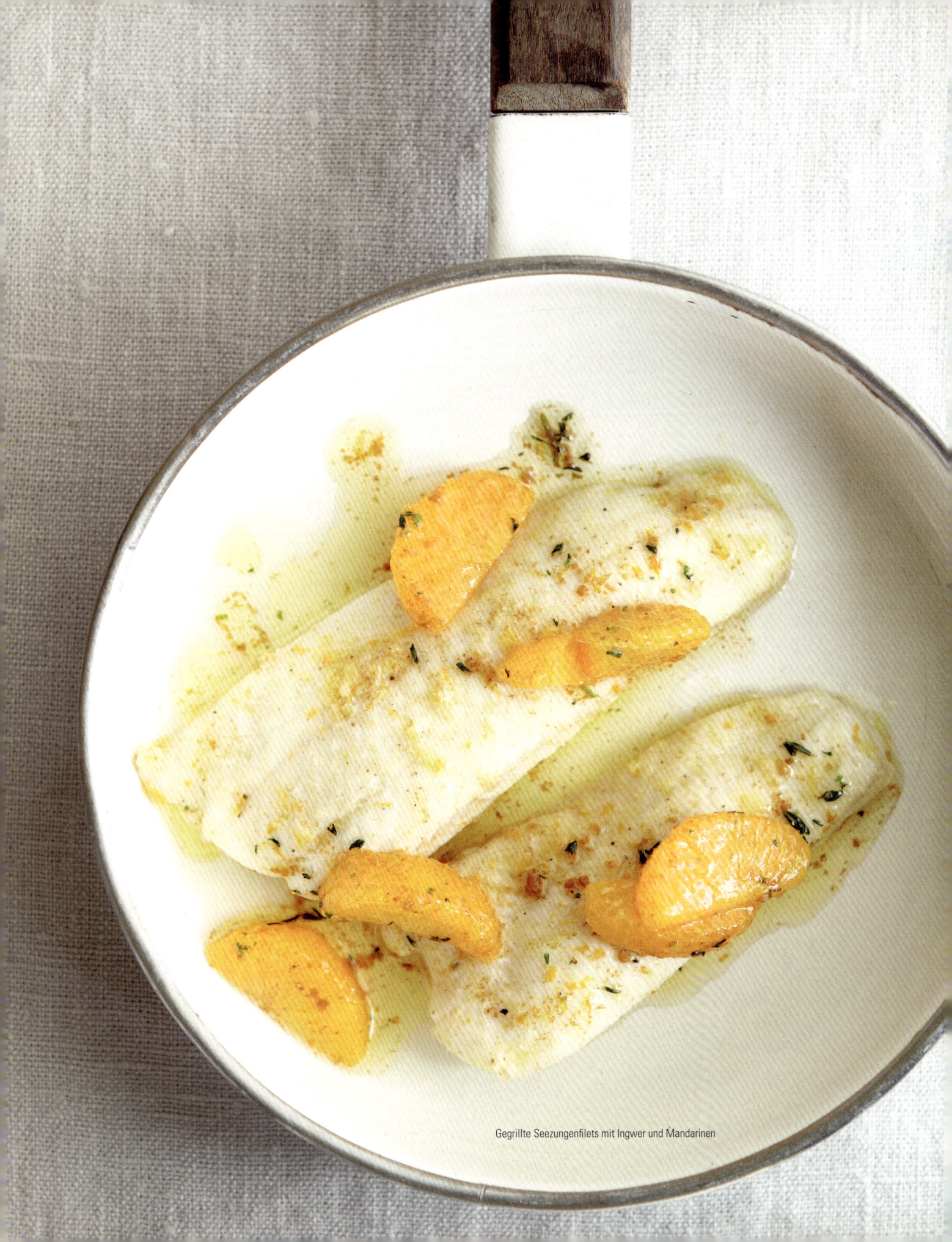

Gegrillte Seezungenfilets mit Ingwer und Mandarinen

P Gegrillte Makrele, mit Fenchel, Koriander und Zitrone mariniert

Der Geschmack und die Konsistenz von frischer Makrele sind fast unschlagbar. Das Schöne an diesem Rezept ist die Marinade, die im Voraus zubereitet werden kann; ihr Aroma entfaltet sich erst im Laufe der Zeit. Dieses Gericht ist sehr einfach zuzubereiten, Sie können dazu auch andere Fische, ganz nach ihrem Geschmack, verwenden.

Für 4 Portionen
- 4 kleine ganze Makrelen, abgespült und ausgenommen
- 2 EL geklärte Butter (Ghee)
- 2 Zitronen, halbiert

Für die Marinade:
- 2 TL Koriandersamen
- 2 TL Fenchelsamen, in einer Pfanne ohne Fett geröstet
- 1 Knoblauchzehe, grob gehackt
- fein abgeriebene Schale von ½ Zitrone
- 1 EL Oreganoblättchen, abgestreift
- 1 EL flüssiger Honig
- 1 EL Zitronensaft
- 2 Frühlingszwiebeln, in Ringe geschnitten
- 1 EL getrocknete Rosenblätter
- 1 Prise Salz

Für die Marinade Koriander- und Fenchelsamen in einer Pfanne ohne Fett rösten. Mit allen anderen Zutaten vermischen und rühren, bis eine flüssige Marinade entstanden ist. Die Fische mit einem scharfen Messer mehrmals tief einritzen, auf eine Platte legen und mit der Marinade beträufeln. Die Marinade gut in die Einschnitte reiben, dann den Fisch zugedeckt 1 Stunde im Kühlschrank marinieren lassen.

Kurz vor dem Grillen die Fische aus der Marinade nehmen und mit geklärter Butter einpinseln. Unter dem heißen Backofengrill oder über der heißen Glut auf dem Grill auf jeder Seite 6–8 Minuten grillen. Gelegentlich mit Butter und der restlichen Marinade bestreichen.

Die Zitronen mit der Schnittfläche nach unten in einer Grillpfanne einige Minuten auf großer Hitze braten, bis sie braun werden. Zusammen mit den gegrillten Makrelen servieren.

(Bild Seite 144)

KÜCHENTIPP
Dieses Gericht verdankt sein ganzes Aroma der Marinade. Sie kann einige Tage im Voraus zubereitet werden. Bis zum Verbrauch in einem Schraubglas im Kühlschrank aufbewahren.

🅿 Gegrillte Seezungenfilets mit Ingwer und Mandarinen

Mandarinen und Ingwer sind eine traumhafte Kombination, sie bringen Süße und Würze zugleich. Durch eine kurze Kochzeit bleiben das delikate Aroma und die Nährstoffe der Seezungenfilets erhalten. Dieses Gericht kann auch kalt gegessen werden und ergibt zusammen mit einem der blanchierten Gemüsesalate ein leichtes Mittagessen.

Für 4 Portionen
4 Seezungenfilets à 125 g
2 EL geklärte Butter (Ghee), geschmolzen
1 EL Butter (nicht geklärt)

Für die Marinade:
1 daumendicke Scheibe Ingwer, geschält, grob gehackt
fein abgeriebene Schale von 2 Mandarinen
100 ml Mandarinensaft, frisch gepresst; einige Mandarinenfilets beiseitegestellt
½ TL Fünfgewürzpulver
1 TL Thymianblättchen, gehackt
1 EL flüssiger Honig
1 Prise Salz
2 EL Wasser

Für die Marinade alle Zutaten vermischen und verrühren, bis sie flüssig ist. Die Seezungenfilets auf eine Platte oder in eine flache Form legen und mit der Marinade beträufeln. Zugedeckt im Kühlschrank 1 Stunde marinieren.
Den Backofengrill vorheizen.
Die Seezungenfilets auf ein Backblech legen und mit der geklärten Butter einpinseln. (Die restliche Marinade aufbewahren.)
Die Fischfilets unter dem vorgeheizten Backofengrill auf jeder Seite 4–5 Minuten grillen, bis sie gar sind. Wenn die Filets sehr dünn sind, müssen sie während des Grillens nicht gewendet werden.

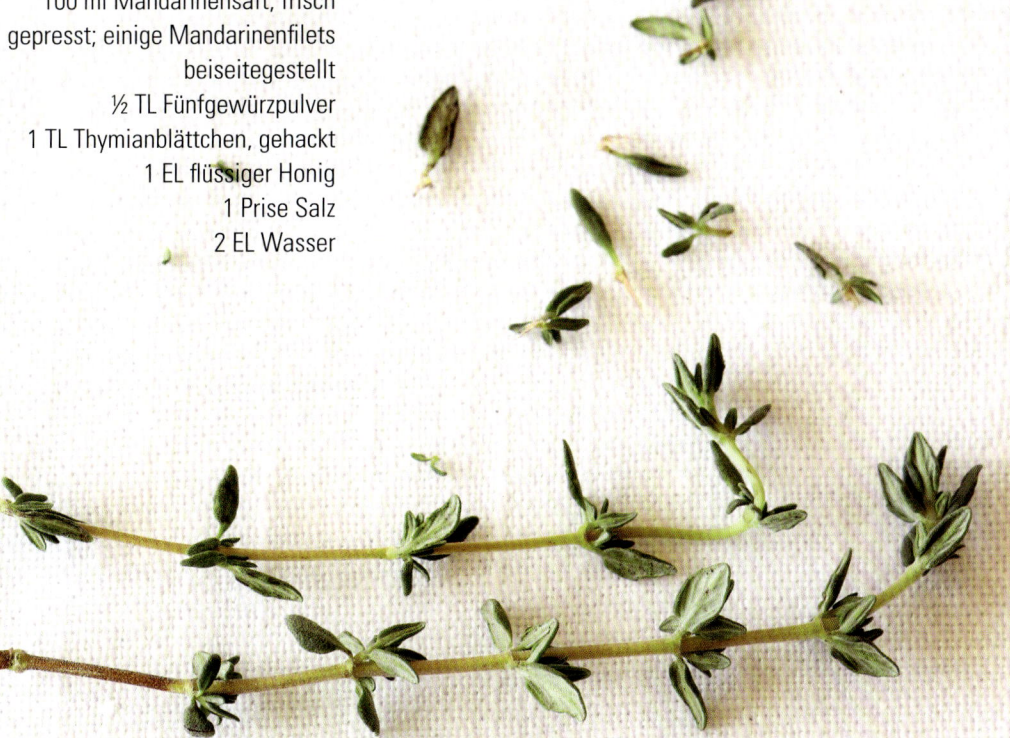

Kurz vor dem Servieren die Butter in einer Pfanne erhitzen. Sobald sie braun wird, die beiseitegestellten Mandarinenfilets und 2 Esslöffel Marinade in die Butter geben, damit sie nicht weiter bräunt. Die Sauce mit den Mandarinenschnitzen über die Seezungenfilets geben und sofort servieren.
Bild Seite 144

🅿 Frittata mit Spinat, Kürbis und Linsen

Eier sind eine gute Proteinquelle und enthalten alle Nährstoffe, die wir brauchen, um den Darm zu heilen und zu regenerieren. Eine Frittata lässt sich prima im Voraus zubereiten, sodass immer etwas im Kühlschrank ist, wenn wir hungrig sind. Frittata kann zu jeder Tageszeit gegessen werden und eignet sich auch hervorragend zum Mitnehmen fürs Büro und für unterwegs.

Für 4 Portionen
- 1 EL Kokosfett
- 1 Schalotte, fein geschnitten
- 1 TL Currypulver
- 100 g Butternusskürbis, geschält, gerieben
- ½ Zucchini, gerieben (50 g)
- 50 g Puy-Linsen, gekocht und abgetropft
- 1 kleine Handvoll junge Spinatblätter
- 2 Frühlingszwiebeln, gehackt
- 100 ml Mandelmilch
- 3 Eier
- Salz und gemahlener schwarzer Pfeffer
- ¼ Bund Koriander, gehackt

Den Backofen auf 200 Grad vorheizen.

Das Kokosfett in einer ofenfesten Pfanne schmelzen. Die Schalotte mit dem Currypulver auf kleiner Hitze anbraten, bis sie leicht braun wird; dabei ständig umrühren, damit das Currypulver nicht anbrennt. Den Kürbis hinzufügen und 1 Minute unter ständigem Rühren erhitzen. Die Zucchini unterrühren und die Pfanne von der Herdplatte nehmen.

Das Gemüse etwas abkühlen lassen, dann Linsen, Spinatblätter und Frühlingszwiebeln hinzufügen und gut umrühren.

Die Mandelmilch mit Eiern, Salz, Pfeffer und Koriander mixen und über das Gemüse in der Pfanne gießen. Das Gemüse mit einem Löffelrücken glatt streichen und die Frittata im vorgeheizten Backofen 20 Minuten backen.

Aus dem Backofen nehmen und auf eine Platte stürzen. Sofort zusammen mit den gebratenen Kirschtomaten (Rezept siehe unten) servieren.

🅿 Geschmorte Kirschtomaten mit Ahornsirup und Chili

Süße Chilisauce ist das moderne Ketchup – hier stelle ich meine Version vor. Sie ist ganz einfach zu machen und in ein paar Minuten fertig, und es sind keinerlei Konservierungsstoffe darin enthalten. Und sie passt zu fast allem.

Für 4 Portionen
- 1 große Chilischote, entkernt, fein gehackt
- 3–4 EL Ahornsirup
- 200 g Kirschtomaten am Zweig

Den Backofen auf 200 Grad vorheizen.

Wasser in einem kleinen Topf zum Kochen bringen. Die gehackte Chilischote 1 Minute blanchieren. In ein Sieb abschütten und unter fließendem kaltem Wasser abschrecken. Die Chilischote auf die gleiche Art noch zwei Mal in frischem Wasser blanchieren und abkühlen. Abtropfen lassen.

Chili und Ahornsirup mixen.

Die Tomaten in eine ofenfeste Form legen und mit der Chili-Ahorn-Mischung beträufeln. Im vorgeheizten Backofen 8 Minuten schmoren.

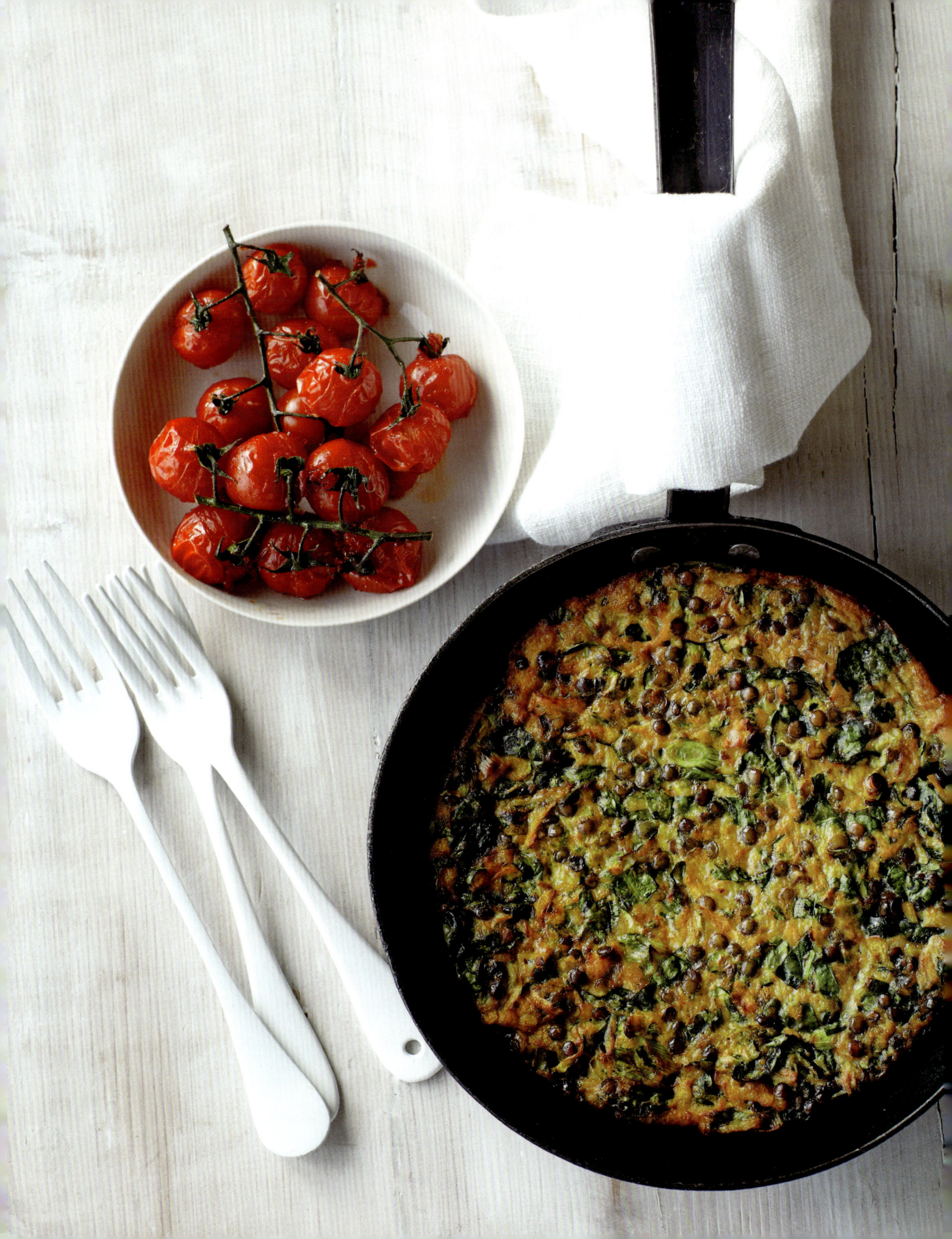

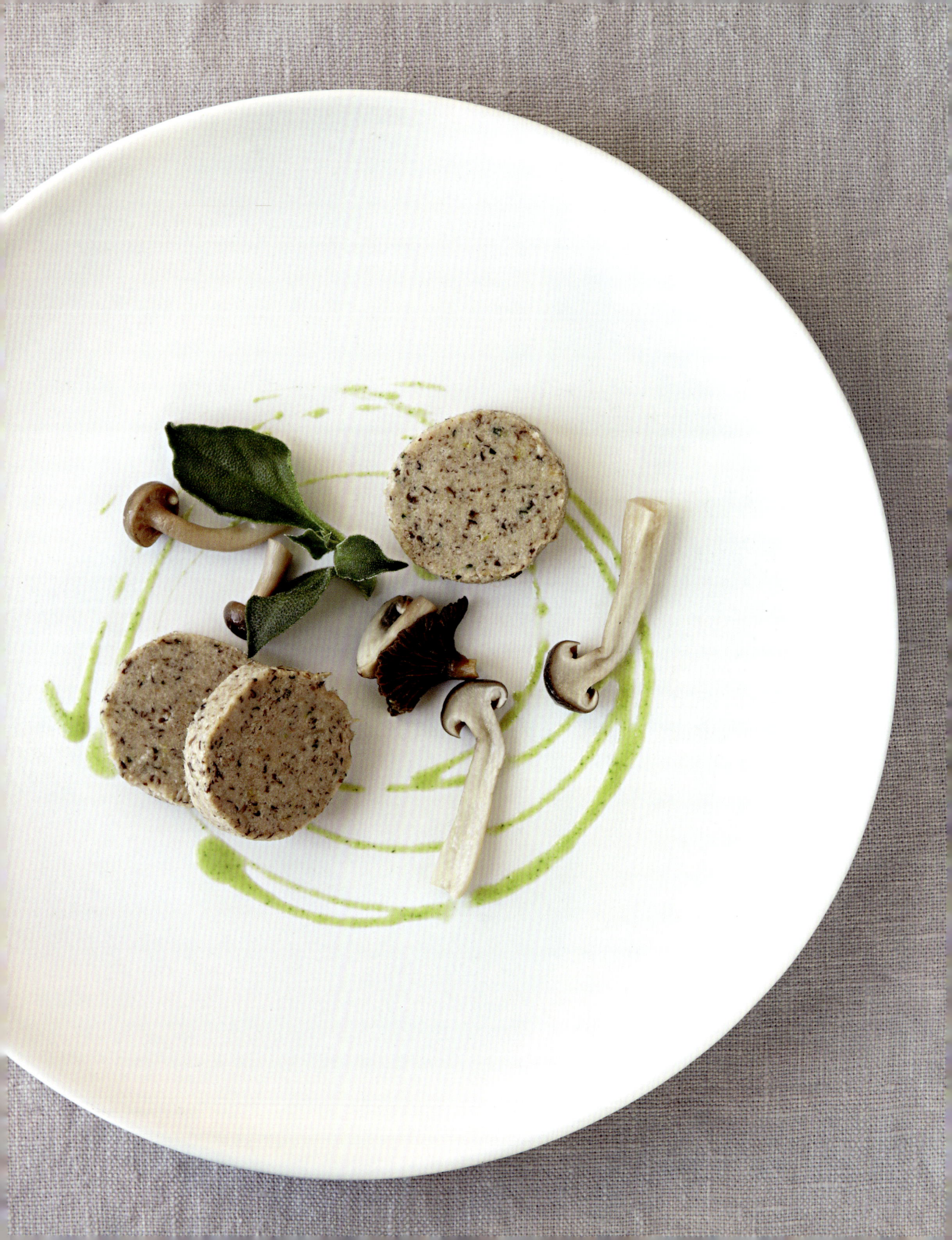

Pilzmousse mit eingelegten Pilzen

Shiitakepilze mit ihrem köstlichen Aroma liefern viel pflanzliches Protein und sind die Pilze, die die Immunabwehr am meisten stärken. Dieses Gericht ist ideal, wenn Sie etwas Leichtes essen und gleichzeitig die Grundprinzipien des Darm-Ernährungsplans befolgen wollen, wonach zu jeder Mahlzeit Protein gegessen werden sollte. Die Pilze können auch ohne Madeira zubereitet werden.

Für 6 Portionen
50 g Butter
3 kleine Schalotten, fein geschnitten
1 Knoblauchzehe, fein geschnitten
1 EL Thymianblättchen
150 g Shiitakepilze
100 ml Wasser
70 ml Madeira
40 g eingelegte Pilze
(siehe Rezept unten)
einige Salatblätter zum Servieren
Walnuss-Estragon-Schalotten-Dressing (siehe Seite 212)

Eine Pfanne mittelheiß erhitzen. 1 Esslöffel Butter schmelzen und die Schalotten goldbraun dünsten. Knoblauch und Thymian hinzufügen und noch 1 Minute dünsten. Pilze und Wasser in die Pfanne geben. Die Temperatur zurückschalten und die Pilze zugedeckt 10 Minuten dämpfen. Den Deckel abnehmen, den Madeira zugießen und bei großer Hitze einkochen, bis die Pilze goldbraun sind und die Flüssigkeit ganz verdampft ist.
Die Pilzmischung mit der restlichen Butter im Mixer pürieren, bis eine weiche Paste entstanden ist.
Ein großes Stück Frischhaltefolie auf die Arbeitsfläche legen und die Pilzmischung mit dem Löffel auf die Folie geben. Mithilfe der Folie zu einer Wurst aufrollen, beide Enden der Frischhaltefolie gut festdrehen.
Die Mousse im Kühlschrank einige Stunden durchkühlen lassen.
Die Mousse in 1 cm dicke Scheiben schneiden und mit den eingelegten Pilzen und Salatblättern auf Tellern anrichten. Mit Walnuss-Estragon-Schalotten-Dressing beträufeln.

Eingelegte Pilze

Diese eingelegten, gebeizten Pilze passen zu einer ganzen Reihe von gekochten Gerichten und Salaten.

Für 8 Portionen
180 g Pilze (z. B. Shiitake, Austernpilze, Pfifferlinge oder Totentrompeten)

Für die Beize:
150 ml Apfelessig
250 ml Wasser
3 Zweige Rosmarin
1 TL Pfefferkörner
6 Lorbeerblätter
4 Gewürznelken
2 Schalotten, in Scheiben geschnitten
2 Knoblauchzehen, geschält, zerdrückt
1 Prise Salz
500 ml Olivenöl zum Bedecken

Für die Beize Apfelessig und Wasser mit Rosmarinzweigen, Pfefferkörnern, Lorbeerblättern, Gewürznelken, Schalotten, Knoblauch und Salz aufkochen und auf die Hälfte einkochen. Von der Herdplatte nehmen.
Die Pilze sorgfältig putzen und 10 Sekunden in kochendem Salzwasser blanchieren. Unter fließendem kaltem Wasser abschrecken, abtropfen lassen und dann in die warme Beize einlegen.
Beiseitestellen und auf Raumtemperatur abkühlen lassen.
Sobald sie vollständig abgekühlt sind, die Pilze aus der Beize nehmen und in einem Sieb abtropfen lassen. Die Pilze in ein sterilisiertes Einmachglas geben und mit Olivenöl bedecken. Zugedeckt im Kühlschrank halten sich diese Pilze bis zu einem Monat.

P Gegrillter Spargel mit pochiertem Ei

Spargel enthält viele B-Vitamine, er wirkt stimulierend auf die Nieren und hat antibakterielle Eigenschaften. Durch das starke Anbraten in der Grillpfanne behält er seine knackige Textur, und zusammen mit Eiern wird er zum idealen Brunch-Gericht oder kleinen Mittagessen. Die grüne Salsa liefert zusätzlich viel Eisen.

Für 4 Personen
1 Bund grüne Spargel (1 kg), holzige Enden entfernt, unteren Teil der Stangen mit dem Sparschäler geschält
1 EL geklärte Butter (Ghee), geschmolzen
2 TL Apfelessig
4 Eier

Für die grüne Salsa:
½ Kopf Brokkoli, Röschen (80 g)
1 große Handvoll Spinatblätter
einige Zweige Basilikum
2 EL Haselnüsse, geröstet
2 Knoblauchzehen, in der Pfanne oder im Ofen geröstet
5 EL Olivenöl
Salz und gemahlener schwarzer Pfeffer

Für die grüne Salsa den Brokkoli in kochendem Wasser 1 Minute blanchieren. Unter fließendem kaltem Wasser abschrecken und gut abtropfen lassen. Den Brokkoli zusammen mit den anderen Zutaten mit dem Pürierstab zu einer weichen Masse pürieren. So viel kaltes Wasser hinzufügen, bis sie ungefähr die Konsistenz von Schlagrahm hat.

Die Spargel vor dem Braten in der geschmolzenen Butter wenden. Eine Grillpfanne stark erhitzen, die Spargel in die Pfanne legen, mit Salz und Pfeffer würzen. Eine zweite Pfanne oder einen flachen Deckel auf die Spargel legen, sodass sie gleichzeitig dämpfen und grillen. Auf jeder Seite 1–2 Minuten grillen, dann aus der Pfanne nehmen.

Wasser in einem Topf zum Kochen bringen. Den Essig hinzufügen, die Eier aufschlagen, vorsichtig ins leicht kochende Wasser gleiten lassen und 3 Minuten pochieren (zum Vorgehen siehe Seite 73). Die warmen Spargel mit der grünen Salsa auf Tellern anrichten und jeweils 1 pochiertes Ei darauf platzieren. Das Ei mit Salz und Pfeffer bestreuen und sofort servieren.

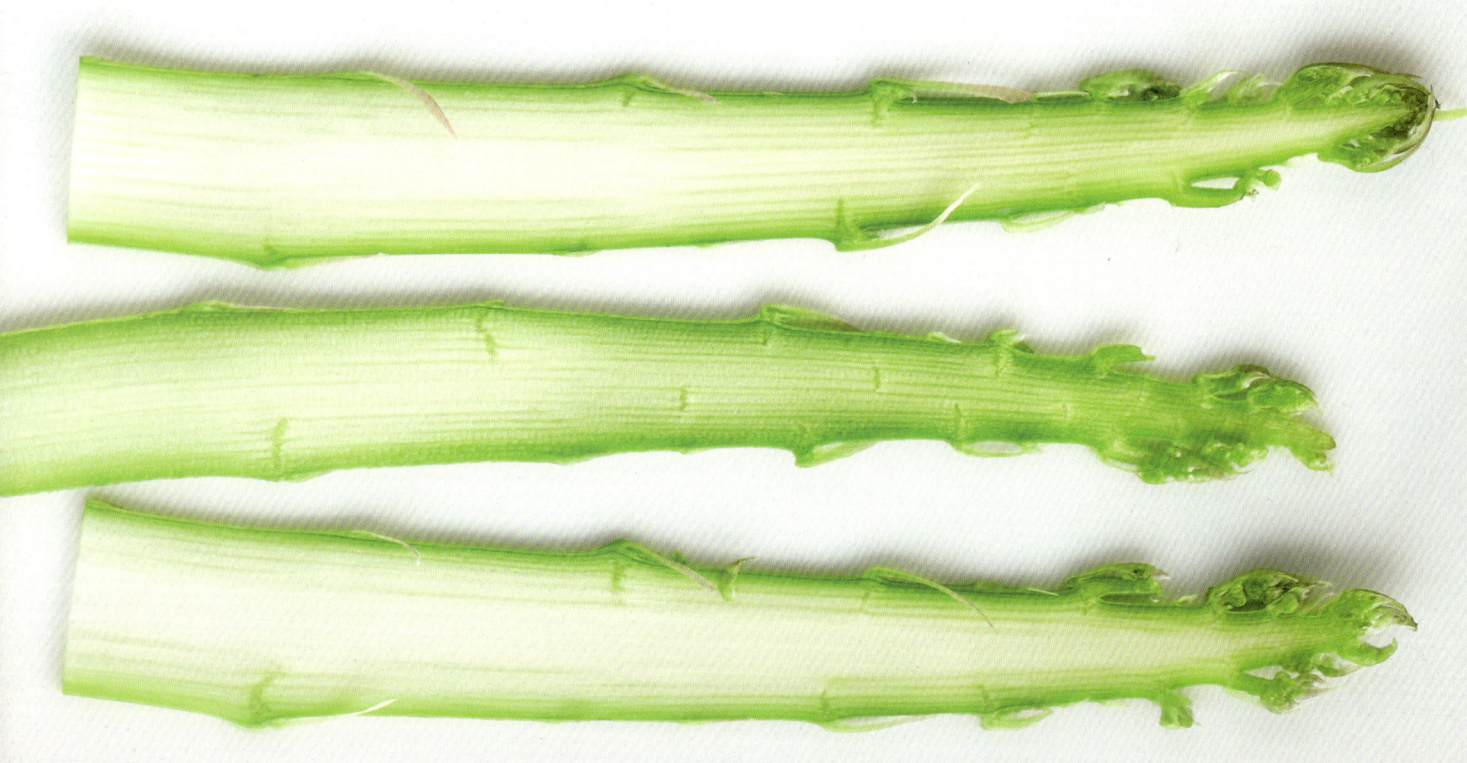

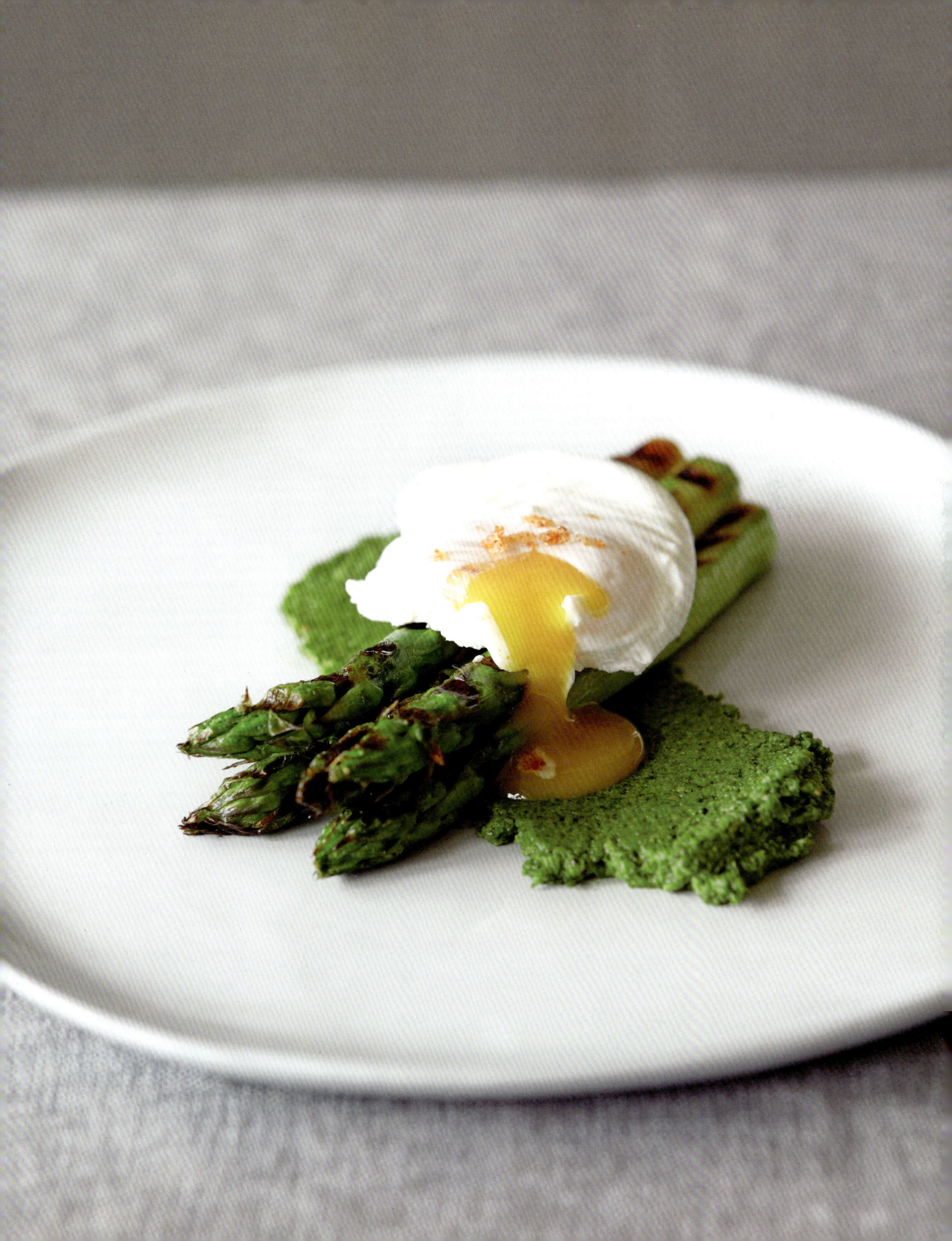

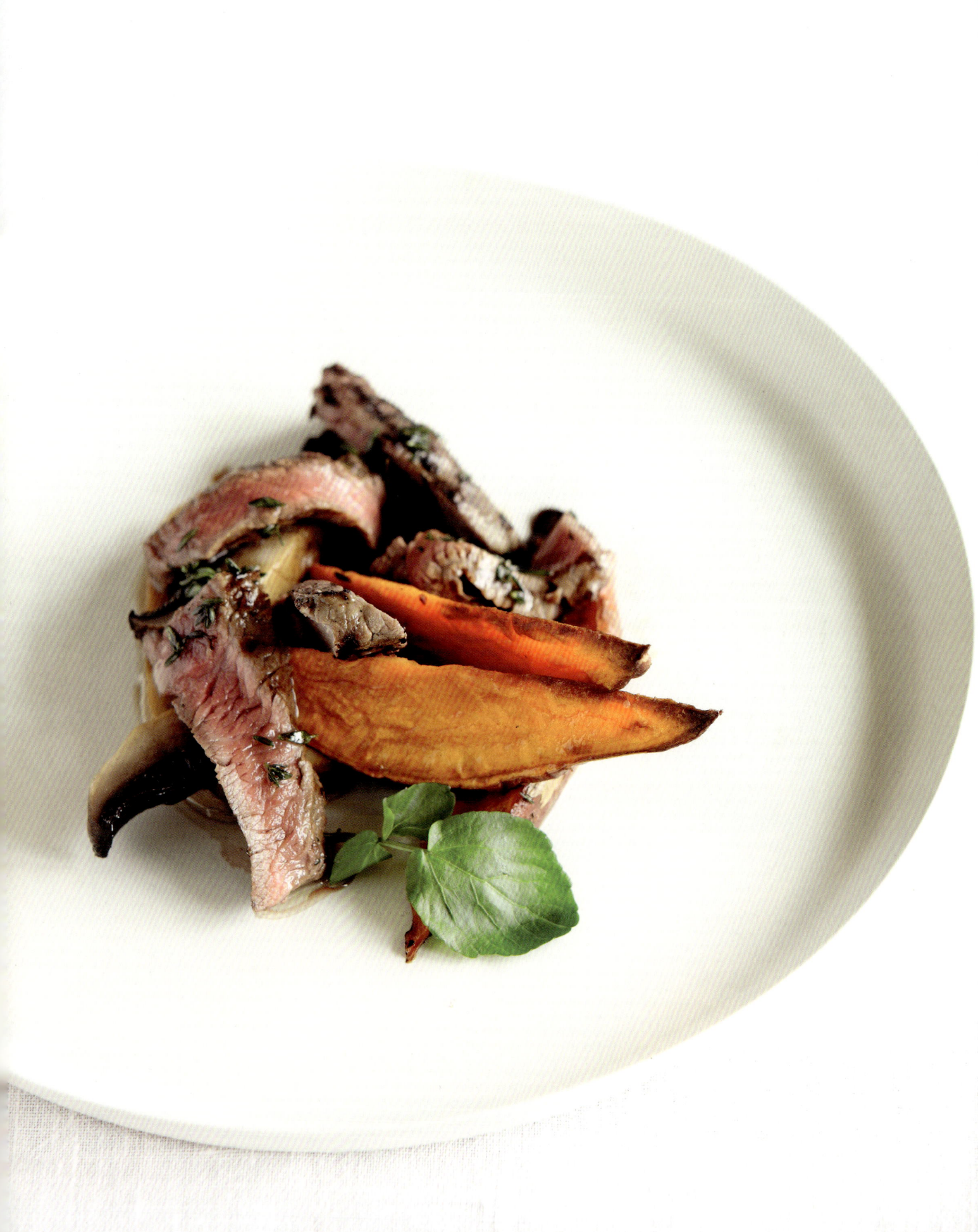

Hauptgerichte für die Folgephase

In der Folgephase steht Ihnen eine größere Auswahl an Wurzelgemüse, Sprossen und Getreide zur Verfügung. Süßkartoffeln, Pastinaken, Amarant, Buchweizen, Hirse, Quinoa, Dinkel und Bulgur bringen mehr Abwechslung in den Speiseplan. Die folgenden Gerichte zeigen Ihnen, welche kreativen und schmackhaften Gerichte damit möglich sind.

P+ Mariniertes Rindersteak mit Süßkartoffelschnitzen

Diese Marinade ist die Krönung für ein schmackhaftes Stück Fleisch vom Weiderind. Durch das kräftige Anbraten und die anschließende Ruhezeit wird das Fleisch besonders geschmackvoll, es bleibt zart und saftig. Sie können es auch gut kalt mit einem Salat servieren oder als Lunch zur Arbeit mitnehmen.

Für 4 Personen
4 Rindersteaks à 150 g (z. B. Rib-Eye aus der Hochrippe)
3 EL geklärte Butter (Ghee)
4 große weiße oder braune Champignons, in dünne Scheiben geschnitten
Brunnenkresseblätter zum Garnieren

Für die Marinade:
Einige Zweige Thymian, Blätter grob gehackt
2 TL frischer Meerrettich, gerieben
1 Knoblauchzehe, geschält, zerdrückt
1 EL flüssiger Honig
4 TL Tamari (glutenfreie Sojasauce)
4 EL Wasser

Für die Süßkartoffelschnitze:
2 kleine Süßkartoffeln, gewaschen
1 EL Butter
Saft von 1 Zitrone
Salz und gemahlener schwarzer Pfeffer

Für die Marinade alle Zutaten glatt mixen. Die Steaks auf einen Teller legen und mit der Marinade beträufeln. Zugedeckt im Kühlschrank mindestens 4 Stunden oder am besten über Nacht marinieren lassen.
Den Backofen auf 190 Grad vorheizen.
Die Süßkartoffeln in etwa 1 cm dicke Schnitze schneiden und in eine Schüssel legen. Die Butter in einem kleinen Topf schmelzen, den Zitronensaft zugießen, salzen und pfeffern. Die Buttermischung zu den Kartoffelschnitzen gießen und gut vermischen. Die Kartoffeln auf ein mit Backpapier belegtes Blech legen und im vorgeheizten Ofen 20–25 Minuten goldbraun backen.
In der Zwischenzeit eine Grillpfanne stark erhitzen und die Steaks auf jeder Seite 1½ Minuten kräftig anbraten, damit sich die schmackhaften Röststoffe bilden. Je nach gewünschtem Garzustand die Steaks eventuell etwas länger braten. Dabei mehrmals mit der Marinade bestreichen. Aus der Pfanne nehmen und 10 Minuten ruhen lassen.
Inzwischen die Champignonscheiben in etwas geschmolzener Butter kurz anbraten.
Die Steaks in dünne Scheiben schneiden und zusammen mit den gebratenen Champignons und den Süßkartoffelschnitzen anrichten, mit Brunnenkresse garnieren.

NÄHRSTOFF-INFO
Meerrettichwurzel hat antibakterielle und antivirale Eigenschaften. Das Steak liefert reichlich Proteine und CLA (konjugierte Linolsäure), die die Gewichtsreduktion unterstützt.

Langsam gebratenes Lamm mit Harissa und Bohnen

Durch langsames Braten wird das Fleisch sehr zart, es bleibt saftig und das Aroma kann sich bestens entfalten. Sie können Harissa fertig kaufen oder diese scharfe Würzpaste (sehr gut übrigens auch in größerer Menge auf Vorrat) selbst herstellen; die Mühe dafür lohnt sich. Zusammen mit den Bohnen ist dies eine vollständige Mahlzeit. Sie können das Fleisch aber auch kalt mit einem blanchierten Gemüsesalat essen.

Für 6 Personen
- 300 g getrocknete Limabohnen, über Nacht in Wasser mit etwas Zitronensaft eingeweicht
- 1½ kg Lammschulter, ohne Knochen
- 1 große rote Zwiebel, in Scheiben geschnitten
- ½ Bund Thymian
- 700 ml Hühnerbrühe (Rezept Seite 44)
- Salz und gemahlener schwarzer Pfeffer

Für die Harissa:
- 1 große rote Paprikaschote
- 1 kleine Zwiebel, geschält
- 2 Knoblauchzehen, ungeschält
- Olivenöl zum Beträufeln
- ½ TL gemahlener Kreuzkümmel
- 2 EL Zitronensaft
- 4 TL Apfelessig
- 1 Prise geräuchertes Paprikapulver
- ½ TL gemahlener Koriander
- 1 Prise gemahlener Kümmel
- 1 rote Chilischote, entkernt
- 60 ml Chia-Öl
- 2 EL Minze, gehackt
- 1 TL getrocknete Rosenblätter
- 1 Prise Salz

Die über Nacht eingeweichten Bohnen abtropfen lassen und in einen Topf geben. Mit Wasser bedecken und aufkochen. Ohne Deckel 30 Minuten sprudelnd kochen, dann zum Abtropfen in ein Sieb schütten. Keine Sorge, wenn die Bohnen noch nicht weich sind, sie werden anschließend fertig gegart.

Den Backofen auf 180 Grad vorheizen.

Für die Harissa Paprika, Zwiebel und Knoblauchzehen auf ein Backblech legen und mit Olivenöl beträufeln. Im vorgeheizten Ofen ungefähr 30 Minuten weich garen. Beiseitestellen und abkühlen lassen. Dann die Paprika halbieren, Stielansatz, weiße Innenhäute und Samen entfernen und die Haut abziehen. Den Knoblauch aus den Schalen drücken. Alle Zutaten für die Harissa, einschließlich Paprika, Zwiebel und Knoblauch, im Mixer zu einer weichen Paste pürieren.

Die Backofentemperatur auf 150 Grad reduzieren. Die Lammschulter kreuzweise einschneiden und mit der Hälfte der Harissapaste einreiben.

Die vorgegarten Bohnen, Zwiebel, Thymianzweige und Hühnerbrühe in eine ofenfeste Form geben. Die Lammschulter darauflegen und im vorgeheizten Backofen 3½ Stunden braten.

Die Lammschulter aus dem Ofen nehmen, auf ein Schneidbrett legen und mit Alufolie zugedeckt kurz ruhen lassen. Eventuell auf den Bohnen schwimmendes Fett sorgfältig abschöpfen. Die Bohnen mit der restlichen Harissa vermischen und nach Geschmack mit Salz und Pfeffer abschmecken.

Das Lammfleisch in Scheiben schneiden und mit den heißen Bohnen servieren.

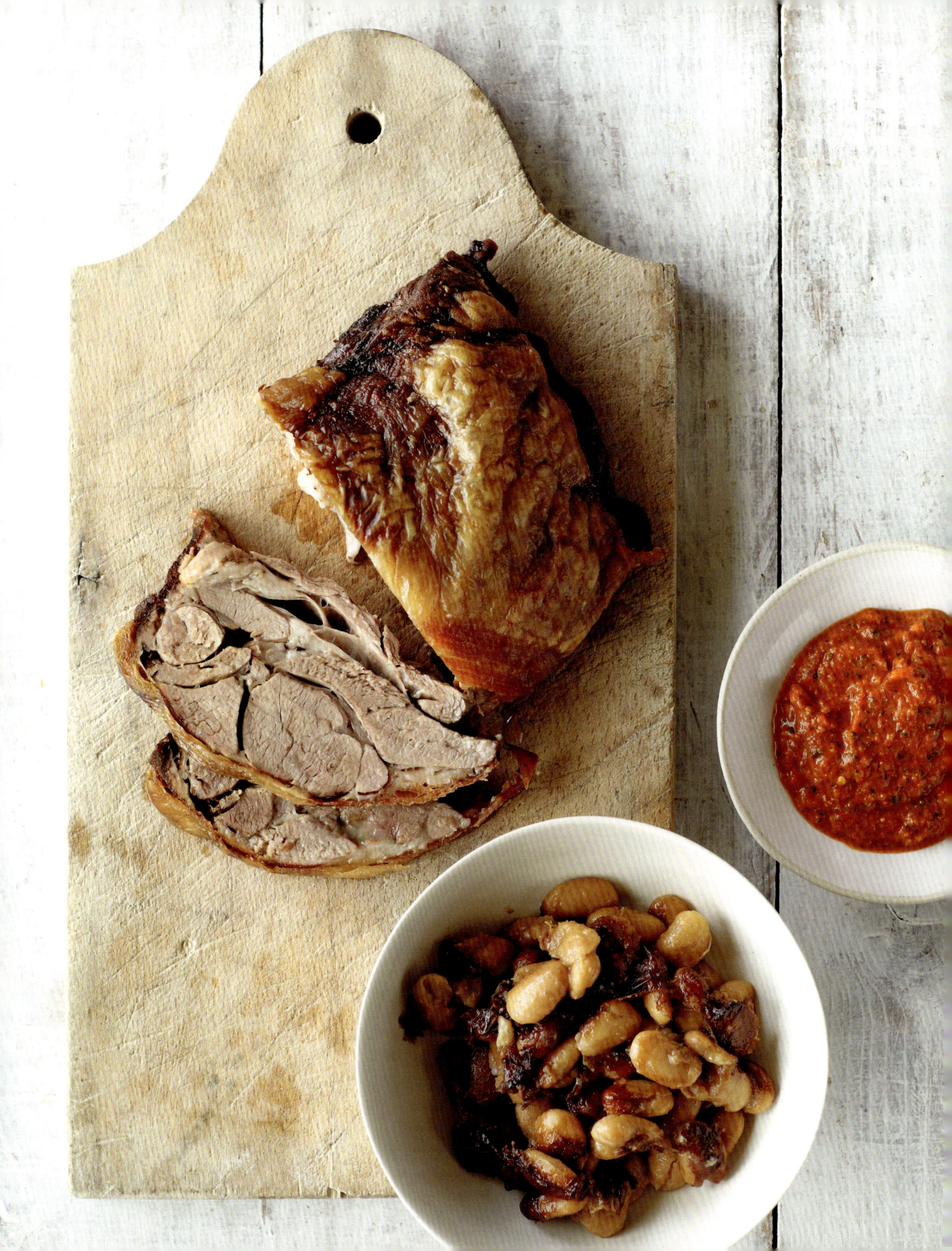

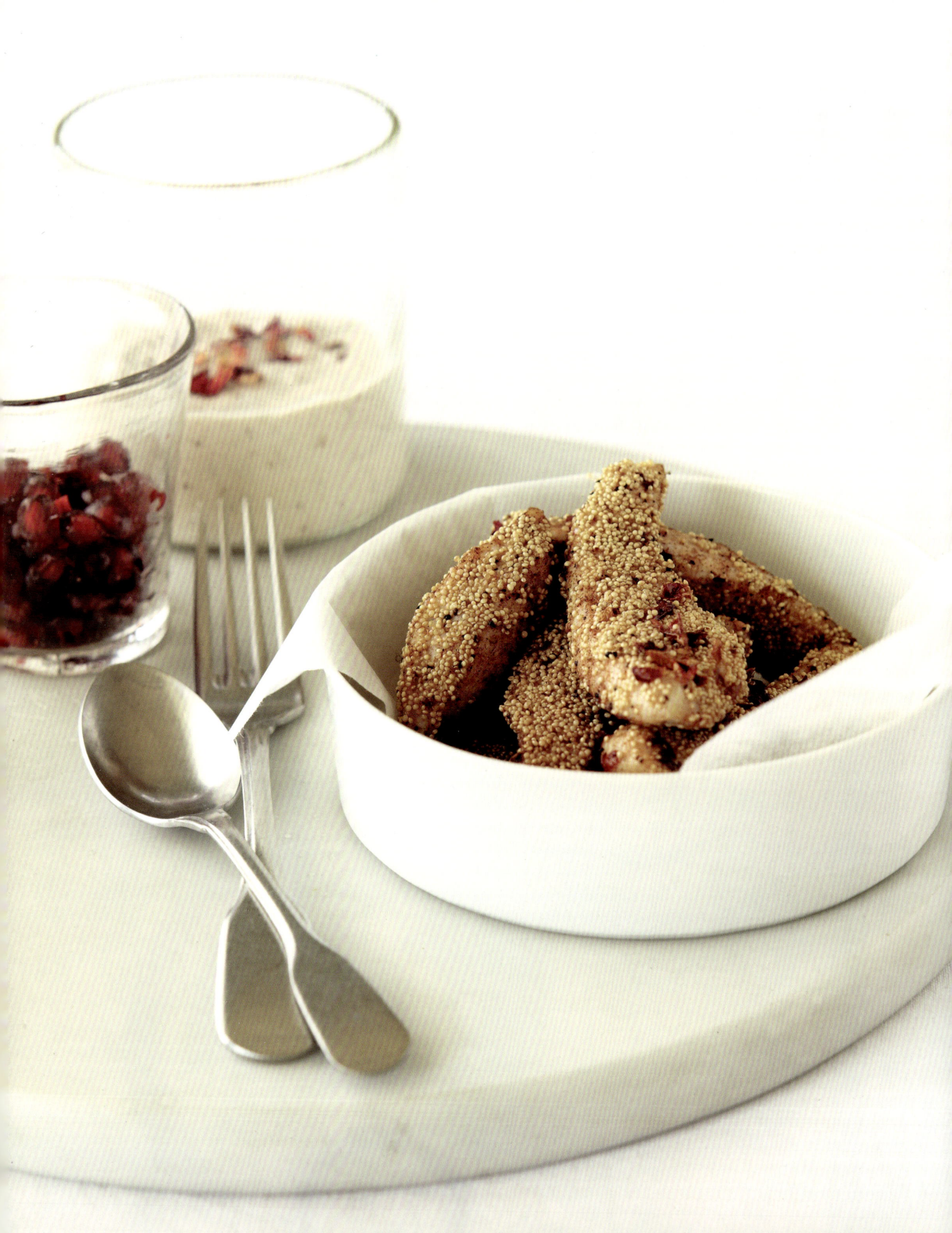

P+ Hähnchenstreifen in Amarant mit Granatapfel-Feigen-Joghurt

Amarant ist ein glutenfreies Korn, das sich als wunderbar knusprige Hülle für Hühnerfleisch oder Fisch eignet. Ras el-Hanout sorgt für ein volles Aroma, und der Feigenjoghurt bringt natürliche Süße in dieses Gericht. Die Hähnchenstreifen können auch am Vortag zubereitet und kalt mit einem blanchierten Salat serviert werden.

Für 4 Portionen
400 g Hähnchenbrustfilet, in dünne Streifen geschnitten
1–2 EL Kokosfett
Granatapfelkerne zum Garnieren

Für die Panade:
40 g Amarant
1 Prise feines Meersalz
2 TL Ras el-Hanout

Für den Granatapfel-Feigen-Joghurt:
150 ml Granatapfelsaft
80 ml Orangensaft
2–3 getrocknete Feigen, fein geschnitten
1 Prise Ras el-Hanout
etwas Minze, fein gehackt
etwas Koriander, fein gehackt
3–4 EL selbst fermentierter Joghurt (siehe Seite 52)

Für die Panade den Amarant in einer heißen Pfanne ohne Fett 30 Sekunden rösten, bis die Körner aufspringen. In einer Schüssel oder einem tiefen Teller mit Salz und Ras el-Hanout vermischen. Die Fleischstücke einzeln in der Panade wenden, überschüssige Panade abschütteln. Bis zum Braten zugedeckt im Kühlschrank bereithalten.

Für den Feigenjoghurt Granatapfelsaft und Orangensaft in einen Topf geben. Die Feigen hinzufügen, aufkochen und auf mittlerer Hitze kochen, bis die Flüssigkeit fast vollständig verdampft und sirupartig eingekocht ist. Von der Herdplatte nehmen und abkühlen lassen. Den Feigensirup mit Ras el-Hanout, Minze, Koriander und Joghurt vermischen.

Die Hähnchenstreifen in Kokosfett auf mittlerer Hitze von jeder Seite etwa 2 Minuten ausbacken, bis sie goldbraun und gar sind.

Die Hähnchenstreifen sofort mit Feigenjoghurt und Granatapfelkernen servieren.

NÄHRSTOFF-INFO
Amarant war bereits in präkolumbianischer Zeit bei den Azteken bekannt und weit verbreitet. Er ist reich an Calcium, Magnesium und Eisen, die alle für Vitalität sorgen und für die Herzgesundheit äußerst wichtig sind. Außerdem enthält er Vitamin B6, das die Heilung und Regeneration des Darms unterstützt.

P+ Flusskrebs-Frikadellen in knuspriger Linsenhülle mit Kokosnuss und Mango

Mit diesem Rezept heben Fischfrikadellen in eine ganz andere Dimension ab. Die asiatischen Aromen verleihen ihnen Frische und pikanten Geschmack. Linsen und schwarze Sesamsamen ergeben eine sehr gute Panade, die weder Gluten noch Zucker enthält. Machen Sie am besten gleich die doppelte Menge davon und bewahren Sie die Frikadellen im Kühlschrank auf.

Für 4 Portionen
- 100 g gekochte Flusskrebsschwänze, aus der Schale gelöst, trocken getupft
- 100 g weißes Fischfilet (Kabeljau, Seelachs oder Schellfisch), ohne Haut und Gräten
- 1 EL frischer Ingwer, geschält, fein gewürfelt
- 1 Stängel Zitronengras, geschält, fein gehackt
- 2 Frühlingszwiebeln, fein gehackt
- 1 rote Chilischote, entkernt, fein gehackt
- 20 g Koriander, nur die Stängel, fein gehackt
- abgeriebene Schale von ½ Limette
- 2 EL Thai-Fischsauce (Nam pla)

- 30 g Kokosfett zum Frittieren
- 50 g rote Spaltlinsen, in der Gewürzmühle oder im Blitzhacker gemahlen
- 1 Prise schwarze Sesamsamen

Für die Kokossauce:
- 200 ml Kokosmilch
- ½ rote Chilischote, fein gehackt
- 3 TL frischer Ingwer, geschält, gerieben
- 5 EL Limettensaft
- 1 TL flüssiger Honig
- 2 EL Thai-Fischsauce (Nam pla)

Für den Mangosalat:
- 1–2 Mangos, geschält, Fruchtfleisch 1 cm groß gewürfelt
- etwas Koriander und Minze, fein gehackt
- 2 Frühlingszwiebeln, fein geschnitten
- 1 TL Limettensaft
- 2 TL Olivenöl

Für die Frikadellen das Flusskrebsfleisch mit dem Fischfilet hacken, sodass beides gut vermischt ist. In eine große Schüssel geben, Ingwer, Zitronengras, Frühlingszwiebeln, Chili, Koriander, Limettenschale und Fischsauce hinzufügen. Alles gut vermischen, in 8 Portionen aufteilen und daraus Frikadellen formen. Bis zum Frittieren zugedeckt im Kühlschrank aufbewahren.

Für die Kokossauce alle Zutaten in einem kleinen Topf mit dickem Boden stark erhitzen und auf ein Drittel einkochen. Beiseitestellen und warm halten.

Für den Mangosalat alle Zutaten in einer Schüssel vorsichtig miteinander vermischen.

Zum Frittieren der Frikadellen das Kokosfett in einer Bratpfanne auf mittlerer Hitze schmelzen. Die gemahlenen Linsen mit den Sesamsamen vermischen und die Frikadellen darin wenden. Im heißen Fett auf jeder Seite 2 Minuten goldbraun frittieren. Die Frikadellen auf Küchenpapier abtropfen lassen, zusammen mit der Kokossauce und dem Mangosalat servieren.

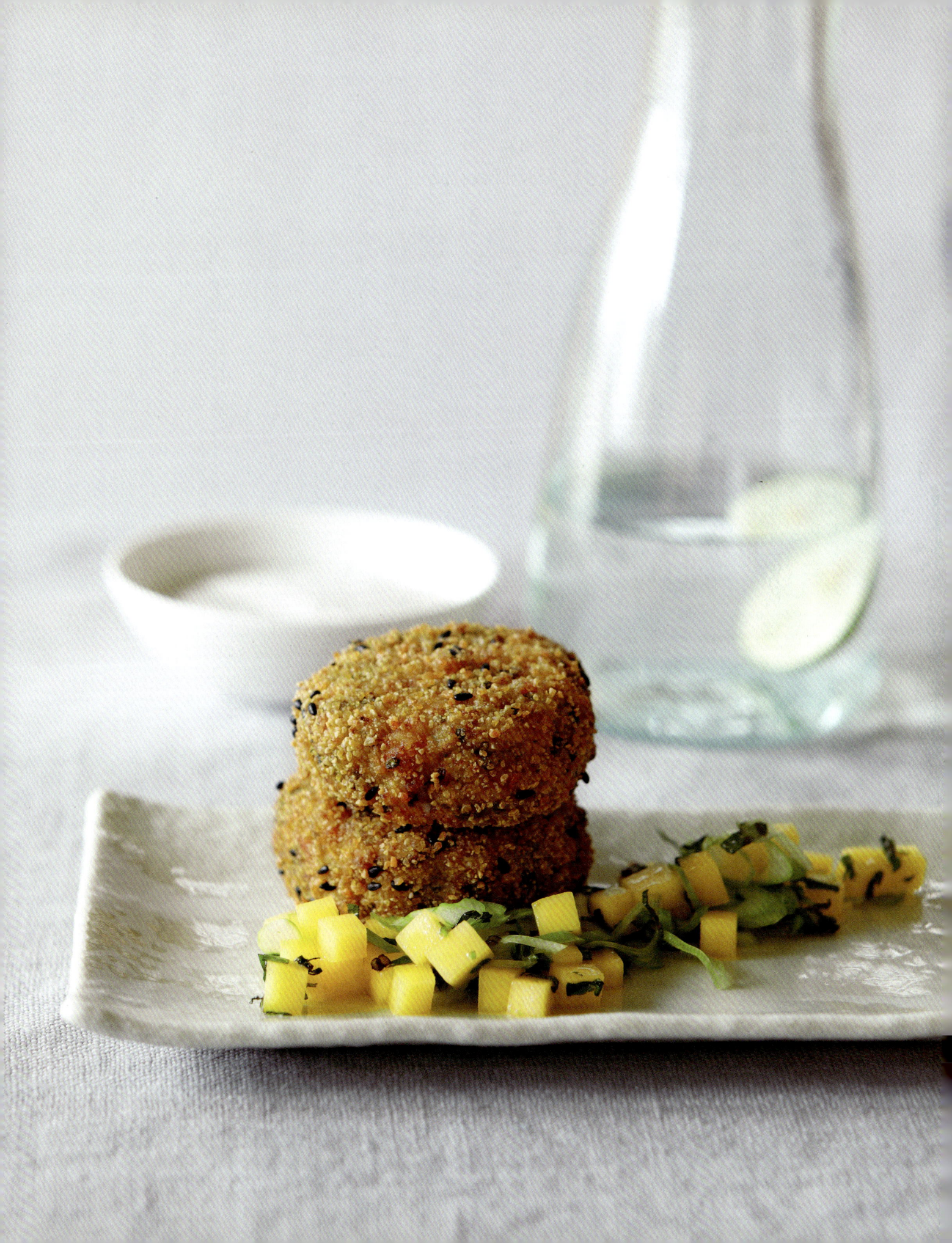

P+ Lachsrolle mit Bulgursalat und Tapenade

Ein Essen wie im Sterne-Restaurant, das sich auch bestens für eine Einladung eignet, aber viel einfacher zuzubereiten ist, als es aussieht. Die Tapenade und der Bulgursalat werden bereits am Vortag zubereitet und im Kühlschrank aufbewahrt. Der Lachs sollte am selben Tag gegart und verzehrt werden. Er kann auch kalt mit einem blanchierten Salat zum Mittagessen gegessen werden.

Für 4 Portionen
- 2 TL Salz
- 1 EL flüssiger Honig
- 200 ml warmes Wasser
- 300 g frisches Lachsfilet
- Walnuss-Estragon-Schalotten-Dressing (siehe Seite 212)

Für die Tapenade:
- 200 g schwarze Oliven (Nizza- oder Kalamata-), entsteint
- 1 Knoblauchzehe
- 80 ml Olivenöl
- 3–4 EL Kapern (50 g)
- 1 Bund Petersilie
- 20 g Anchovisfilets
- 4 TL Zitronensaft
- gemahlener schwarzer Pfeffer
- 50 g Walnusskerne, trocken geröstet
- 1 EL scharfer Senf

Für den Bulgursalat:
- 50 g Bulgur
- 20 g rotes Quinoa
- etwas Petersilie und Minze, fein gehackt
- 1 EL Olivenöl
- 1 TL Zitronensaft
- 2 große Tomaten, gehäutet, entkernt, klein gewürfelt

Salz, Honig und warmes Wasser in einer großen Schüssel verrühren, bis sich das Salz auflöst. Beiseitestellen und ganz abkühlen lassen. Dann das Lachsfilet in das Salz-Honig-Wasser legen und 1 Stunde in den Kühlschrank stellen.

Das Lachsfilet aus der Marinade nehmen, auf ein Stück hitzebeständige Frischhaltefolie legen und mithilfe der Folie ganz eng aufrollen, wie eine Wurst. Die Enden der Frischhaltefolie fest verschließen und die Rolle in ein zweites Stück Frischhaltefolie wickeln.

Die Lachsrolle in einen Topf legen und mit kaltem Wasser bedecken. Einen kleinen Deckel zum Beschweren direkt auf die Lachsrolle legen, damit sie unter Wasser bleibt. Das Wasser auf großer Hitze zum Kochen bringen, dann den Topf von der Herdplatte ziehen und die Lachsrolle im Wasser abkühlen lassen; dabei muss sie ständig mit Wasser bedeckt sein. Nach dem Abkühlen die Lachsrolle herausnehmen und in der Frischhaltefolie im Kühlschrank lagern.

Für die Tapenade alle Zutaten im Mixer zu einer glatten Paste pürieren. Luftdicht verschlossen im Kühlschrank aufbewahren.

Für den Bulgursalat Bulgur und Quinoa 20 Minuten in kochendem Wasser garen. Unter fließendem kaltem Wasser abspülen und abtropfen lassen. Bulgur und Quinoa in einer kleinen Schüssel mit den anderen Zutaten für den Salat vermischen.

Die Lachsrolle in der Frischhaltefolie mit einem scharfen Messer in 4 Stücke schneiden, dann erst die Folie entfernen. Die Lachsstücke auf den Bulgursalat legen, mit etwas Dressing beträufeln und zusammen mit der Tapenade servieren.

KÜCHENTIPP
Der Trick bei der Herstellung der Lachsrolle ist, dass sie sehr fest in Frischhaltefolie eingewickelt wird. Damit sie nicht auseinanderfällt, darf die Folie erst entfernt werden, wenn die Lachsrolle erkaltet ist und die Form behält.

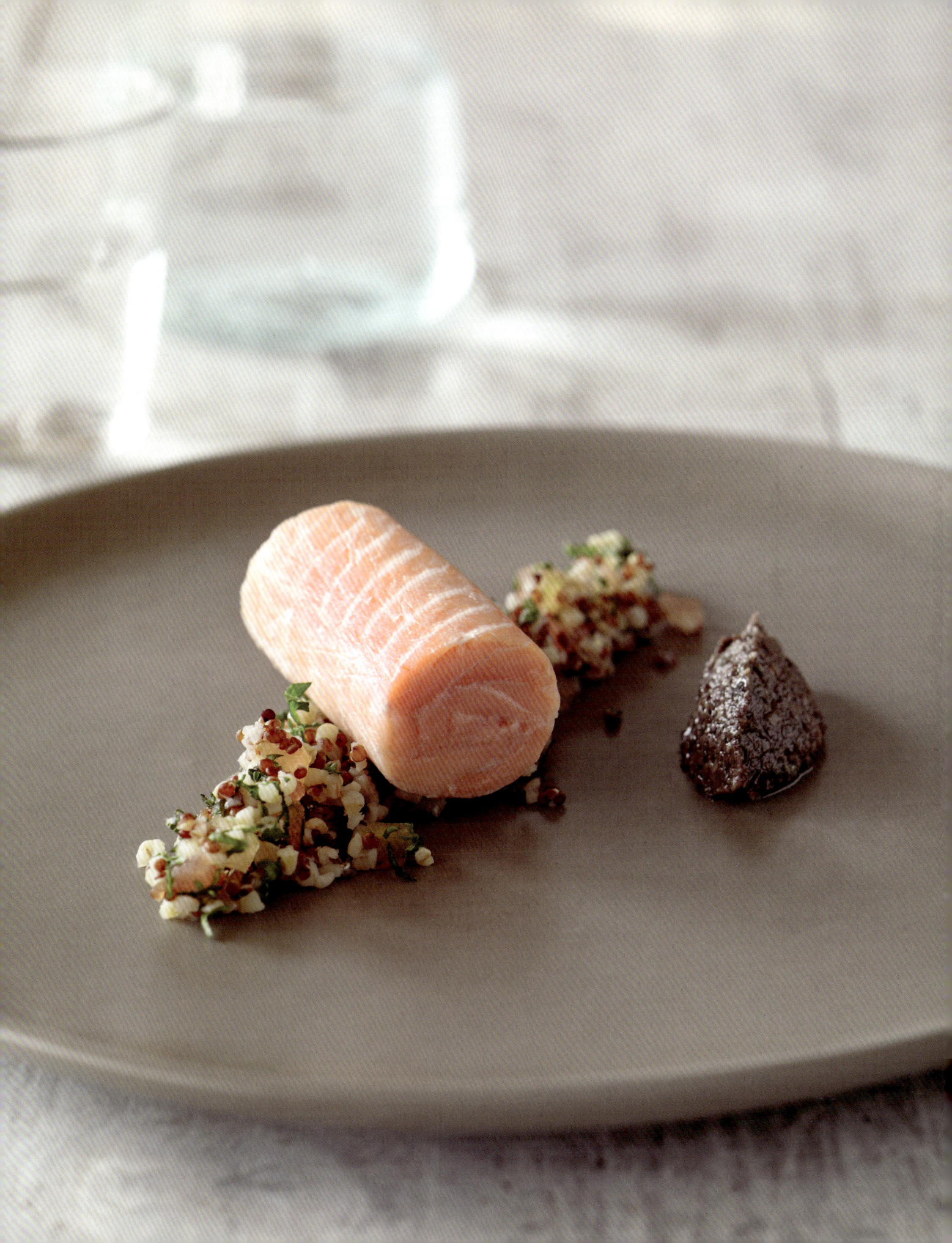

P+ Quinoafladen mit Limabohnen-Hummus und Tomatensalsa

Dieses vegetarische Gericht ist leicht zuzubereiten und enthält eine Menge pflanzlicher Vitamine. Sie können den Hummus auch auf Vorrat herstellen und im Kühlschrank aufbewahren. Die köstlichen Quinoafladen enthalten essenzielle Fettsäuren und Proteine.

Für 6 Portionen

Für den Hummus:
175 g getrocknete Limabohnen (Bohnenkerne), über Nacht in Wasser mit etwas Zitronensaft eingeweicht
abgeriebene Schale von ½ Zitrone
2 EL Zitronensaft
1 große Prise Salz
1 EL Tahin (Sesampaste)
3 EL Olivenöl extra vergine
1 Knoblauchzehe, fein geschnitten
1 TL gemahlener Kreuzkümmel
1 TL gemahlener Koriander
1 Bund frischer Koriander, fein geschnitten
5 EL kaltes Wasser

Für die Quinoafladen:
100 g Quinoamehl, zusätzlich etwas Mehl zum Bestäuben
50 g geschälte Hanfsamen
1 Prise Salz
½ TL Paprikapulver
1 TL Olivenöl
etwas warmes Wasser

Avocado-Tomaten-Salsa (siehe Seite 77)
1 kleine Handvoll Erbsensprossen

Für den Hummus die eingeweichten Bohnenkerne abtropfen lassen und in einen Topf geben. Mit frischem kaltem Wasser bedeckt langsam zum Kochen bringen, dann die Temperatur zurückschalten und 50 Minuten köcheln lassen, bis die Bohnen weich und gar sind. In ein Sieb schütten und beiseitestellen.

Zitronenschale, Zitronensaft, Salz und Tahin in einer kleinen Schüssel vermischen.

Olivenöl, Knoblauch, Kreuzkümmel und gemahlenen Koriander in einer Bratpfanne sanft erhitzen, bis der Knoblauch goldbraun ist. Von der Herdplatte nehmen und sofort die Zitronenmischung hinzufügen, damit der Knoblauch nicht zu stark nachgart (der Knoblauch darf nicht anbrennen, sonst wird er bitter).

Die gekochten Bohnen mit der Knoblauch-Zitronen-Mischung und dem frischen Koriander in einen hohen Becher geben und mit dem Pürierstab zu einer weichen Paste pürieren. So viel Wasser hinzufügen, bis eine geschmeidig-dicke Konsistenz erreicht ist. Der Hummus hält sich luftdicht verschlossen im Kühlschrank bis zu 4 Tage.

Für die Quinoafladen das Quinoamehl mit Hanfsamen, Salz und Paprikapulver in einer großen Schüssel mischen. Das Olivenöl mit etwas warmem Wasser verrühren und langsam unter die Quinoamischung rühren. Den Teig auf eine mit Quinoamehl bestäubte Arbeitsfläche geben und leicht kneten.

Den Teig in 8 Stücke teilen und diese jeweils rund oder oval ausrollen. Die Teigscheiben auf eine mit Pergamentpapier belegte Platte legen, mit Frischhaltefolie bedecken und bis zur Fertigstellung kühl stellen.

Eine große Pfanne mittelheiß erhitzen und die Fladen auf jeder Seite 1 Minute goldbraun backen.

Die Fladen warm mit Hummus, Avocado-Tomaten-Salsa und frischen Erbsensprossen servieren.

Variante
Sie können für den Hummus anstelle von Korianderkraut auch frisches Basilikum oder frische Minze verwenden, ganz nach Geschmack.

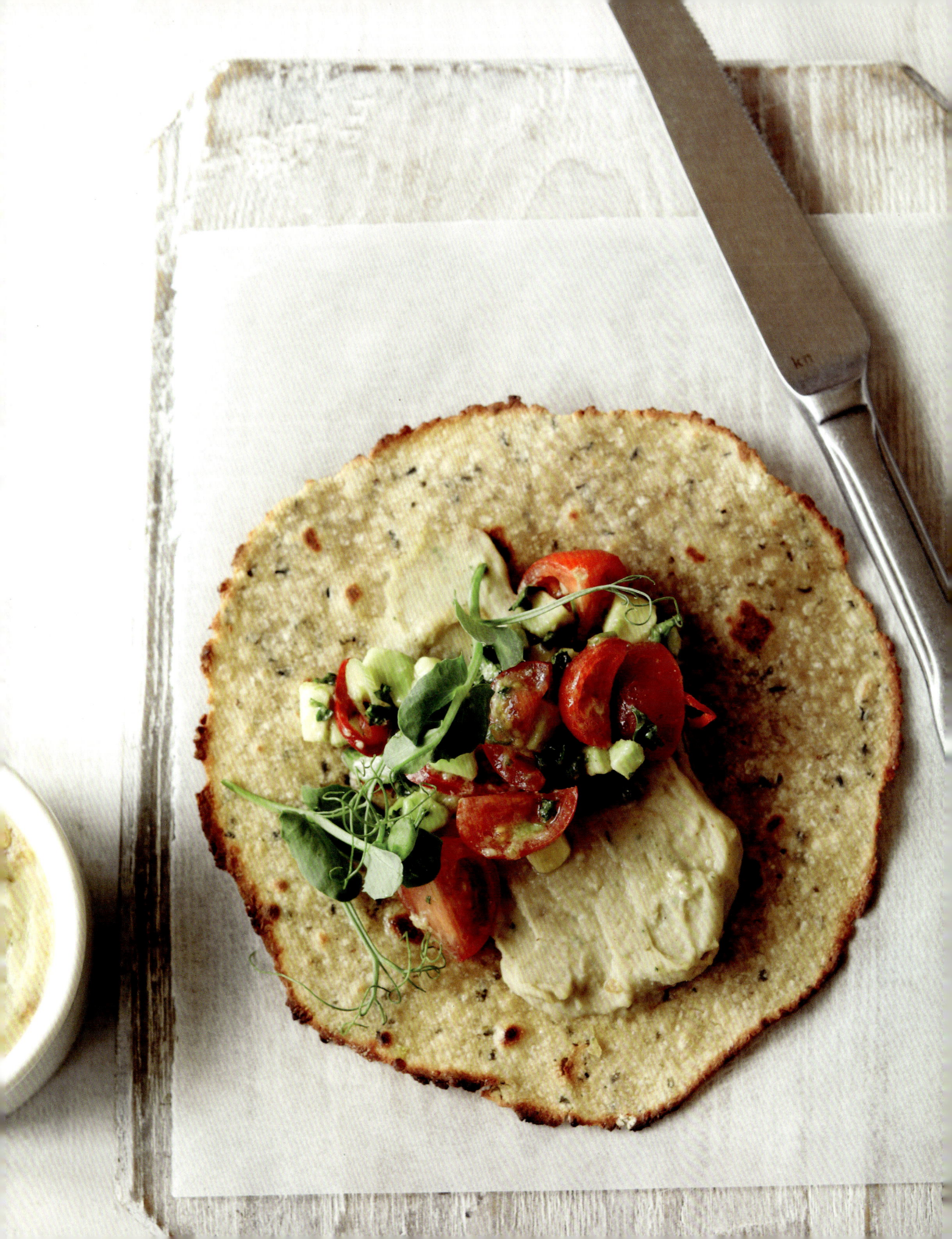

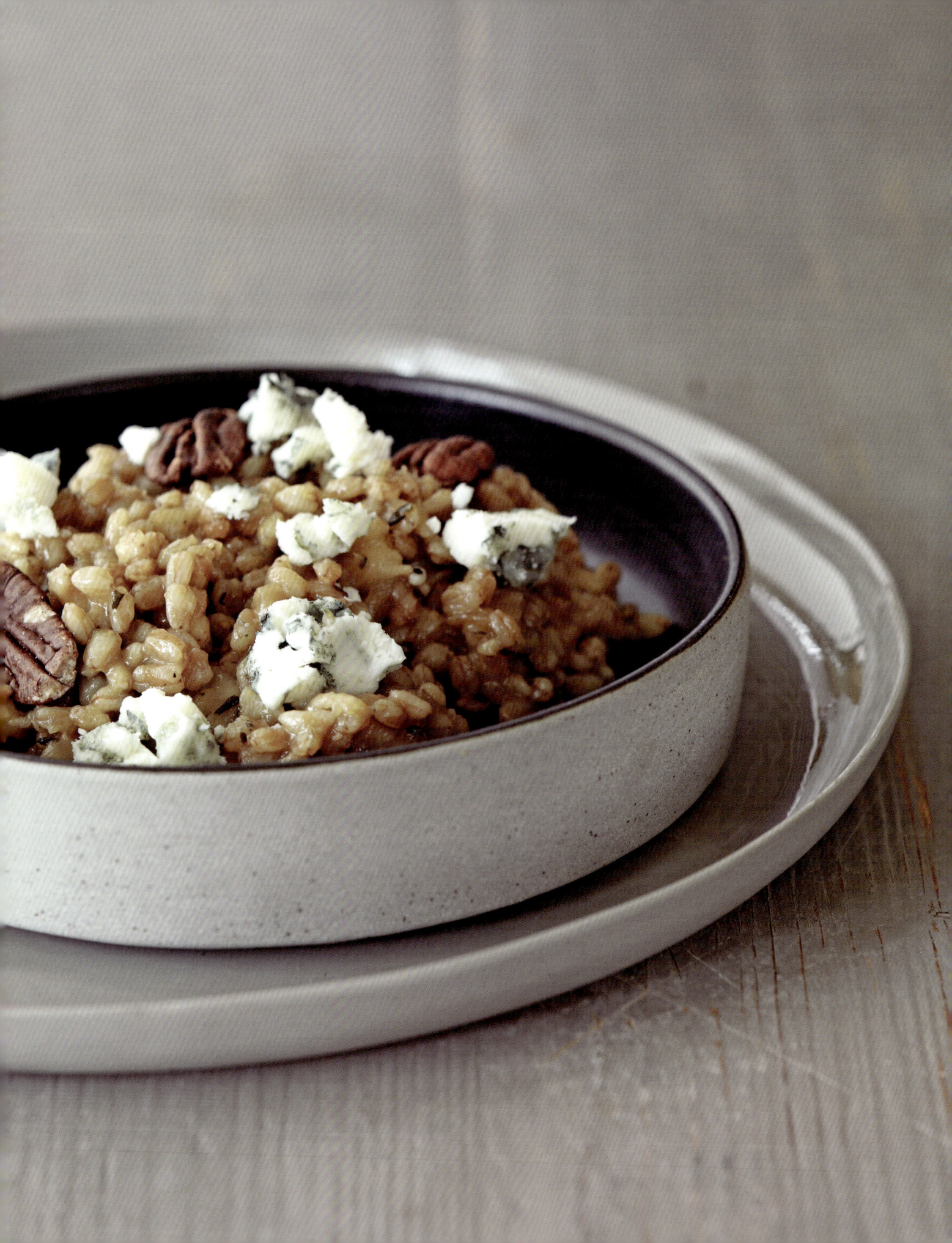

P+ Dinkelrisotto mit Knollensellerie, Spinat und Roquefort

Dinkel ist wunderbar nussig in Geschmack und Textur und eignet sich sehr gut für Risotto. Spinat und schmelzender Roquefort verleihen eine üppige Geschmacksfülle. Wenn Sie auch in der Folgephase Kuhmilch vermeiden wollen oder müssen, wählen Sie Käse aus Ziegenmilch. Der Risotto schmeckt übrigens auch kalt, zusammen mit einem blanchierten Salat, als Lunch fürs Büro.

Für 4 Portionen
- 250 g Dinkel
- 1 EL Butter
- 1 Schalotte, gehackt
- 200 g Knollensellerie, geschält, 2 cm groß gewürfelt
- einige Zweige Thymian, Blätter fein gehackt
- 75 ml trockener Weißwein
- 1 l heiße Hühnerbrühe (siehe Seite 44)

- 1 gute Handvoll Pekannüsse, halbiert
- 100 g junge Spinatblätter, gewaschen
- 100 g Roquefort, 1 cm groß gewürfelt
- gemahlener schwarzer Pfeffer

Den Dinkel 10 Minuten in kochendem Wasser einweichen, dann abschütten und abtropfen lassen.

Einen Topf mit dickem Boden mittelheiß erhitzen. Die Butter schmelzen und Schalotte, Sellerie und Thymian weich dünsten, ohne Farbe annehmen zu lassen. Den abgetropften Dinkel und den Weißwein hinzufügen und weiter kochen, bis der Weißwein auf ein Drittel eingekocht ist.

Einige Schöpflöffel der heißen Hühnerbrühe zugießen und auf mittlerer Hitze mit einem Holzlöffel rühren, bis die Flüssigkeit fast vollständig vom Dinkel aufgesogen ist. Nach und nach immer wieder wenig Hühnerbrühe hinzufügen, jeweils zum Köcheln bringen und dabei ständig rühren, bis der Dinkel gar ist. Gegen Ende der Kochzeit braucht der Risotto nicht mehr ständig gerührt zu werden. Die Zubereitung des Risottos dauert ungefähr 20 Minuten.

In der Zwischenzeit die Pekannüsse im 170 Grad heißen Backofen 8 Minuten rösten.

Den fertig gekochten Dinkelrisotto von der Herdplatte nehmen. Spinatblätter und Roquefortwürfel unterheben; der Spinat fällt dabei zusammen und der Roquefort schmilzt (nach Belieben können einige der Roquefortwürfel auch als Garnitur verwendet werden). Mit Pfeffer abschmecken und mit den Pekannüssen bestreut in vorgewärmten tiefen Tellern oder Schalen servieren.

NÄHRSTOFF-INFO
Dinkel ist eine alte Getreidesorte, die wesentlich weniger Gluten enthält als Weizen und dafür mehr Omega-3- und Omega-6-Fettsäuren, die beide für die Herzgesundheit wichtig sind.

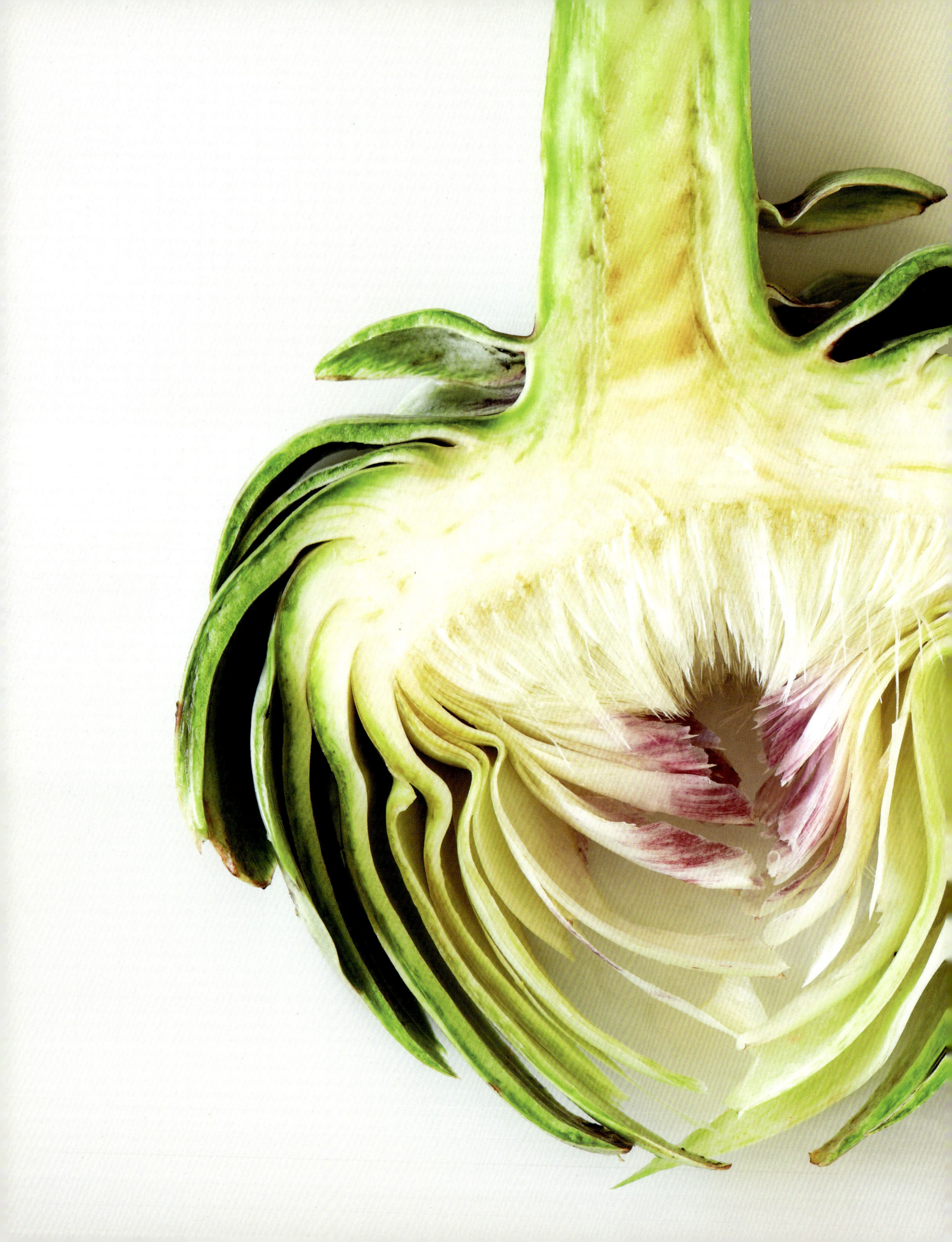

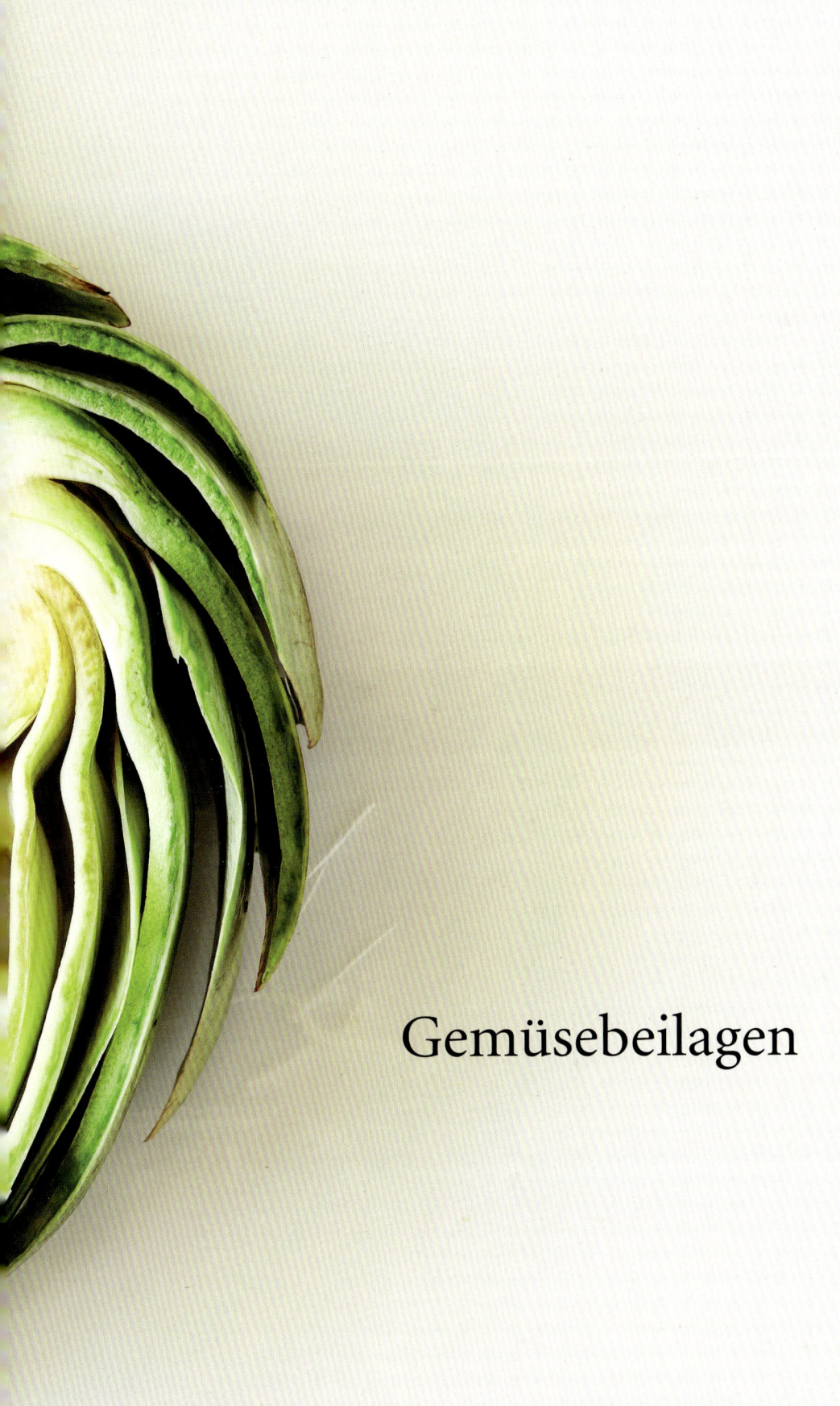

Gemüsebeilagen

Würziger Butternusskürbis mit Mango-Zitrus-Salsa

Butternusskürbis ist der perfekte gesunde Ersatz für die üblichen Kartoffel-, Reis- oder anderen Stärkebeilagen. Er schmeckt süß und kann auf dem Teller wunderbar zerdrückt werden, um zum Beispiel eine Sauce aufzunehmen. Er enthält viel immunstärkendes Beta-Carotin und Vitamin C. Hier eine Variante, die unwiderstehlich gut schmeckt.

Für 4 Portionen
500 g Butternusskürbis

Für die Würzmarinade:
1 TL gemahlener Zimt
1 TL gemahlener Koriander
½ TL gemahlener schwarzer Pfeffer
1 TL gemahlener Nelkenpfeffer
1 TL frisch geriebene Muskatnuss
1 Prise Salz
2 EL Thymianblättchen
1 EL frischer Ingwer, geschält, gerieben
1 kleine scharfe Chilischote, entkernt
Saft von 1 Limette
6 Frühlingszwiebeln
2 EL geklärte Butter (Ghee)
2 Knoblauchzehen

Für die Mango-Zitrus-Salsa:
1 Zitrone, filetiert, entkernt
2 Orangen, filetiert, entkernt
250 g reifes Mangofruchtfleisch, geschält, ½ cm groß gewürfelt
etwas frischer Koriander, fein geschnitten
1 Prise Meersalz
4 Frühlingszwiebeln, gehackt
½ kleine scharfe Chilischote, entkernt, fein gehackt
1 Prise gemahlener Nelkenpfeffer
4 TL Olivenöl

Für die Mango-Zitrus-Salsa die Zitronen- und Orangenfilets in ½ cm kleine Würfel schneiden. Alle Zutaten in einer Schüssel vermischen und mindestens 1 Stunde im Kühlschrank ziehen lassen. Die Salsa schmeckt am besten, wenn sie bereits am Vortag zubereitet wird und über Nacht im Kühlschrank durchziehen kann (sie hält sich im Kühlschrank etwa 5 Tage).
Den Backofen auf 200 Grad vorheizen.
Den Kürbis mit dem Sparschäler schälen, die Kerne mit einem kleinen Löffel auskratzen. Das Fruchtfleisch in ungefähr 1 cm dicke Scheiben schneiden.
Alle Zutaten für die Würzmarinade im Blitzhacker zu einer dicken Paste pürieren. Falls nötig etwas kaltes Wasser hinzufügen, wenn die Konsistenz zu fest ist.
Die Kürbisscheiben gründlich mit der Marinade vermischen.
Auf ein mit Backpapier belegtes Blech legen und im vorgeheizten Backofen 20–25 Minuten braten, dabei von Zeit zu Zeit wenden, bis die Scheiben an den Rändern gerade dunkel zu werden beginnen.
Aus dem Backofen nehmen und warm mit der Mango-Zitrus-Salsa servieren. Die Kürbisscheiben können auch kalt als Salat gegessen werden.

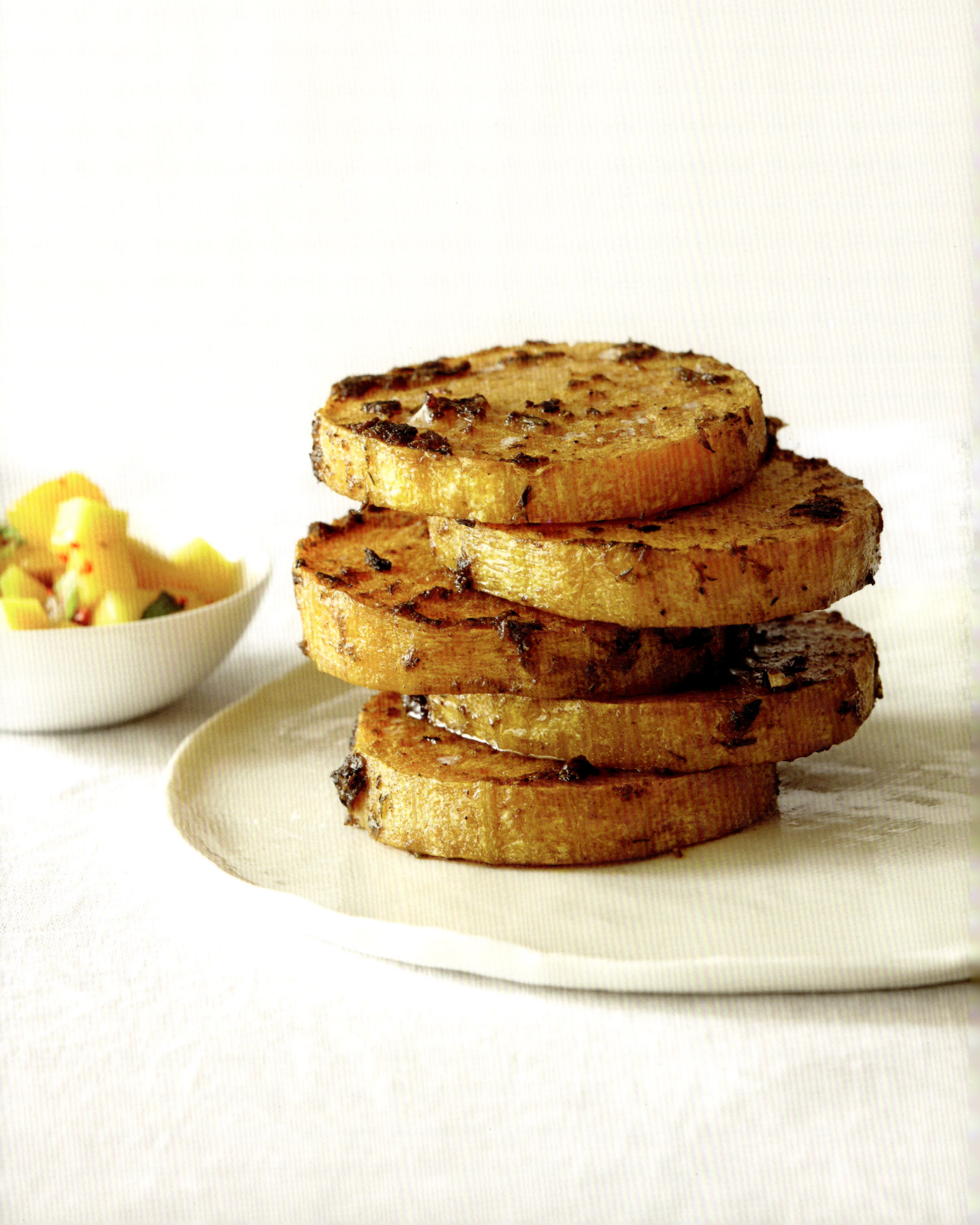

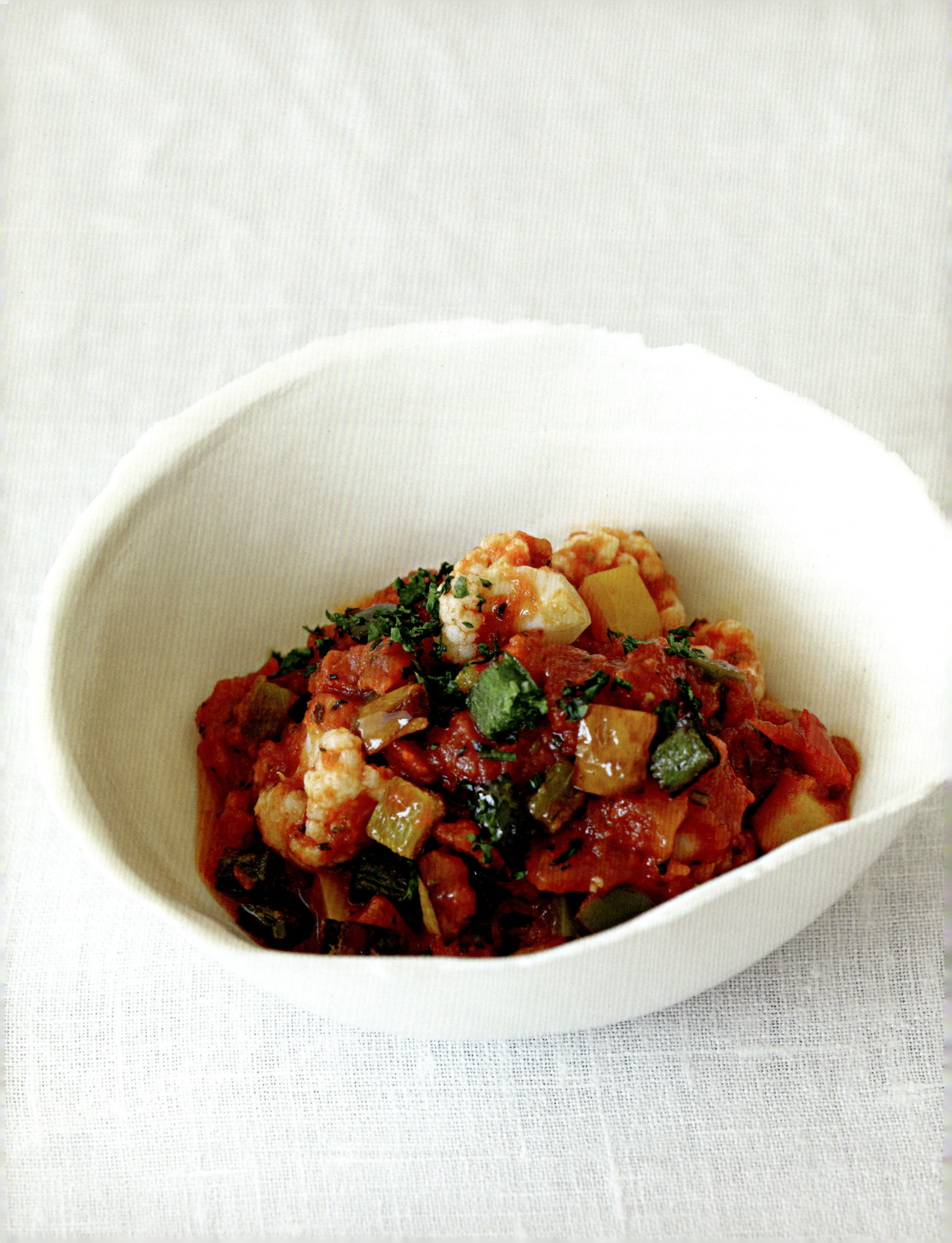

🅿 Geröstetes Ratatouille-Blumenkohl-Gemüse

Mit Käse überbackener Blumenkohl steht nicht auf dem Speiseplan, aber die Kombination von Blumenkohl und Ratatouille ist eine interessante und ebenso schmackhafte Variante. Die Verbindung von mediterranen Gemüsen mit den klassischen Kräutern erhält durch Muskat, Nelkenpfeffer und Apfelessig einen speziellen Aromakick. Da läuft einem das Wasser im Munde zusammen!

Für 6 Portionen
- 150 g Blumenkohlröschen
- je ½ rote, gelbe und grüne Paprikaschote, entkernt, 1 cm groß gewürfelt
- 1 rote Zwiebel, in feine Scheiben geschnitten
- 1 Zucchini, 1 cm groß gewürfelt
- Olivenöl zum Beträufeln
- 1 EL Rosmarinnadeln, gehackt
- 1 EL Thymianblättchen, gehackt
- Meersalz und gemahlener schwarzer Pfeffer

Für die Sauce:
- 1 TL Kokosfett
- 1 kleine Zwiebel, fein gehackt
- 3 Knoblauchzehen, geschält, gepresst
- 1 Zimtstange
- 2 Lorbeerblätter
- 2 Zweige Thymian
- 2 Nelkenpfefferkörner, fein zerdrückt
- 1 TL flüssiger Honig
- 2 TL Apfelessig
- 150 ml Hühnerbrühe (siehe Seite 44)
- 200 g Tomaten aus der Dose, gehackt
- gehackte glatte Petersilie zum Garnieren

Den Backofen auf 200 Grad vorheizen.

Die Blumenkohlröschen 1 Minute in kochendem Wasser blanchieren, abgießen und mit kaltem Wasser abschrecken. Mit Küchenpapier trocken tupfen.

Rote, gelbe und grüne Paprika, Zwiebel, Blumenkohlröschen und Zucchini auf ein Backblech oder in eine Auflaufform geben und mit Olivenöl beträufeln. Die gehackten Kräuter hinzufügen, salzen und pfeffern. Das Gemüse im vorgeheizten Backofen 15–20 Minuten rösten, bis es goldbraun ist. Nach der Hälfte der Zeit wenden. Aus dem Backofen nehmen und warm stellen.

Für die Sauce das Kokosfett in einem Topf mit dickem Boden auf mittlerer Hitze schmelzen. Zwiebel und Knoblauch mit Zimt, Lorbeerblättern, Thymianzweigen und Nelkenpfeffer darin goldbraun dünsten, dabei ständig umrühren.

Honig, Apfelessig, Hühnerbrühe und die Dosentomaten hinzufügen. Die Temperatur zurückschalten und die Sauce 20 Minuten leicht köcheln lassen. Mit Salz und Pfeffer abschmecken.

Zimtstange, Lorbeerblätter und Thymianzweige entfernen. Das geröstete Gemüse in die Sauce geben und noch 5 Minuten köcheln lassen, damit sich alle Aromen gut verbinden.

Die Ratatouille warm, mit viel gehackter Petersilie bestreut, servieren.

P Pak Choi mit Linsen und Limette

Wer Linsen langweilig findet, sollte einmal diese würzige Kombination probieren. Die Linsen können am Vortag zubereitet werden, den Pak Choi können Sie dann erst kurz vor dem Servieren hinzufügen. Das Geheimnis bei diesem Rezept ist, genau so viel Limettensaft zu verwenden, dass er zusammen mit der Kokosmilch eine abgerundete, harmonische Balance bildet.

Für 4 Portionen
- 50 g Puy-Linsen, über Nacht in Wasser mit etwas Zitronensaft eingeweicht
- 50 g grüne Linsen, über Nacht in Wasser mit etwas Zitronensaft eingeweicht
- 50 g rote Linsen, in kochendem Wasser mit etwas Zitronensaft eingeweicht
- 8 große Pak Choi
- abgeriebene Limettenschale und fein gehackter Koriander zum Garnieren

Für die Currysauce:
- 2 Zwiebeln, in Scheiben geschnitten
- 4–5 mittlere Knoblauchzehen, geschält, gepresst
- 1 kleine Karotte, geschält, fein gewürfelt
- 1 EL Kokosfett
- 5 getrocknete, ungeschwefelte Aprikosen, gehackt
- 1 TL Kümmelsamen
- 1 TL Koriandersamen
- 1 TL Fenchelsamen
- ½ TL Kurkumapulver
- 2 TL Garam Masala, trocken geröstet
- 5 grüne Kardamomkapseln, im Mörser grob zerdrückt
- 2 rote Chilischoten, entkernt, fein geschnitten
- 1 TL frischer Ingwer, geschält, gerieben
- 5 Tomaten, in Stücke geschnitten
- 200 ml Kokosmilch
- fein abgeriebene Schale von 1 Limette
- 3 EL Limettensaft
- 3 EL frischer Koriander, fein geschnitten
- 1 Prise Salz

Die Puy-Linsen und die grünen Linsen in frischem Wasser 20 Minuten kochen, abschütten und abtropfen lassen. (Die roten Linsen werden nur mit kochendem Wasser mit etwas Zitronensaft übergossen.) Für die Sauce Zwiebeln, Knoblauch und Karotte im Kokosfett auf kleiner Hitze dünsten, bis sie weich und goldbraun sind. Aprikosen, Gewürze, Chili und Ingwer hinzufügen und 2 Minuten unter ständigem Rühren erhitzen. Tomaten, Kokosmilch und einen Schuss Wasser hinzufügen. Zugedeckt 20 Minuten köcheln lassen, dabei gelegentlich umrühren.

Die Sauce von der Herdplatte nehmen, Limettenschale und -saft, Koriander und Salz hinzufügen. In einem Mixbecher glatt pürieren und durch ein feines Sieb in einen sauberen Topf gießen.

Die gekochten bzw. vorgegarten Linsen in die Sauce geben und vorsichtig aufwärmen. Überprüfen, ob das Limettenaroma nicht durch den reichhaltigen Kokosgeschmack übertönt wird und falls nötig noch etwas Limettensaft hinzufügen.

Die Pak-Choi-Köpfe der Länge nach halbieren und in kochendem Salzwasser 1 Minute blanchieren. Gut abtropfen lassen. Das Linsencurry in tiefe Teller oder Schalen füllen, den Pak Choi darauflegen. Mit Limettenschale und Koriander bestreut servieren.

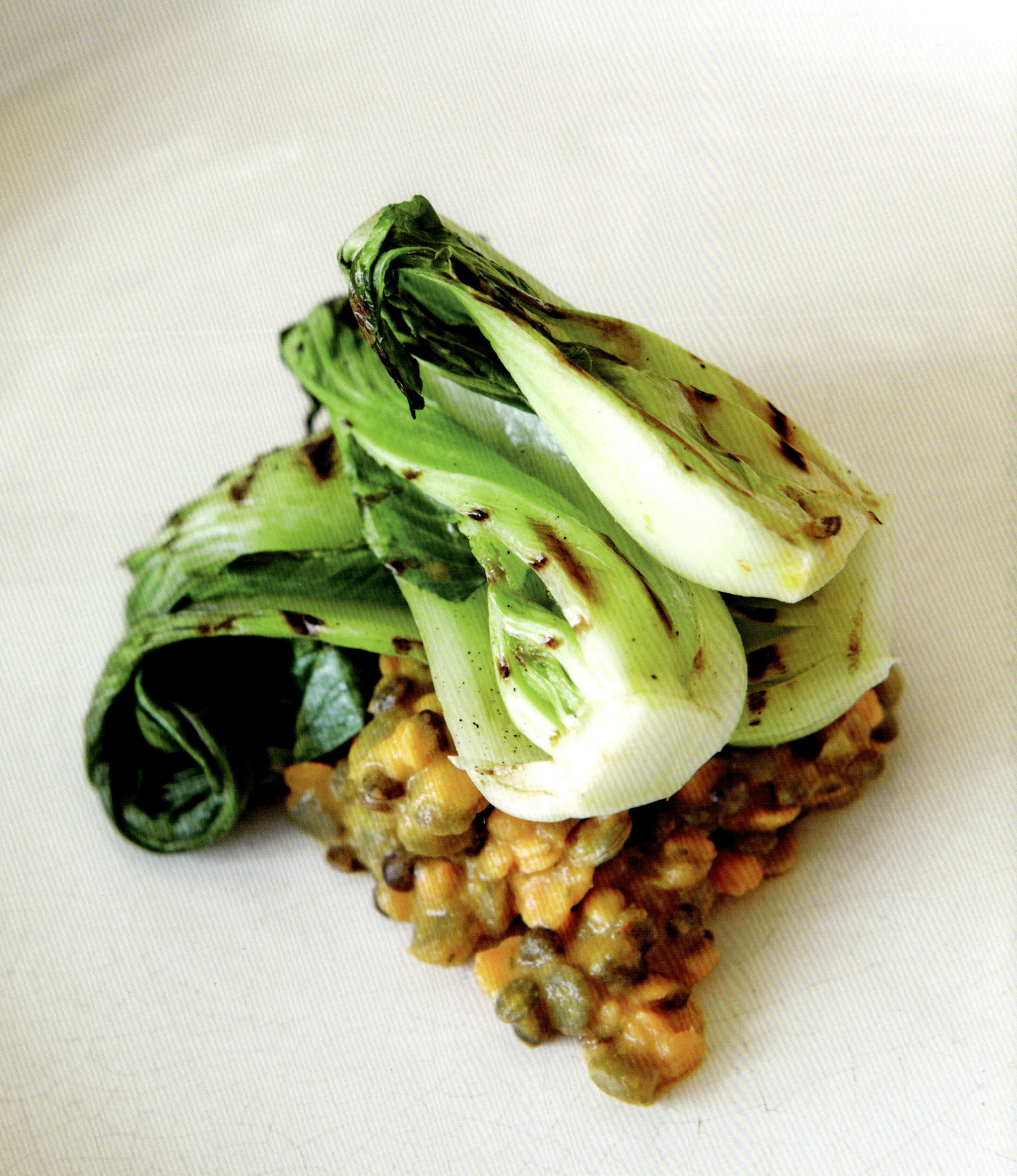

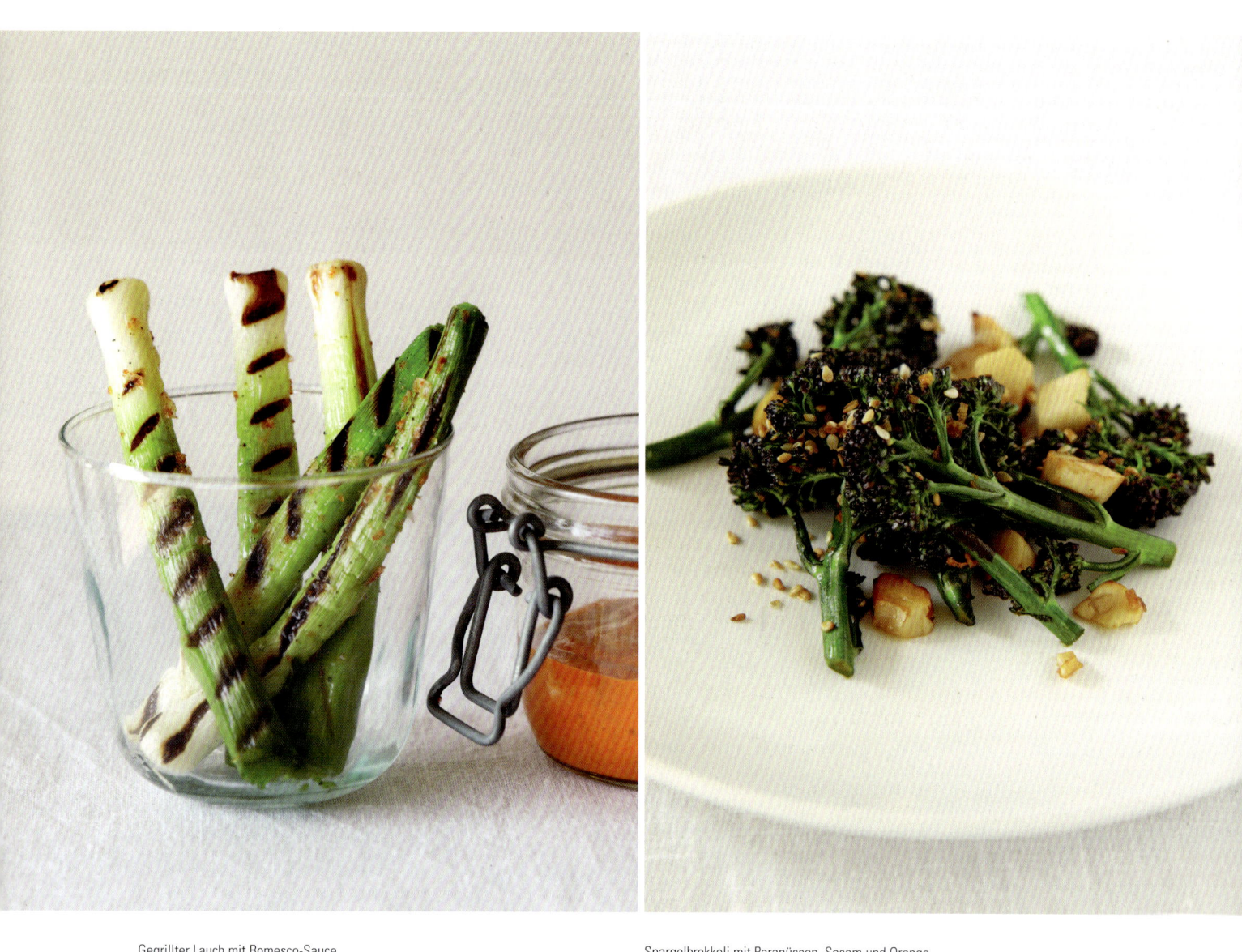

Gegrillter Lauch mit Romesco-Sauce

Spargelbrokkoli mit Paranüssen, Sesam und Orange

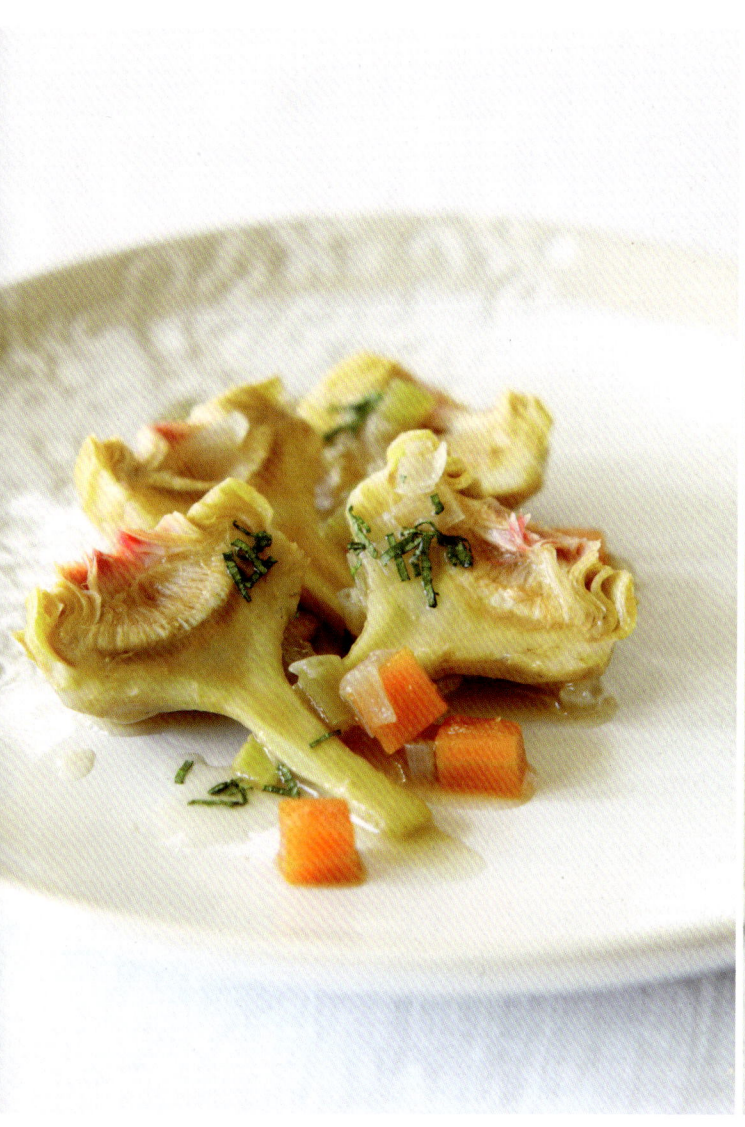

Artischocken auf provenzalische Art

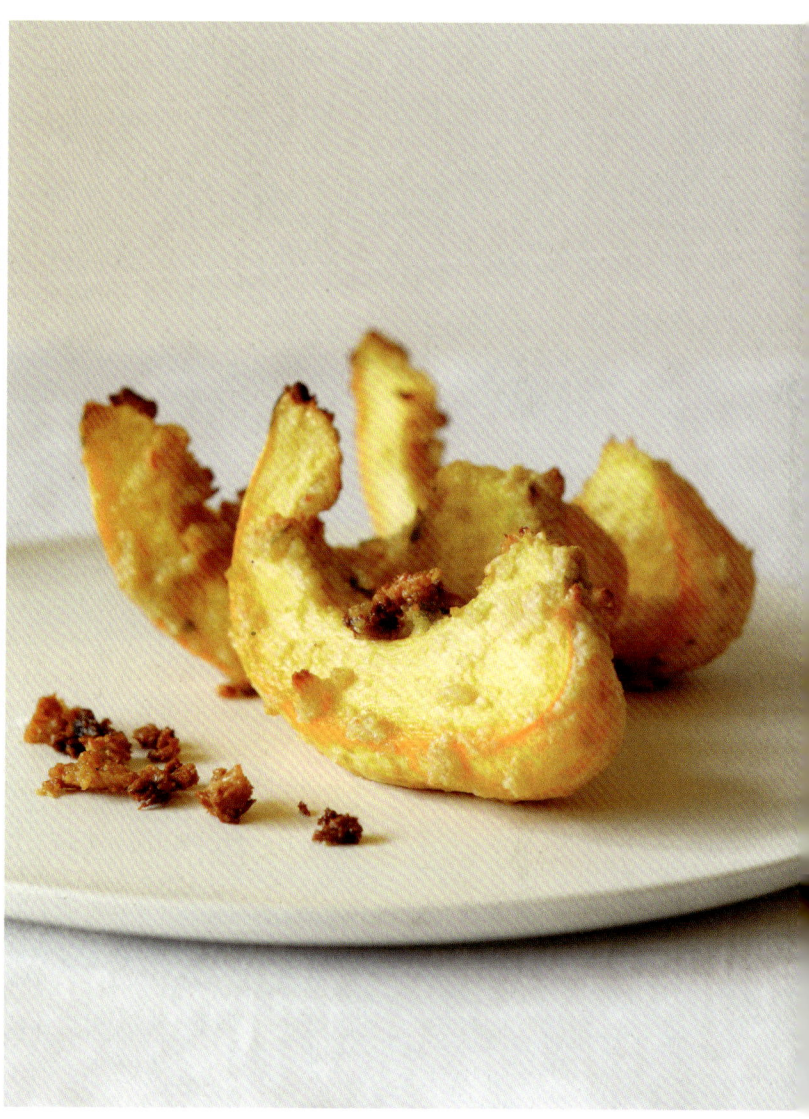

Gebratener Kürbis mit Chili, Cashews und Zitrone

P Gegrillter Lauch mit Romesco-Sauce

Die spanische Romesco-Sauce, hergestellt aus Mandeln, Haselnüssen, Sherryessig, süßem Paprikapulver und Pimientos del Piquillo (eine süßlich-würzige, über Holzfeuer geröstete spanische Paprikaspezialität), verleiht dem milden Lauchgeschmack Pep. Sie enthält Proteine und essenzielle Fettsäuren.

Für 4 Personen
24 Mini-Lauchstangen, geputzt
1 EL geklärte Butter (Ghee), geschmolzen
Salz und schwarzer Pfeffer

Für die Romesco-Sauce:
2 EL ganze Mandeln
2 EL ganze Haselnüsse
2 EL Olivenöl extra vergine
1 Knoblauchzehe, fein geschnitten
4 TL Zitronensaft
150 g Pimientos del Piquillo aus dem Glas oder geröstete rote Paprikaschoten
1 TL süßes geräuchertes Paprikapulver
2 TL Sherryessig
1 Prise Meersalz

Den Backofen auf 170 Grad vorheizen.

Die Lauchstangen in einem großen Topf mit kochendem Salzwasser 1 Minute blanchieren. Den Lauch gut abtropfen lassen und auf einer Platte anrichten. Mit der warmen geklärten Butter beträufeln, mit Salz und Pfeffer würzen. Bis zum Grillen beiseitestellen.

Für die Romesco-Sauce Mandeln und Haselnüsse auf einem kleinen Blech im vorgeheizten Ofen 20 Minuten rösten. Dann in einem sauberen Küchentuch rubbeln, um die Häutchen zu entfernen.

Das Olivenöl in einem kleinen Topf auf sanfter Hitze erwärmen und den Knoblauch goldbraun dünsten. Von der Herdplatte ziehen und den Zitronensaft hinzufügen (dies verhindert, dass der Knoblauch zu stark weitergart und bitter wird).

Den Knoblauch mit Mandeln, Haselnüssen und den anderen Zutaten für die Sauce in der Küchenmaschine oder im Blitzhacker (mit der Pulse-Funktion) pürieren. Falls die Sauce zu dick ist, etwas Wasser hinzufügen. (Die Sauce muss nicht ganz fein püriert sein, sondern darf noch etwas stückig sein.) Die Sauce kann im Kühlschrank bis zu 1 Woche aufbewahrt werden.

Eine Grillpfanne stark erhitzen und die Lauchstangen auf jeder Seite 2 Minuten grillen, bis sie leicht angekohlt sind. Zum Essen in die Romesco-Sauce dippen.

P Spargelbrokkoli mit Paranüssen, Sesam und Orange

Dieses Gemüsegericht ist sehr einfach und schnell zuzubereiten. Die Kombination von Orange, Tamari und Sesam ist himmlisch. Die Vielfalt der Aromen ist das Geheimnis dieses Rezeptes. Achten Sie darauf, dass Sie die Nüsse und Samen immer bei niedriger Temperatur rösten, damit sie nicht braun werden und das Fett nicht ranzig wird.

Für 4 Portionen
200 g Spargelbrokkoli (Cima di rapa) oder Brokkoliröschen
1 TL geklärte Butter (Ghee)
1 gute Handvoll Paranüsse, in Scheiben geschnitten (40 g)
1 EL weiße Sesamsamen
1 Knoblauchzehe, geschält, gepresst
4 TL Tamari (glutenfreie Sojasauce)
abgeriebene Schale von ½ Orange
2 TL Sesamöl

Den Spargelbrokkoli in einem großen Topf mit kochendem Salzwasser 3½ Minuten blanchieren. In einem Sieb gut abtropfen lassen.

Einen Wok schwach erhitzen, die Butter hinzufügen und die Paranüsse 1 Minute rösten. Die Sesamsamen dazugeben und 1 Minute erhitzen, bis sie zu springen beginnen. Die Temperatur erhöhen, den Knoblauch hinzufügen und 30 Sekunden andünsten. Dann den blanchierten Spargelbrokkoli beigeben und 1–2 Minuten rührbraten, zuletzt mit Tamari, Orangenschale und Sesamöl abrunden.

Sofort auf einer vorgewärmten Platte servieren.

ⓟ Artischocken auf provenzalische Art

Da sie als natürliches Diuretikum wirken, sind Artischocken gut für die Verdauung, für Leber, Gallenblase und Nieren. Sie beugen Heißhungerattacken vor und sind daher viel mehr als ein einfaches Gemüsegericht.

Für 4 Portionen
- 12 violette Mini-Artischocken
- Saft von 1 Zitrone
- 1 l Wasser
- 2 EL geklärte Butter (Ghee)
- 1 mittlere Karotte, geschält, sehr fein gewürfelt
- 2 Schalotten, fein gewürfelt
- 2 Stangen Sellerie, fein gewürfelt
- 1 Knoblauchzehe, fein gewürfelt
- 250 ml trockener Weißwein
- 1 TL Estragon, gehackt
- 750 ml Hühnerbrühe (siehe Seite 44)

Eine Schüssel mit kaltem Wasser, vermischt mit 1 Schuss Zitronensaft, bereitstellen. Von den Artischocken die oberen zwei Drittel bis knapp über dem Heu abschneiden. Dann die Artischocken mit der Schnittfläche nach unten auf ein Brett legen und die harten äußeren Blätter abschneiden; das Stielende frisch anschneiden. Die vorbereiteten Artischocken bis zum Kochen in Zitronenwasser einlegen, damit sie sich nicht verfärben.

Die Butter in einer großen Pfanne mittelheiß erhitzen. Karotte, Schalotten, Sellerie und Knoblauch 5 Minuten weich dünsten, ohne Farbe annehmen zu lassen. Die abgetropften Artischocken in die Pfanne geben und 2 Minuten mitdünsten, dann den Weißwein zugießen und auf die Hälfte einkochen. Estragon und Hühnerbrühe hinzufügen und zugedeckt 15 Minuten köcheln lassen. Die Pfanne von der Herdplatte nehmen und die Artischocken in der abkühlenden Brühe nachziehen lassen.

Die Artischocken warm oder kalt mit Walnuss-Estragon-Schalotten-Dressing (siehe Seite 212) servieren.

ⓟ Gebratener Kürbis mit Chili, Cashews und Zitrone

Die würzigen Klümpchen aus Cashewkernen, Chili und Zitrone haften am Kürbisfruchtfleisch, das beim Backen sanft karamellisiert. Die Verbindung der subtilen asiatischen Aromen mit einem traditionellen Gemüse ergibt eine überraschende, aber köstliche Kombination.

Für 4 Portionen
- 900 g Kürbis
- 125 g Cashewkerne
- 1 grüne oder rote Chilischote
- 1 Knoblauchzehe
- 1 EL flüssiger Honig
- 1 Zitrone, abgeriebene Schale und Saft
- 80 ml Wasser
- 1 EL Garam Masala, trocken geröstet
- 1 TL Schwarzkümmelsamen
- etwas Zitronensaft und Schwarzkümmel zum Servieren

Den Backofen auf 200 Grad vorheizen.

Den Kürbis schälen, entkernen und in 1 cm große Schnitze oder Stücke schneiden.

Die Cashewkerne und alle weiteren Zutaten im Mixer zu einer glatten Paste pürieren und die Kürbisstücke damit überziehen.

Einen großen Bräter mit einer Silikonmatte oder einem Backpapier auslegen. Die Kürbisstücke in den Bräter legen und im vorgeheizten Ofen etwa 30 Minuten braten, bis sie goldbraun und weich sind.

Mit Zitronensaft beträufeln, Schwarzkümmelsamen bestreuen und heiß servieren.

P Sellerie in der Salzteigkruste

Knollensellerie wird nicht sehr häufig als Gemüse gekocht. In einer Salzhülle gebacken, schmeckt er jedoch köstlich. Er bleibt saftig und alle Nährstoffe bleiben erhalten. Man löffelt nur das Innere des Selleries heraus, die Kruste wird nicht gegessen.

Für 4–6 Portionen
300 g grobes Meersalz
400 g Mehl
1 großes Bund Rosmarin, gehackt
250 ml kaltes Wasser
1 kg Knollensellerie, geputzt, gleichmäßig in Form geschnitten

Meersalz, Mehl und Rosmarin in einer großen Schüssel vermischen. Das kalte Wasser hinzufügen und mit den Händen zu einem dicken Teig kneten. Den Teig auf einer leicht bemehlten Arbeitsfläche ½ cm dick ausrollen; die Fläche sollte groß genug sein, um die Sellerieknolle vollständig zu umhüllen.
Den Backofen auf 170 Grad vorheizen.
Die Sellerieknolle auf den Teig setzen und einwickeln. Die Ränder dicht und glatt verschließen.
Auf ein Backblech setzen und im vorgeheizten Backofen 2½–3 Stunden backen. Herausnehmen und oben mit einem kleinen Sägemesser einen Deckel abschneiden.
Den weich gegarten Sellerie mit einem Löffel aus der Kruste schöpfen.

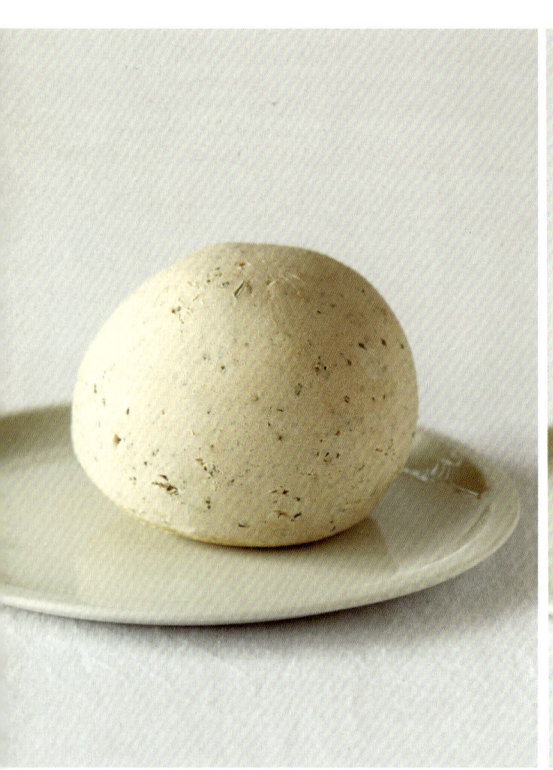 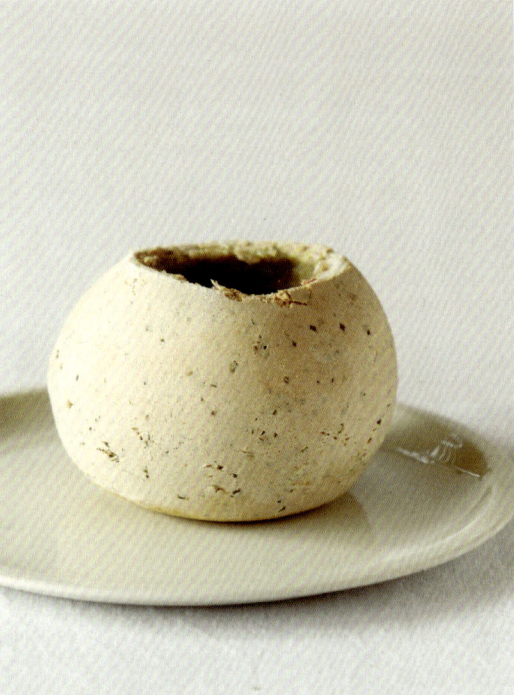 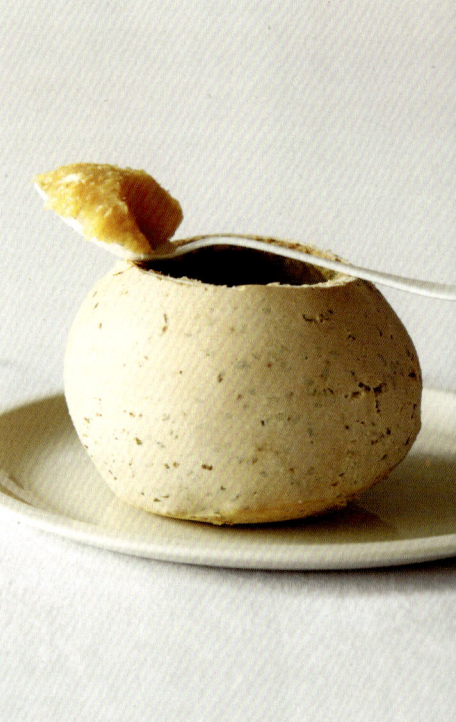

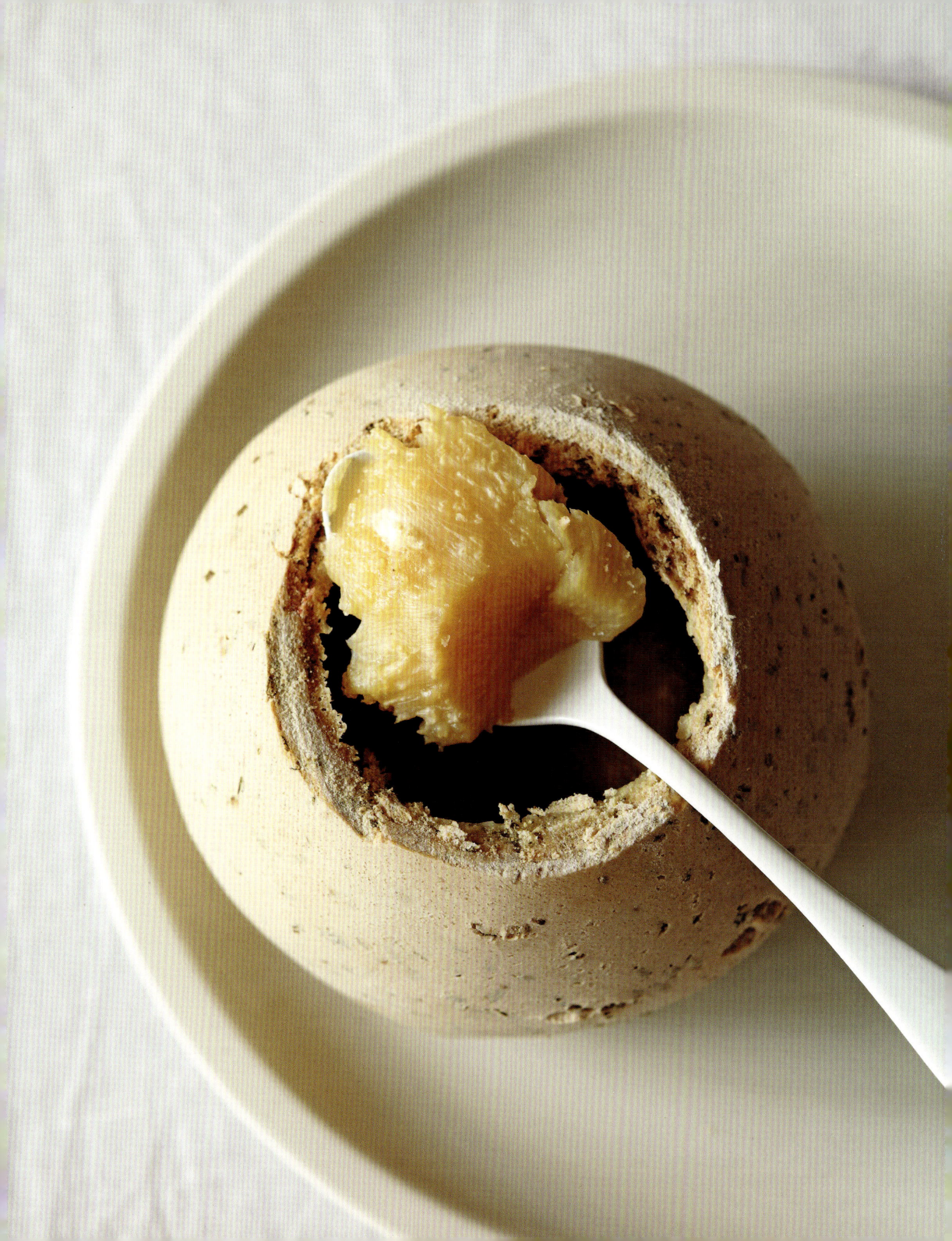

Grüne Bohnen mit Haselnuss-Erbsen-Pesto

Oft ist es die Kombination von Farbe, Geschmack und Konsistenz, die ein tolles Gericht auszeichnet. Ein gutes Beispiel dafür ist dieses Rezept. Der cremige Haselnuss-Erbsen-Pesto, die saftigen frischen Bohnen und die knusprig gerösteten Haselnüsse ergänzen sich prächtig.

Für 4 Portionen
350 g feine grüne Bohnen, geputzt
2–3 EL Haselnüsse, geröstet, gehäutet, halbiert

Für den Haselnuss-Erbsen-Pesto:
300 g Tiefkühlerbsen
1 EL Minze, fein gehackt
50 g Haselnüsse, geröstet, gehäutet
1 kleine Knoblauchzehe
gemahlener schwarzer Pfeffer
1 Prise Salz
100 ml Olivenöl extra vergine

Für den Pesto die Erbsen in kochendem Wasser blanchieren, unter kaltem Wasser abspülen und abtropfen lassen. Mit allen weiteren Zutaten, bis auf das Olivenöl, im Mörser oder Blitzhacker zu einer weichen Paste zerstoßen. Dann nach und nach das Olivenöl unterrühren. Zugedeckt im Kühlschrank hält sich der Pesto bis zu 4 Tage.
Die grünen Bohnen in kochendem Salzwasser 2–3 Minuten blanchieren. In einem Sieb abtropfen lassen.
Die Bohnen mit dem Pesto und den gerösteten Haselnüssen servieren.

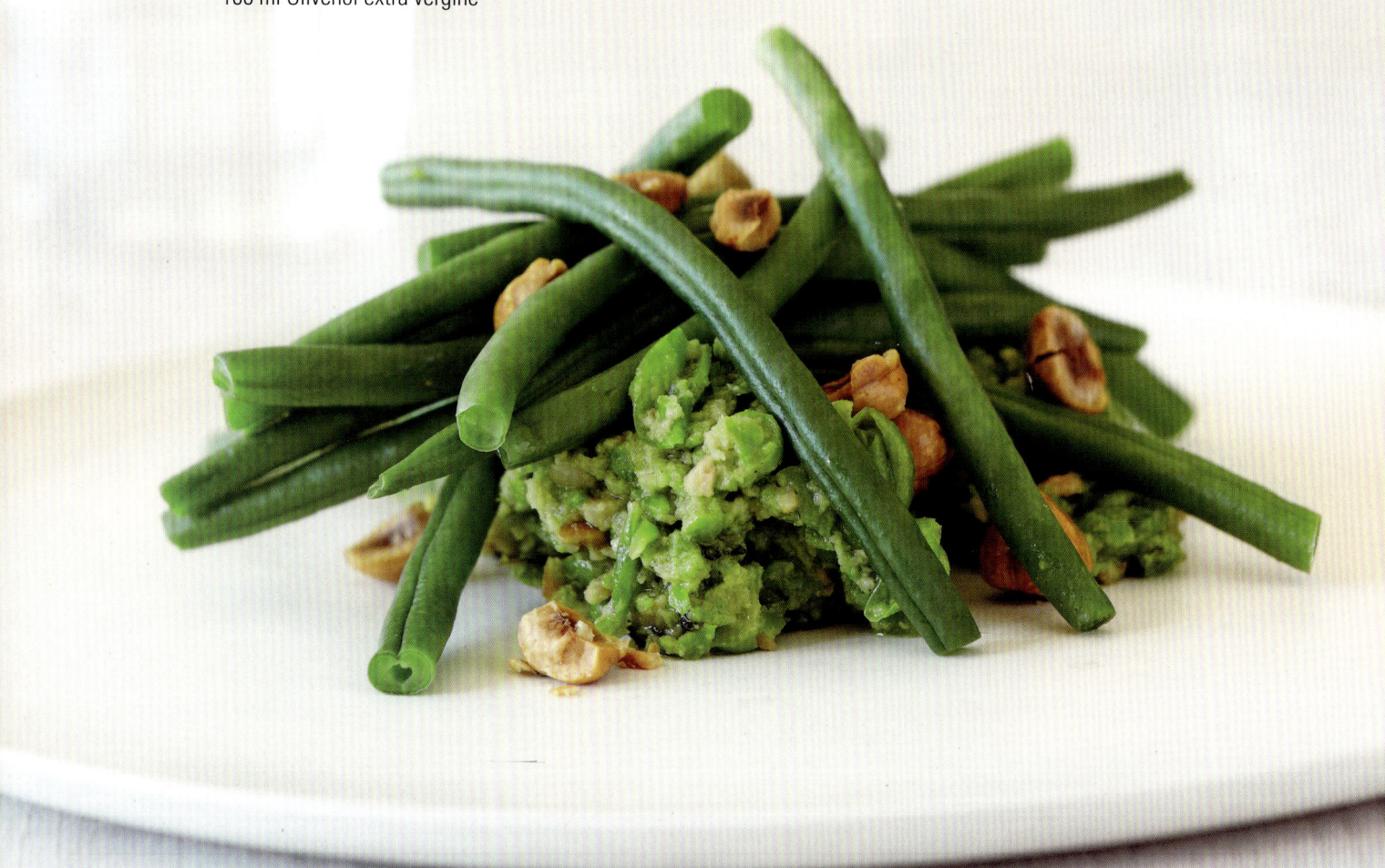

P Gebratene Bete mit Mandarinen und Pistazien

Beten bekommen einen fleischigeren Geschmack, wenn sie gebraten und nicht nur in Wasser gegart werden. Außerdem bleiben beim Braten wesentlich mehr Nährstoffe erhalten. Die Mandarinen steuern zusätzliche Antioxidantien bei und machen aus diesem orientalisch inspirierten Gericht eine Stärkung für das Immunsystem.

Für 4 Portionen
1 EL Kokosfett
2 Mandarinen, abgeriebene Schale und Saft
900 g rohe Beten in verschiedenen Farben, geschält, beliebig geschnitten
1 EL Pistazien, grob gehackt
1 TL Würzsalz mit Mandarine, Kreuzkümmel, Fenchel und Chili (siehe Seite 36)

Den Backofen auf 180 Grad vorheizen. Ein Blech mit Backpapier belegen. Das Kokosfett in einem kleinen Topf leicht erhitzen, bis es geschmolzen ist. Das Kokosfett in einer großen Schüssel mit Mandarinenschale und -saft vermischen. Dic Beten hinzufügen, gut in dieser Mischung wenden und auf das Backblech legen.
Im vorgeheizten Ofen ungefähr 50 Minuten backen, bis die Beten gar und weich sind. Während der Garzeit ein oder zwei Mal wenden.
Die Beten zum Servieren mit den gehackten Pistazien bestreuen und nach Geschmack mit dem Würzsalz würzen.

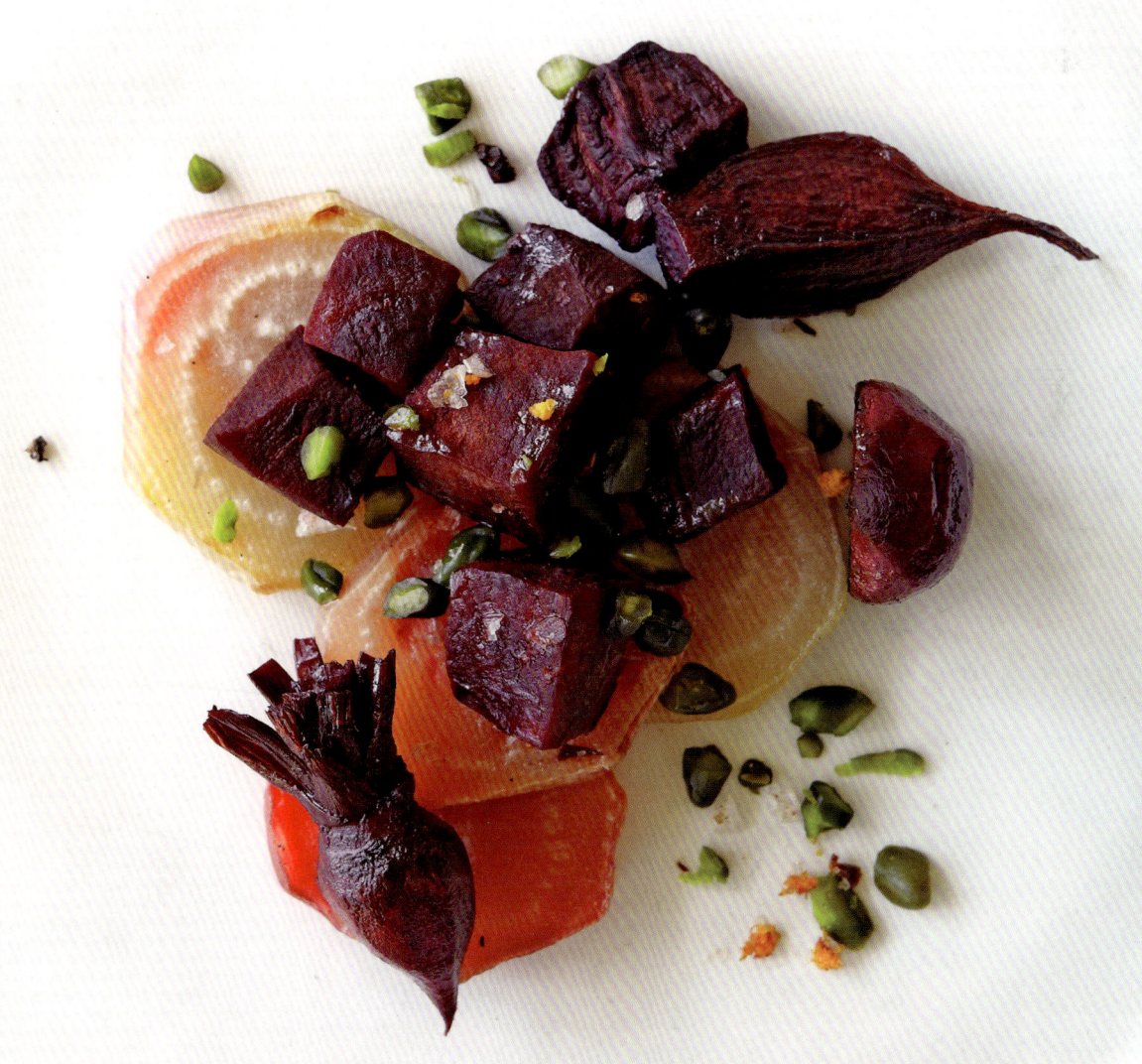

P Langsam gebackene Paprika und Auberginen mit Anchovis und Mandeln

Durch das Backen in der Folie kommt der natürlich rauchige Geschmack der Auberginen bestens zur Geltung. Kombiniert mit dem ausgeprägten Geschmack der Anchovis entsteht ein ganz wunderbares Gericht, das Sie bestimmt noch oft kochen werden.

Für 4 Personen
2 große Auberginen
2 rote Paprikaschoten
1 mittelgroße Zwiebel, ungeschält
4 TL Olivenöl
½ Bund glatte Petersilie
4 TL Sherryessig
1 Prise Salz
8 Anchovisfilets
3 EL ganze Mandeln, trocken geröstet
1 TL geräuchertes süßes Paprikapulver

Den Backofen auf 180 Grad vorheizen.
Auberginen, Paprika und die Zwiebel in Alufolie wickeln und im vorgeheizten Backofen 1½ Stunden backen.
Aus dem Backofen nehmen und leicht abkühlen lassen. Die Zwiebel schälen und in 8 Spalten schneiden. Ein paar Zwiebelstücke zum Garnieren beiseitelegen. Die Paprikaschoten häuten, Kerne und Stiele entfernen und das Fruchtfleisch in kleine Stücke schneiden. Haut und grobe Kerne der Auberginen ebenfalls entfernen, das Fruchtfleisch klein würfeln.
Auberginen, Zwiebel und Paprika in einer Schüssel mit Olivenöl, Petersilie, Sherryessig und Salz vermischen. Die Anchovis klein schneiden und erst kurz vor dem Servieren unterheben.
Die Mandeln im Paprikapulver wenden und auf dem gebratenen Gemüse verteilen. Mit den beiseitegelegten Zwiebelstücken garnieren.

Tipp: Es mag unspektakulär aussehen, aber der Geschmack dieses Gerichts ist wirklich umwerfend. Das Gemüse kann in der Folie auch auf dem Holzkohlengrill zubereitet werden, dann bekommt es ein wunderbar rauchiges Aroma. Verwenden Sie für den Grill eine doppelte Lage Alufolie. Das Garen dauert dann etwa 1 Stunde.

NÄHRSTOFF-INFO
Anchovis (Sardellenfilets) gehören zu den Lebensmitteln mit dem höchsten Gehalt an Omega-3-Fettsäuren; sie dienen dem Körper zur Heilung und Regeneration des Darms, wirken entzündungshemmend und positiv auf das Herz-Kreislauf-System.

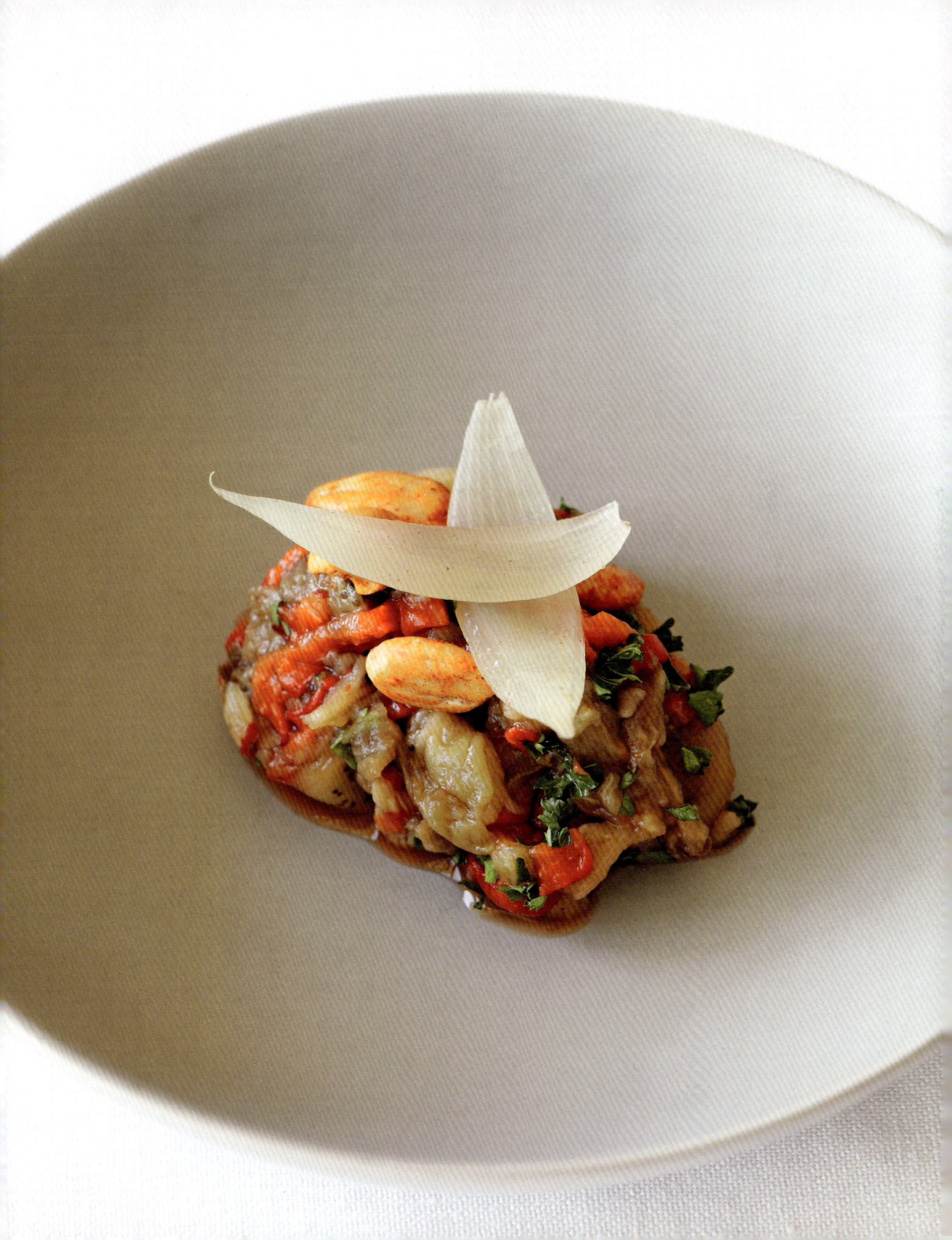

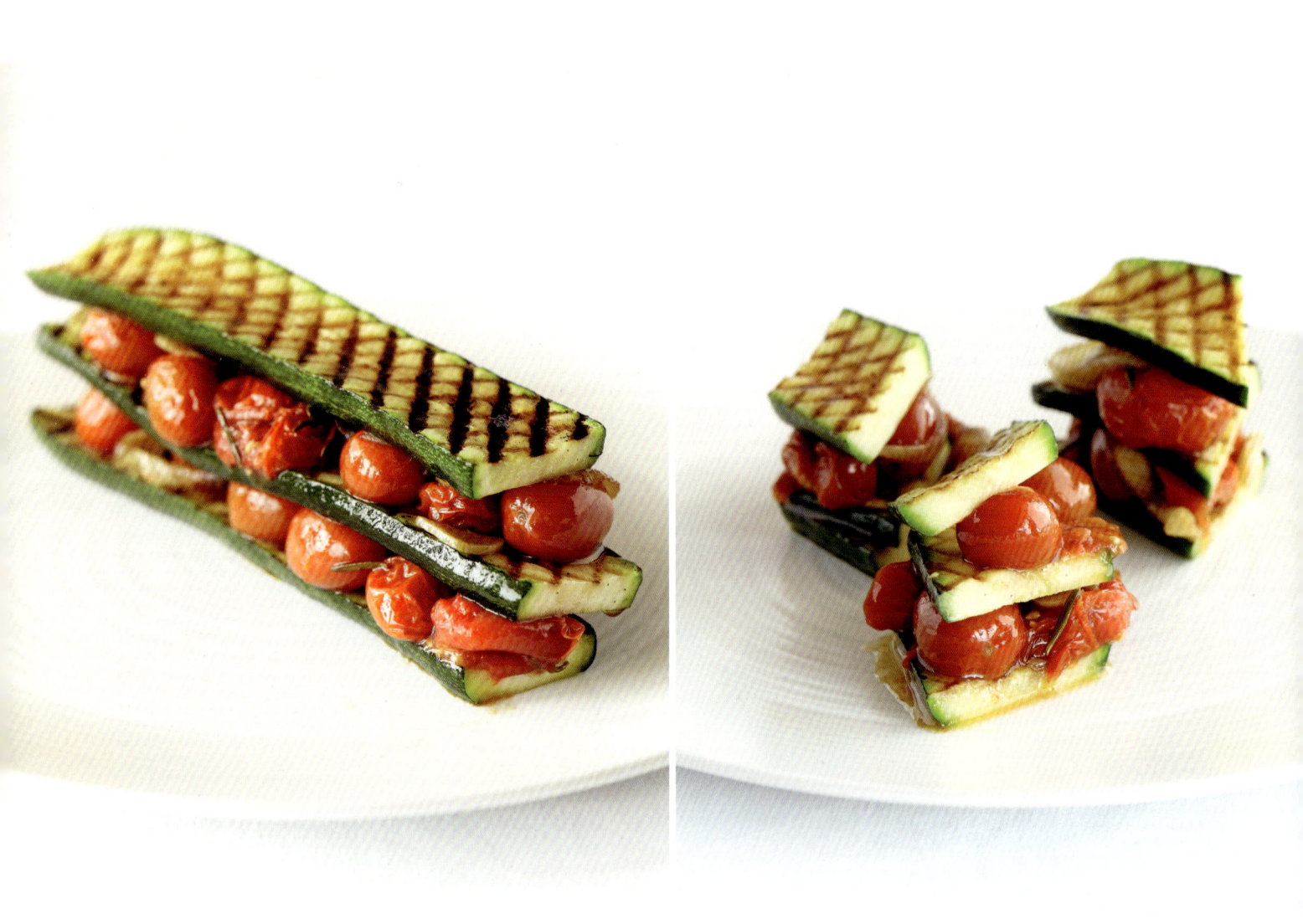

P Gegrillte Zucchini mit langsam geschmorten Kirschtomaten und Schalotten

Schalotten haben einen feineren, weniger scharfen und würzigeren Geschmack als Zwiebeln und werden beim Kochen süßer. Die Zubereitung dieser klassischen mediterranen Gemüsekombination ist einfach. Durch das Grillen behalten die Zucchini ihren Biss und bilden einen schönen Kontrast zu den saftigen Ofentomaten.

Für 4 Portionen
- 500 g Kirschtomaten
- 2 Schalotten, in feine Scheiben geschnitten
- 2 Knoblauchzehen, geschält
- 2–3 große Zweige Rosmarin
- 1 EL geklärte Butter (Ghee), geschmolzen
- Salz und gemahlener schwarzer Pfeffer
- 2 große Zucchini, der Länge nach in 1 cm dicke Scheiben geschnitten
- Saft von ½ Zitrone

Den Backofen auf 150 Grad vorheizen.

Tomaten, Schalotten, Knoblauchzehen, Rosmarinzweige und die Hälfte der geklärten Butter in eine ofenfeste Form geben, mit Salz und Pfeffer würzen. Alles vermischen und im vorgeheizten Ofen 40–50 Minuten langsam schmoren, bis die Tomaten weich sind und ihre Haut aufgeplatzt ist.

In der Zwischenzeit eine Grillpfanne stark erhitzen. Die Zucchinischeiben mit der restlichen Butter beträufeln, mit Salz, Pfeffer und etwas Zitronensaft würzen. Portionsweise in der heißen Pfanne auf jeder Seite 1–2 Minuten grillen.

Die gegrillten Zucchinischeiben mit den warmen Tomaten aufschichten und servieren.

KÜCHENTIPP
Durch das langsame Schmoren bleibt das Gemüse saftig, es entwickelt sich die natürliche Süße, und die Nährstoffe bleiben erhalten.

Gemüsebeilagen für die Folgephase

In der Folgephase werden einige nährstoffreiche Gemüsesorten eingeführt, einschließlich Pastinaken und Süßkartoffeln, die den folgenden Rezepten eine süßliche Note verleihen und gleichzeitig das Angebot und die Vielfalt an Gemüsebeilagen, die Sie jetzt essen dürfen, erweitern. Durch die Einbeziehung weiterer Hülsenfrüchte, wie zum Beispiel Kichererbsen, ergeben sich viele Möglichkeiten für die unterschiedlichsten Gemüsekombinationen.

P+ Gebratene Pastinaken mit Senf, Honig und Thymian

Pastinaken haben eine komplexe Struktur und sind für einen Darm im Ruhe- und Erholungszustand schwer verdaulich. Daher sollten Sie sich dieses Wurzelgemüse für die Folgephase aufsparen. Dies ist ein klassisches einfaches Rezept, das mit Thymian aufgepeppt wurde. Beim Braten verleiht er den Pastinaken ein besonderes Aroma.

Für 4 Portionen
- 2 EL flüssiger Honig
- 1 TL scharfer Senf
- 1 TL geklärte Butter (Ghee)
- 1 Prise Salz
- gemahlener schwarzer Pfeffer
- 500 g Pastinaken, geschält, geviertelt, harter Strunk entfernt
- 1 großes Bund frischer Thymian

Den Backofen auf 180 Grad vorheizen. Eine Silikonmatte auf ein Backblech legen.

Honig, Senf, Butter, Salz und Pfeffer in einer großen Schüssel vermischen.

Die Pastinaken gut in dieser Mischung wenden. Die Thymianzweige auf dem Blech verteilen und die Pastinaken darauflegen.

Im vorgeheizten Backofen 25–30 Minuten backen, nach 15 Minuten wenden.

Die Pastinaken auf einer vorgewärmten Platte auf dem Thymian servieren.

NÄHRSTOFF-INFO

Dieses Wurzelgemüse, das süßer schmeckt als die meisten anderen, ist reich an Vitamin B. Es liefert Energie und Antioxidantien, die dem Körper helfen, Giftstoffe zu neutralisieren. Pastinaken enthalten viele lösliche und nicht-lösliche Ballaststoffe und sind eine hervorragende Ergänzung, um in Gerichten bitter-herbe Aromen auszugleichen.

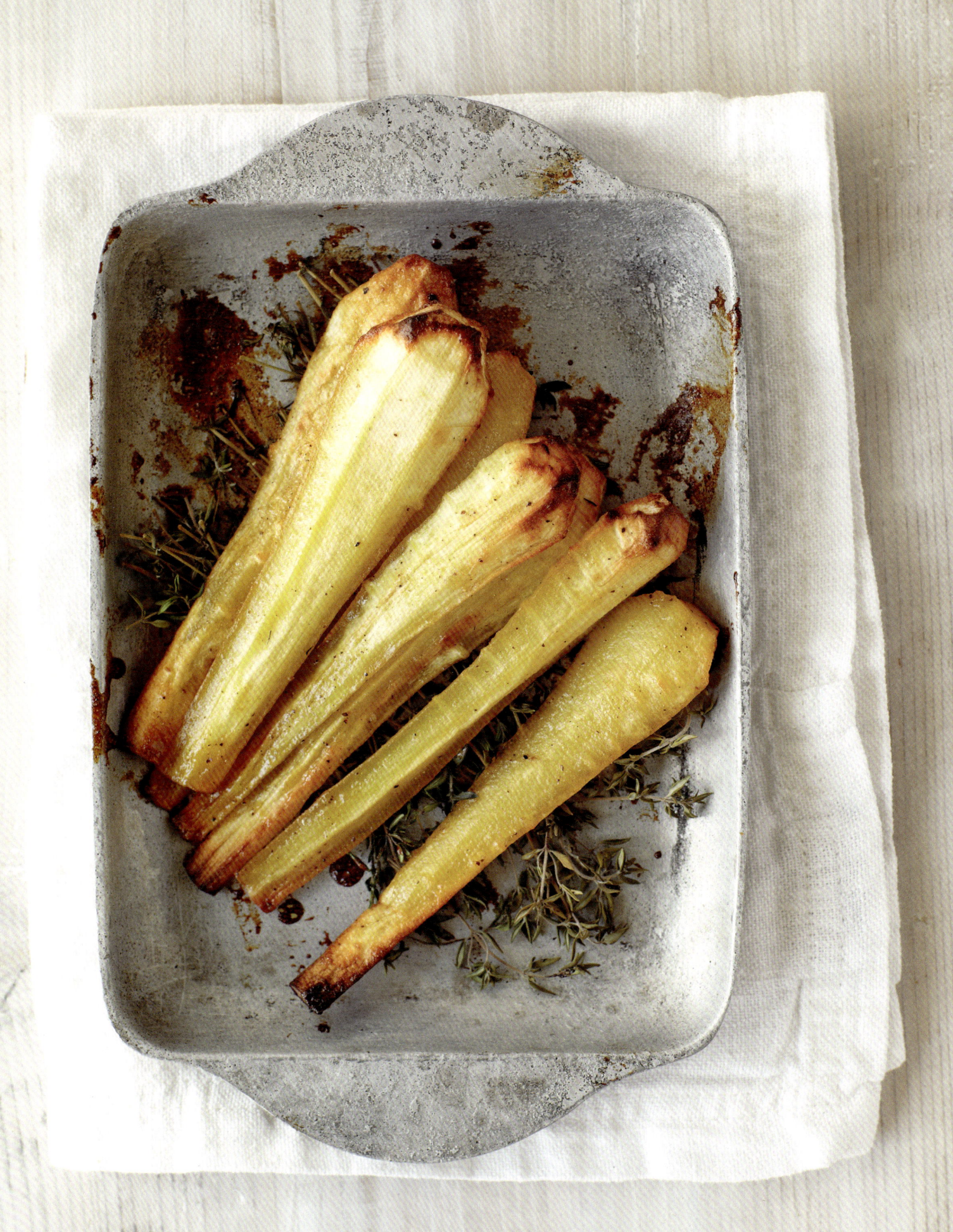

P+ Süßkartoffel-Kichererbsen-Bratlinge mit Limetten-Gurken-Raita

Süßkartoffeln sind ein weiteres Wurzelgemüse, das erst in der Folgephase eingeführt wird. Sie bereichern jedes Gericht durch ihre natürliche Süße. Diese Bratlinge sind einfach zu machen und können auch auf Vorrat tiefgefroren werden. Am besten nehmen Sie sie gleich in Ihren wöchentlichen Speiseplan auf. Sie schmecken übrigens kalt genauso lecker wie warm.

Für 4 Portionen
- 80 g Kichererbsen, über Nacht in Wasser mit etwas Zitronensaft eingeweicht
- 1 EL Butter
- 2 Zwiebeln, fein gehackt
- 1 Knoblauchzehe, geschält, gepresst
- 2 EL frischer Ingwer, geschält, fein gehackt
- 1 rote Chilischote, entkernt, fein geschnitten
- ½ TL scharfes Currypulver
- 250 g Süßkartoffeln, geschält, gerieben
- Saft von ½ Zitrone
- ½ Bund Koriander, grob gehackt

Für die Limetten-Gurken-Raita:
- 1 kleines Stück (50 g) Gurke, gerieben
- 150 g selbst fermentierter Joghurt (siehe Seite 52)
- abgeriebene Schale von ½ Limette
- ein paar Spinatblätter, gehackt
- 1 TL flüssiger Honig
- 1 Prise Würzsalz mit Limettenschale, Kaffirlimetten und Zitronengras (siehe Seite 36)
- ein paar Zweige Minze, gehackt

Zitronenschnitze zum Servieren

Die Kichererbsen in frischem Wasser weich kochen (das dauert je nach Einweichdauer rund 40–60 Minuten), abschütten und abtropfen lassen.

Den Backofen auf 180 Grad vorheizen.

Die Butter in einer Pfanne mit dickem Boden schmelzen. Zwiebeln, Knoblauch, Ingwer und Chili goldbraun dünsten. Das Currypulver und 4 Teelöffel kaltes Wasser hinzufügen (damit das Currypulver nicht anbrennt) und 1 Minute weiterdünsten, dann die gekochten Kichererbsen hinzufügen und mit dem Löffelrücken leicht zerdrücken. Süßkartoffeln und Zitronensaft dazugeben und 2–3 Minuten erhitzen, bis sich aus den Süßkartoffeln etwas Stärke löst und die Masse etwas bindet. Die Pfanne vom Herd nehmen und den Koriander unterrühren.

Die Masse in 8 Portionen teilen und diese von Hand zu Bratlingen formen. Auf ein mit Backpapier belegtes Blech legen und im vorgeheizten Ofen 12 Minuten backen, dabei nach 6 Minuten wenden, damit die Bratlinge auf beiden Seiten goldbraun werden.

Inzwischen für die Raita alle Zutaten in einer kleinen Schüssel mischen.

Die Süßkartoffel-Kichererbsen-Bratlinge mit Zitronenschnitzen und mit Raita als Beilage servieren.

Hinweis: Raita ist die indische Version des in der griechischen und türkischen Küche bekannten Tzatziki und wird gerne zu Currygerichten gereicht.

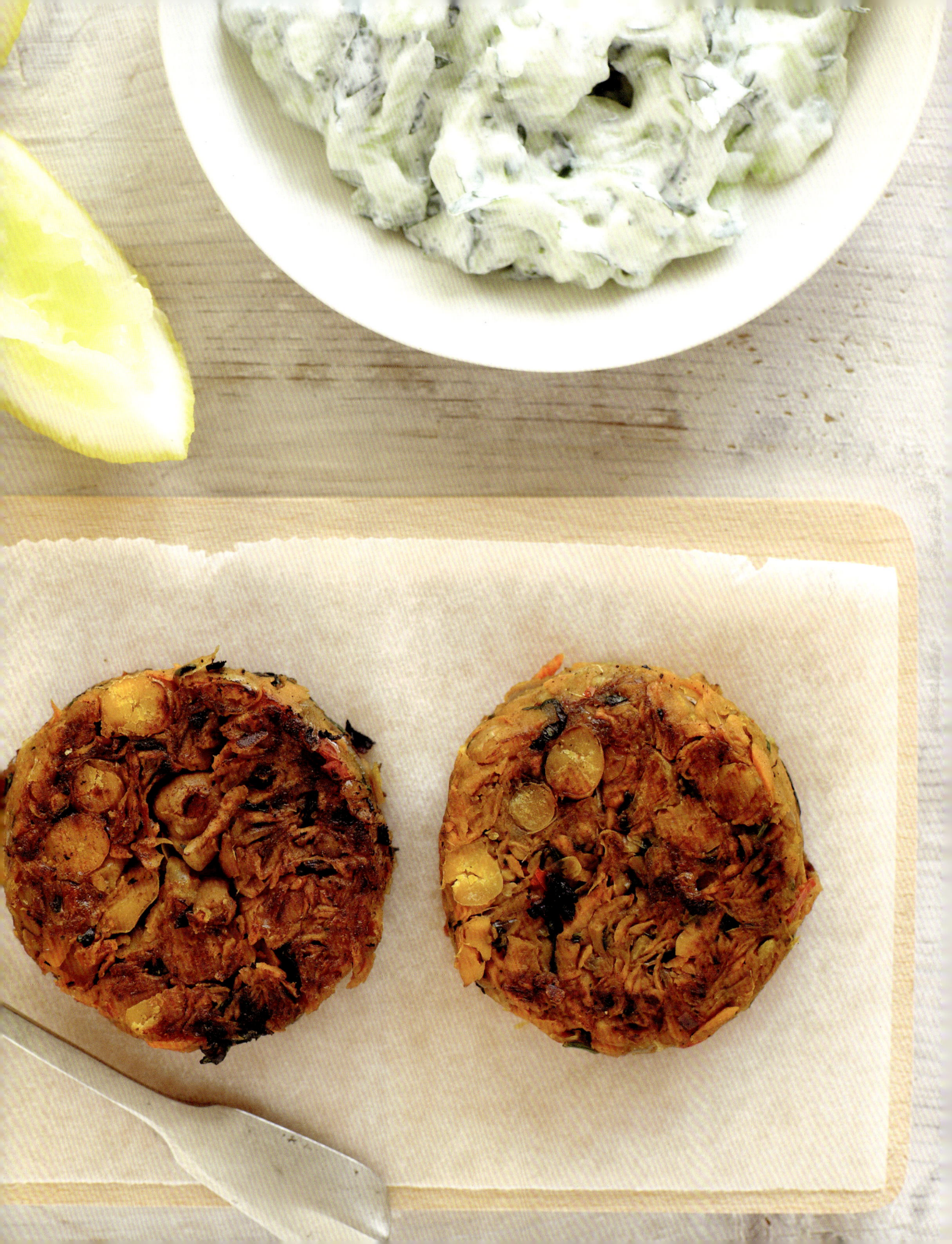

P+ Erbsen-Feta-Lollis mit Minz-Joghurt-Sauce

Diese leckeren Lollis haben es in sich: Käse, Sesamsamen, Kichererbsenmehl, Erbsen und der Joghurtdip liefern Proteine und verbinden sich zu einem vollen, würzig-frischen Aroma. Machen Sie eine große Menge von diesen Lollis, sie werden viel schneller verschwinden, als Sie dachten.

Für 4 Portionen
250 g Erbsen
125 g Feta
1 EL Minzblätter, gehackt
1 grüne Chilischote, entkernt, fein gehackt
3 EL Parmesan, gerieben
2 Eigelb
½ TL Chilipulver
30 g Kichererbsenmehl
4 EL Mandeln, grob gehackt
Sesamsamen zum Bestreuen
60 g Kokosfett zum Braten

Für den Radieschensalat:
1 TL Haselnussöl
1 TL Sherryessig
½ TL flüssiger Honig
1 Bund Radieschen, in dünne Scheiben geschnitten
10 Minzblätter, fein geschnitten

Für die Minz-Joghurt-Sauce:
100 g selbst fermentierter Joghurt (siehe Seite 52), für eine dickere Konsistenz durch einen Kaffeefilter abgetropft (siehe Tipp)
1 grüne Chilischote, entkernt, fein gehackt
1 Prise Safran
1 Prise Salz
1 EL Minze, gehackt
½ TL flüssiger Honig

Erbsen, Feta, Minze, Chili, Parmesan, Eigelbe und Chilipulver mit dem Stabmixer pürieren; die Masse muss nicht ganz glatt sein, sondern darf ruhig noch einige gröbere Stücke enthalten. In eine große Rührschüssel geben und mit dem Kichererbsenmehl verrühren.
Die Masse in 8 Portionen teilen, von Hand zu Kugeln formen, diese flach drücken und auf einen Lutscherstiel aus Holz stecken.
Die Lollis mit Sesamsamen und Mandeln bestreuen, diese leicht festdrücken, und auf ein mit Backpapier belegtes Blech legen.
Bis zum Braten im Kühlschrank aufbewahren.
Für den Radieschensalat aus Öl, Essig und Honig ein Dressing herstellen. Die Radieschen darin wenden. Anrichten und mit gehackter Minze bestreuen.
Für die Minz-Joghurt-Sauce alle Zutaten vermischen. Dabei nicht zu sehr rühren, sonst wird der Joghurt zu flüssig.
Die Lollis im heißen Kokosfett von beiden Seiten braten, bis sie außen goldbraun und innen heiß sind. Mit dem Radieschensalat und der Joghurtsauce zum Dippen servieren.

KÜCHENTIPP
Natürlich können Sie statt der Lollis auch einfache Bällchen oder flache Küchlein formen. Es ist wichtig, dass der Joghurt eine dicke Konsistenz hat, etwa so wie griechischer Joghurt. Dafür am besten über Nacht im Kühlschrank abtropfen lassen.

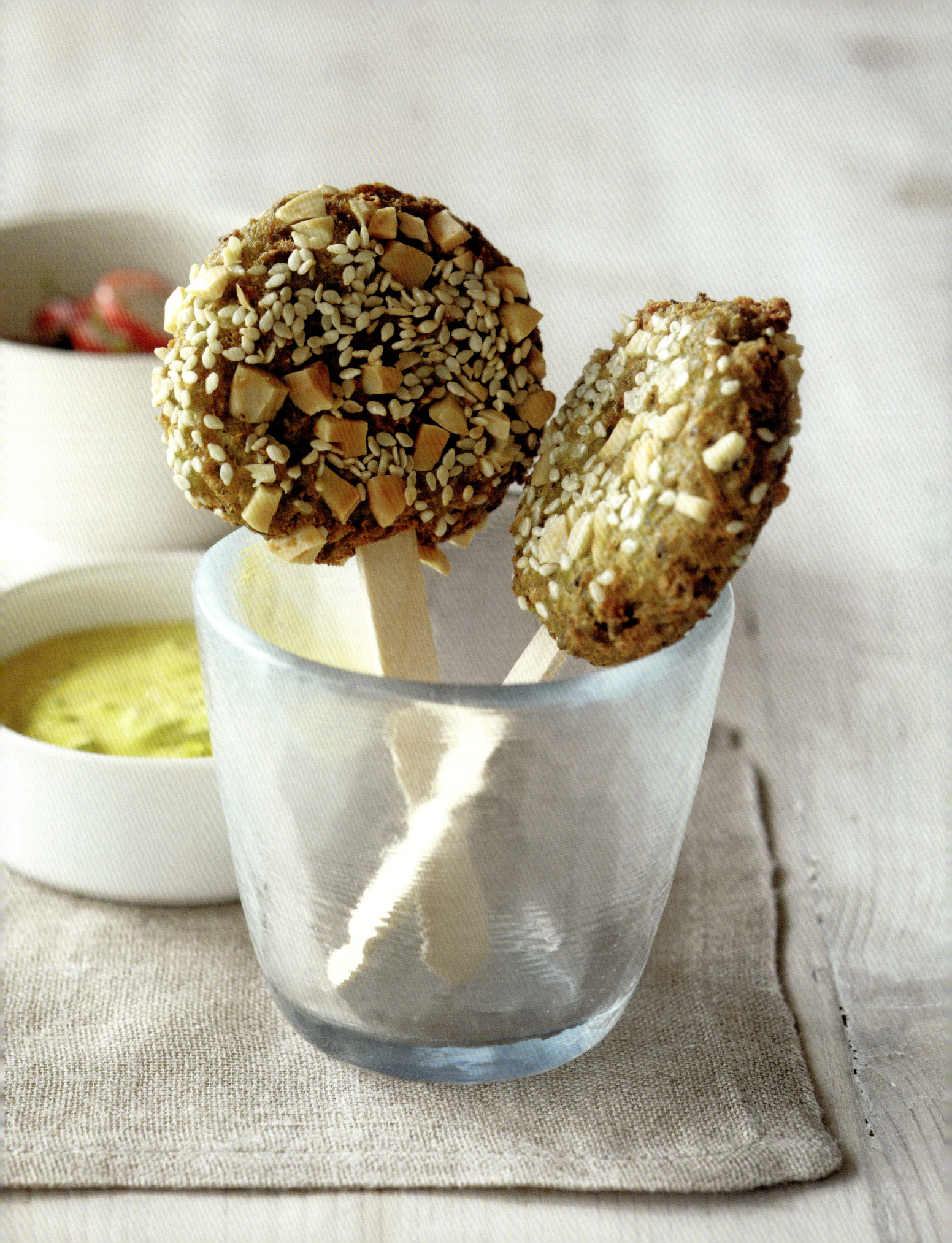

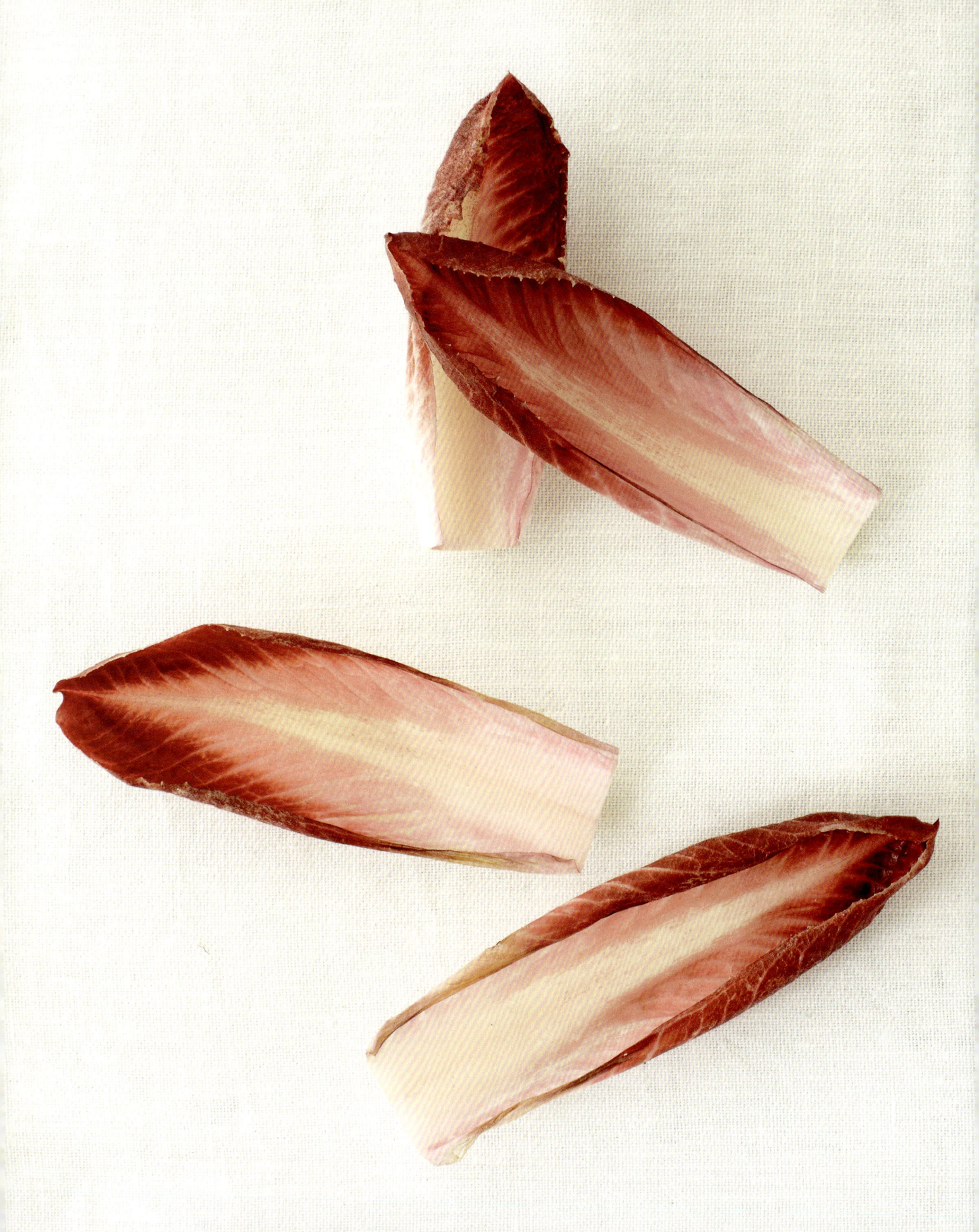

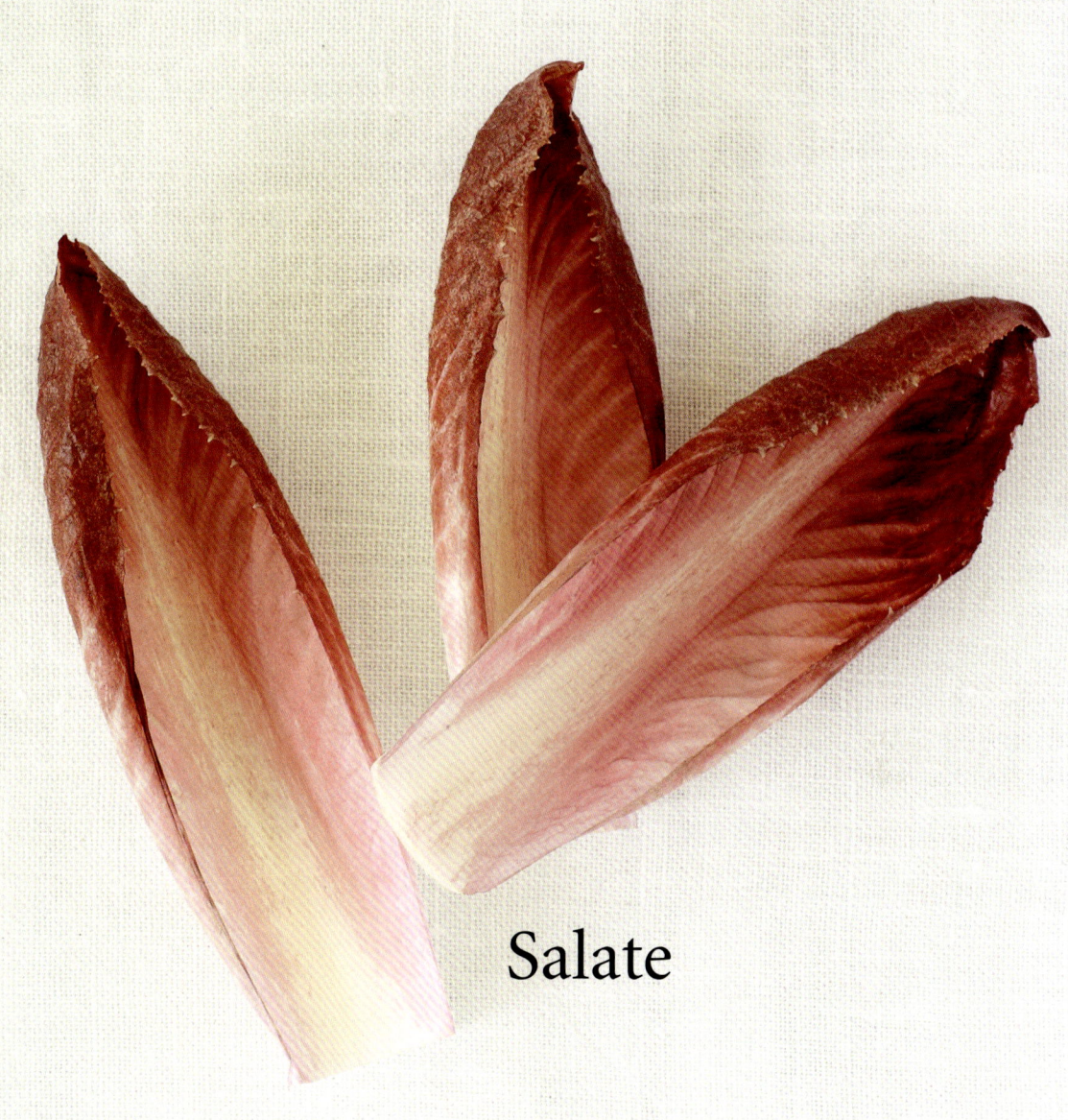

Salate

Blanchierte Gemüsesalate

Die Salate auf den folgenden Seiten sind aus verschiedenen Gemüsesorten zusammengestellt, wovon die Hälfte davon blanchiert wurde, um die Zellulose aufzuspalten. Dadurch sind sie für den Darm in der Regenerations- und Erholungsphase leichter verdaulich. Dies ist ein ganz zentraler Punkt in unserem Darm-Ernährungsplan, in dem Gemüse und Salate nach ihrem Gehalt an Nährstoffen und nicht aufgrund ihres hohen Ballaststoffgehalts ausgesucht werden. Viele der Zutaten für diese Salate können im Voraus vorbereitet und luftdicht verpackt im Kühlschrank aufbewahrt werden, um sie dann bei Bedarf zu einem Salat zusammenzustellen. Wichtig für einen optimalen Genuss ist auch, Gemüse und Blattsalate nach Farbe und Textur passend zu kombinieren, wobei die Frische der Zutaten immer oberstes Gebot ist. Innerhalb unseres Ernährungsplans lassen sich die Salate mit den verschiedenen Dressings auf vielfältige Weise kombinieren.

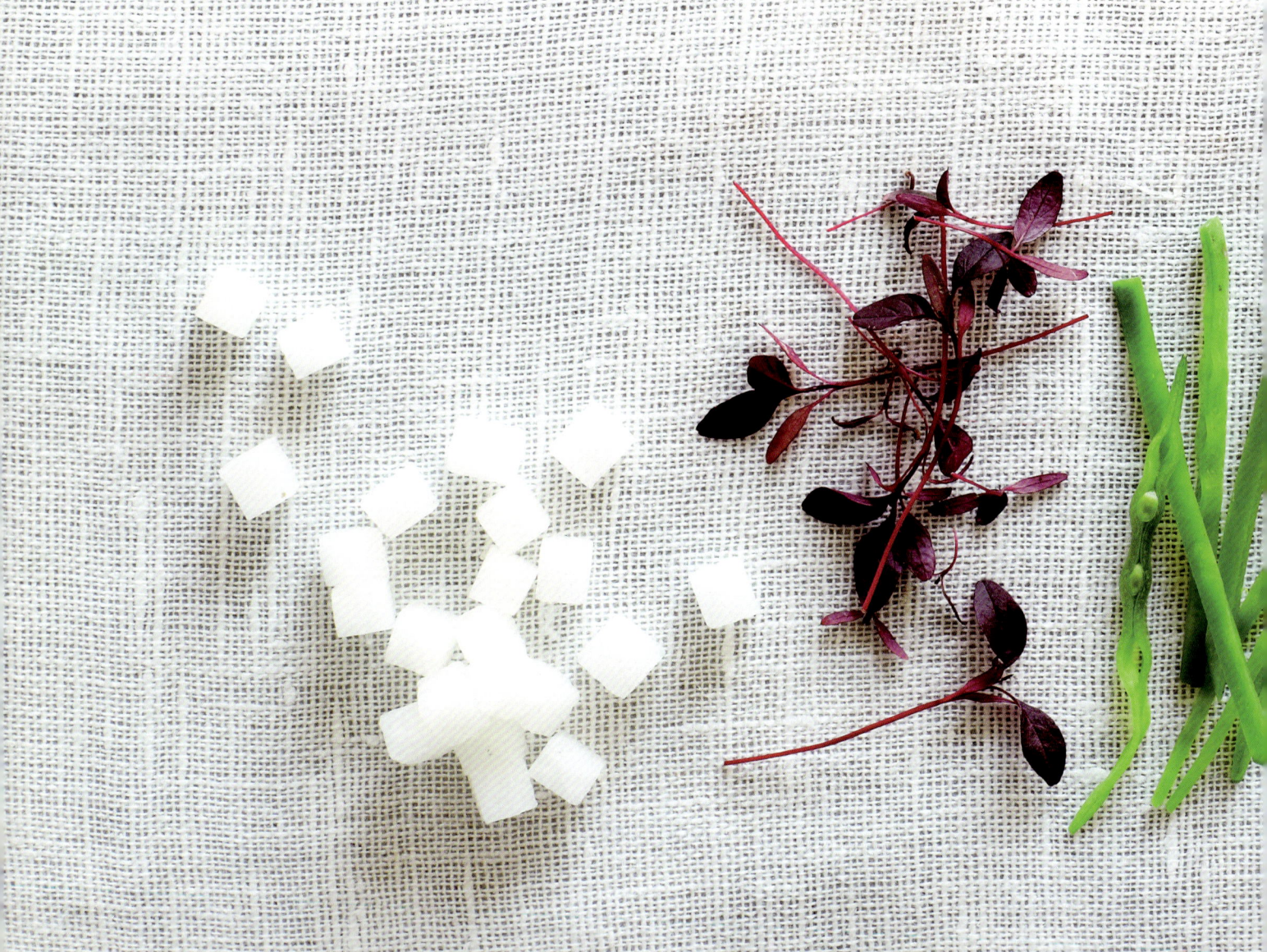

Das Gemüse wird in Scheiben geschnitten, geraspelt oder klein geschnitten, für 5 Sekunden blitzblanchiert und in Eiswasser abgekühlt, damit es frisch und knackig bleibt. Dann werden Nüsse, Samen, Kokosnuss, Kräuter oder andere Zutaten sowie Salatblätter hinzugefügt und alles mit einem Dressing nach Wahl gemischt. Bei jedem Salat wird ein Dressing empfohlen, das mit den vorgeschlagenen Salatzutaten perfekt harmoniert, aber Sie können sich natürlich ganz nach Ihrem persönlichen Geschmack Ihre eigenen Kombinationen schaffen. Vergessen Sie nicht: Der Geschmack liegt vor allem im Dressing. Und die Salate sollten immer erst kurz vor dem Essen mit dem Dressing angemacht werden, sonst fallen sie zusammen, werden weich und schlapp.

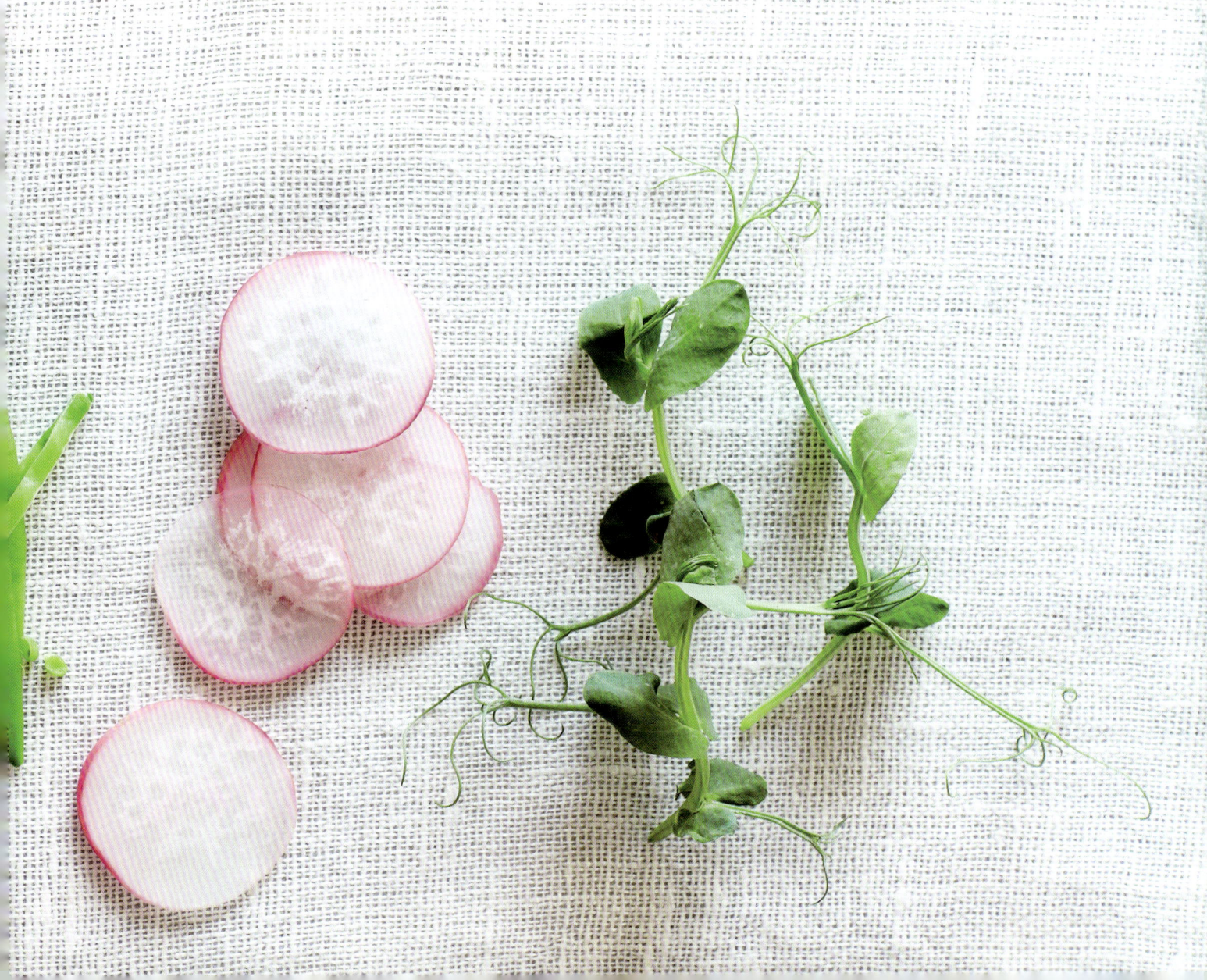

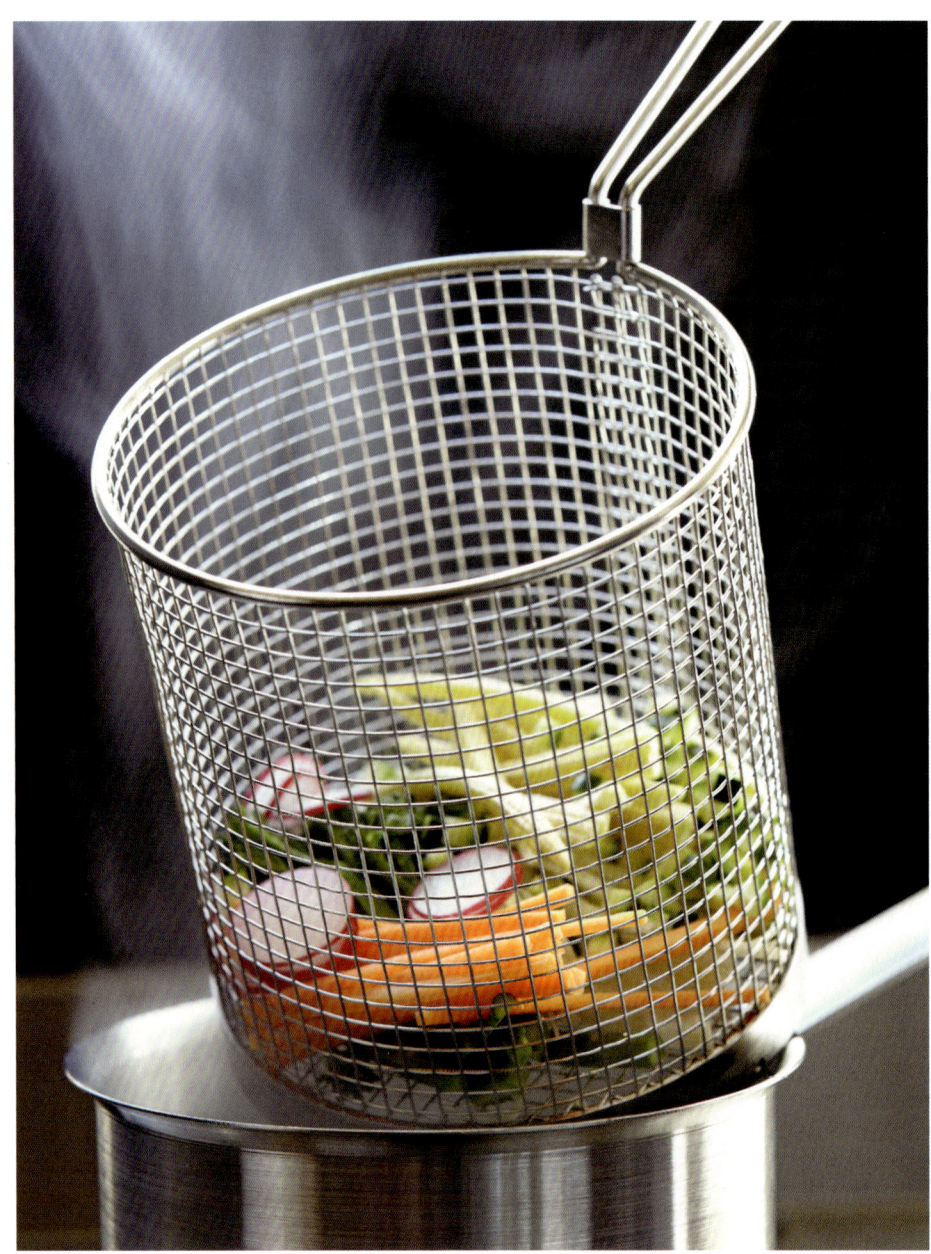

Zum Blanchieren wird das Gemüse 5 Sekunden in kochendes Wasser getaucht (oben). Bevor es anschließend in Eiswasser abgekühlt wird, um den Garprozess zu stoppen, Farbe und Nährstoffe zu erhalten, sollte man es im Sieb durchschütteln und abtropfen lassen.

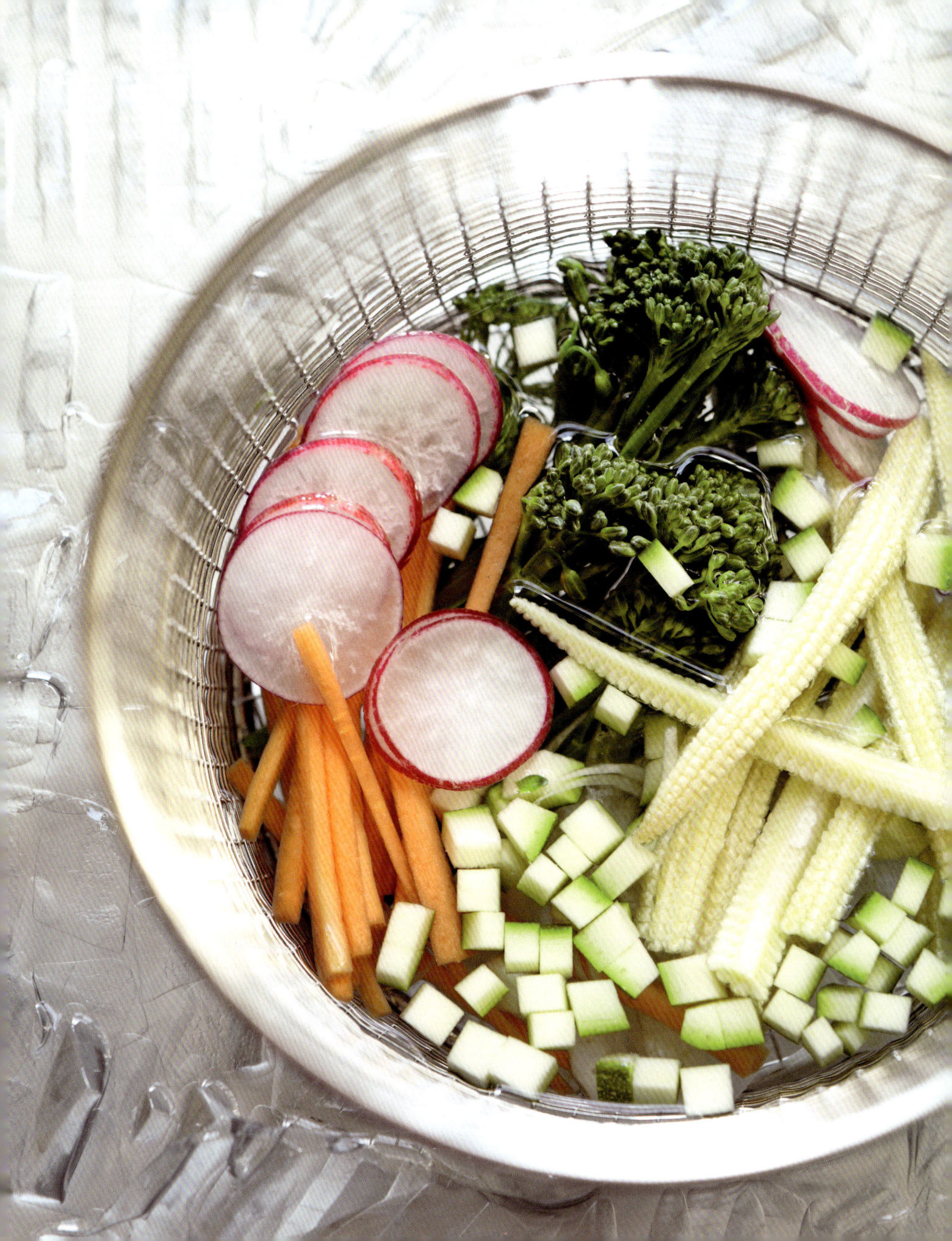

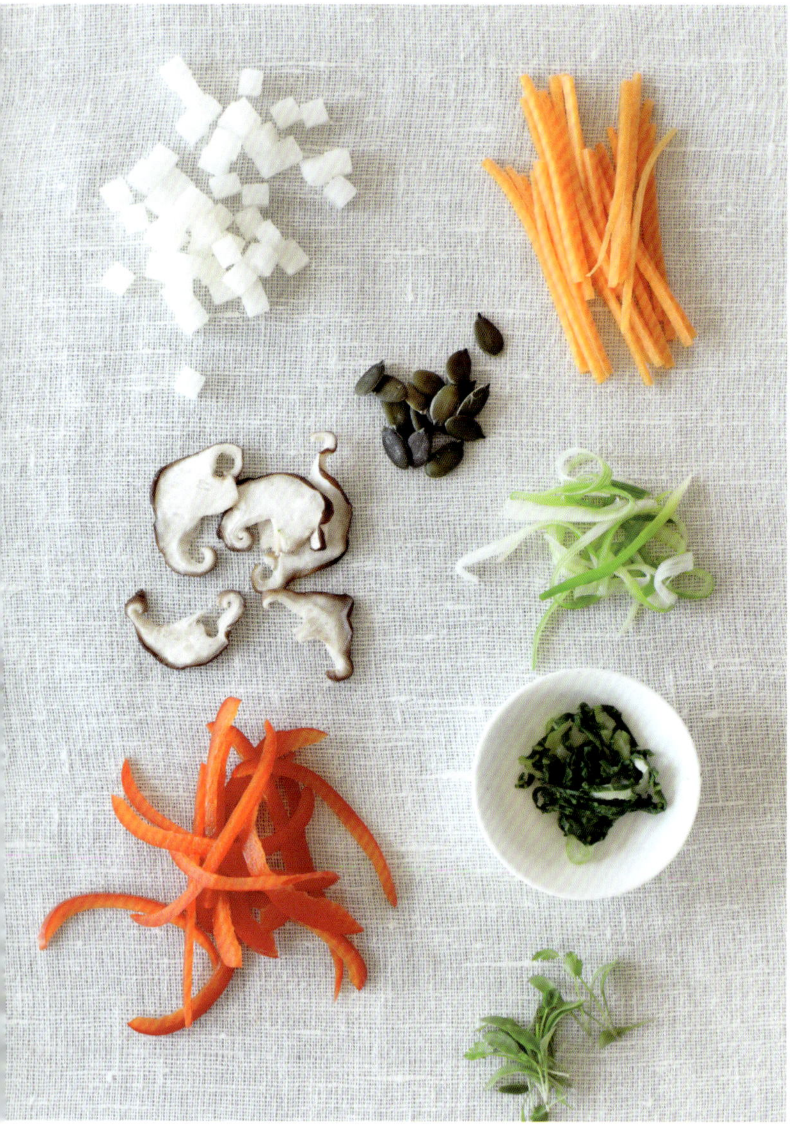

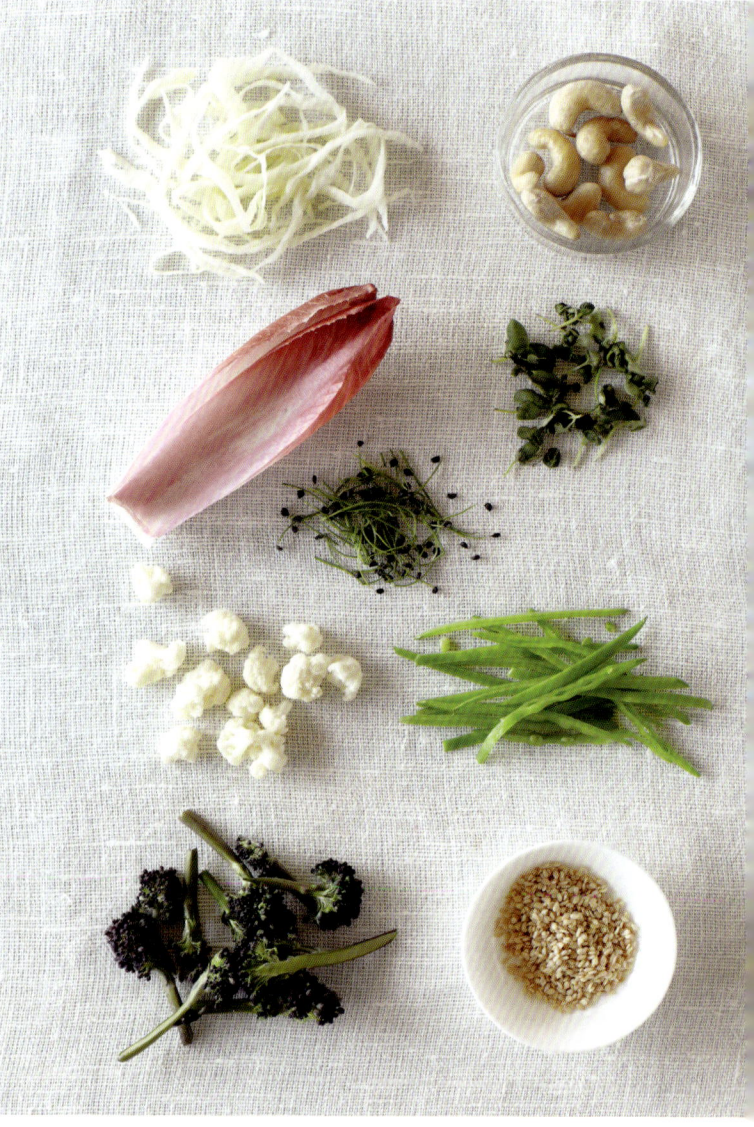

Zutaten für den blanchierten Salat 1   Zutaten für den blanchierten Salat 2

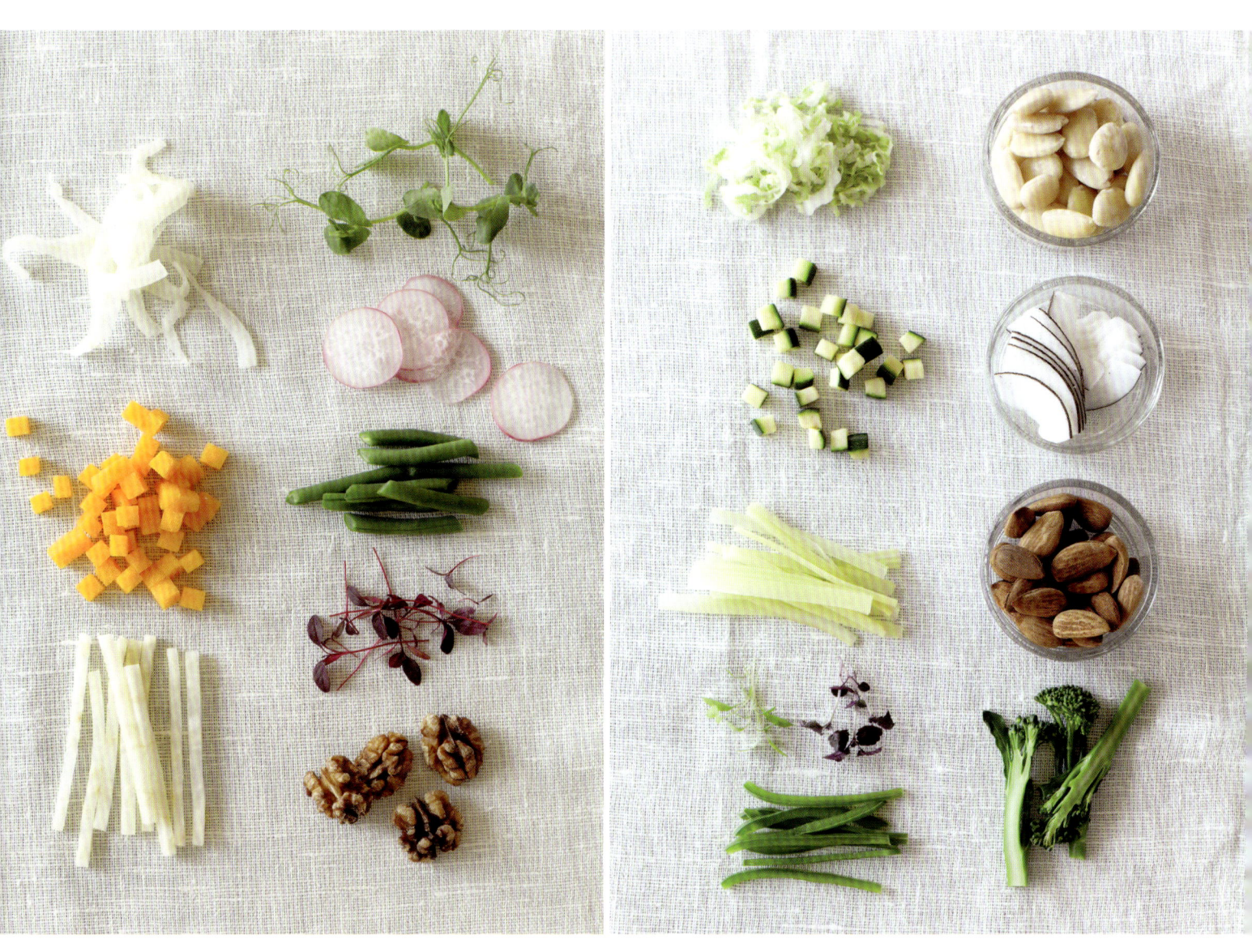

Zutaten für den blanchierten Salat 3

Zutaten für den blanchierten Salat 4

SALATE 201

P Blanchierter Salat 1

Das Geheimnis der Salatküche liegt in der Vorbereitung: Alle Zutaten müssen fertig vorbereitet sein und gleichzeitig ins kochende Wasser kommen, damit nichts welkt oder weich wird und die Farben erhalten bleiben. Nur ganz frische oder über Nacht eingeweichte Kürbiskerne verwenden. Koriander und Minze spielen eine wichtige Rolle in diesem Salat.

Für 4 Portionen
70 g Shiitakepilze, in Scheiben geschnitten
½ rote Paprikaschote, entkernt, in feine Streifen geschnitten
1 mittlere Karotte, in feine Streifen geschnitten
80 g Pak Choi, in feine Streifen geschnitten
2 Frühlingszwiebeln, in feine Ringe geschnitten
100 g Daikon (japanischer Rettich), klein gewürfelt

Zum Bestreuen:
1 EL Kürbiskerne, über Nacht in kaltem Wasser eingeweicht
kleine Korianderblättchen
etwas Minze, fein geschnitten

Dazu passt:
Mango-Zitronengras-Ingwer-Dressing (siehe Seite 211)

Alle Zutaten wie oben angegeben vorbereiten. 5 Sekunden in kochendem Wasser blanchieren. In einem Sieb abtropfen lassen und sofort in eine Schüssel mit Eiswasser tauchen. Herausnehmen und auf Küchenpapier sorgfältig trocknen.
Das Gemüse in einer großen Schüssel mit dem Dressing vermischen. Mit Kürbiskernen, Koriander und Minze bestreut servieren.

NÄHRSTOFF-INFO
Das Blanchieren von Gemüse hat den Vorteil, dass die Zellulose aufgespalten wird, die Nährstoffe aber nicht ausgeschwemmt werden.

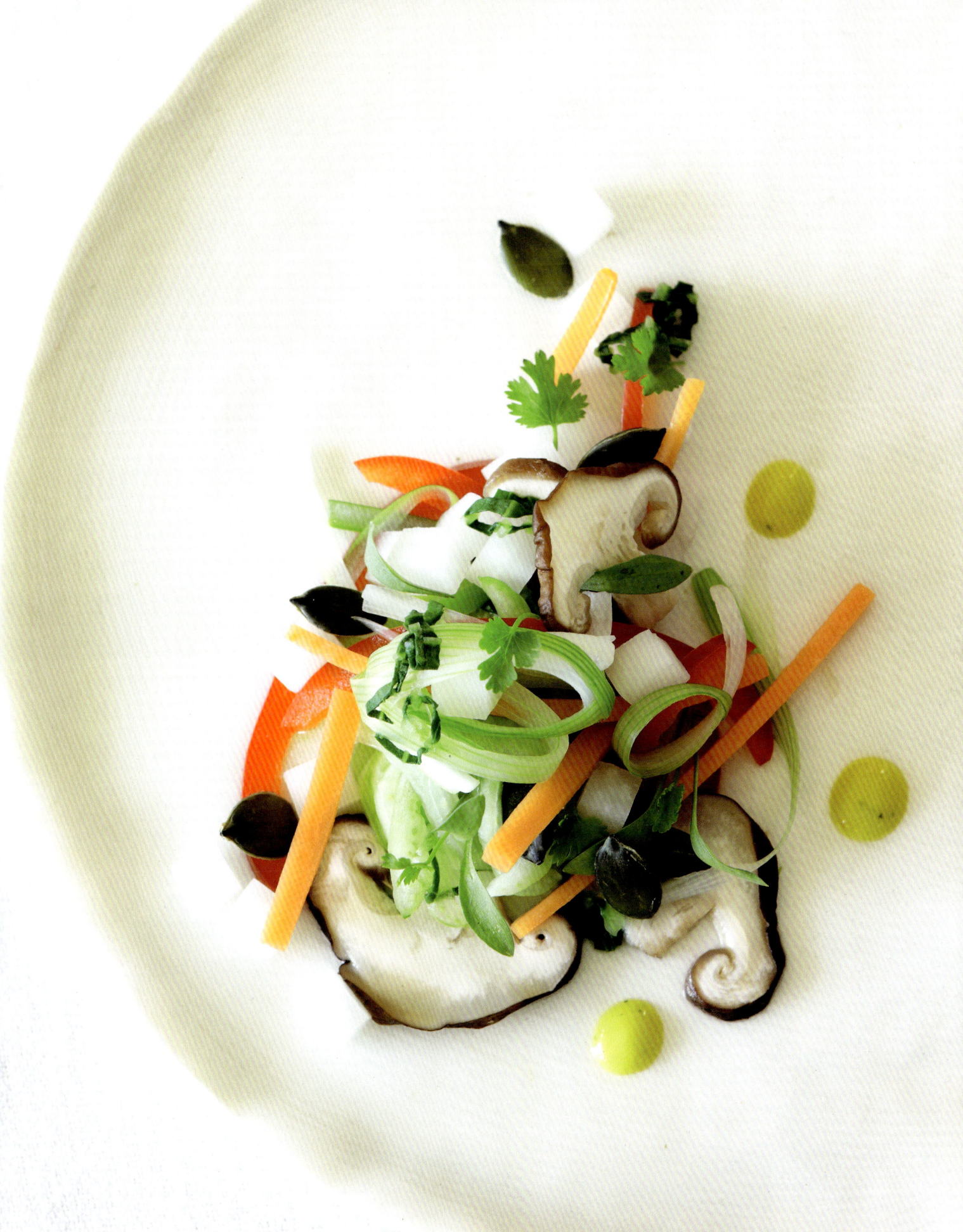

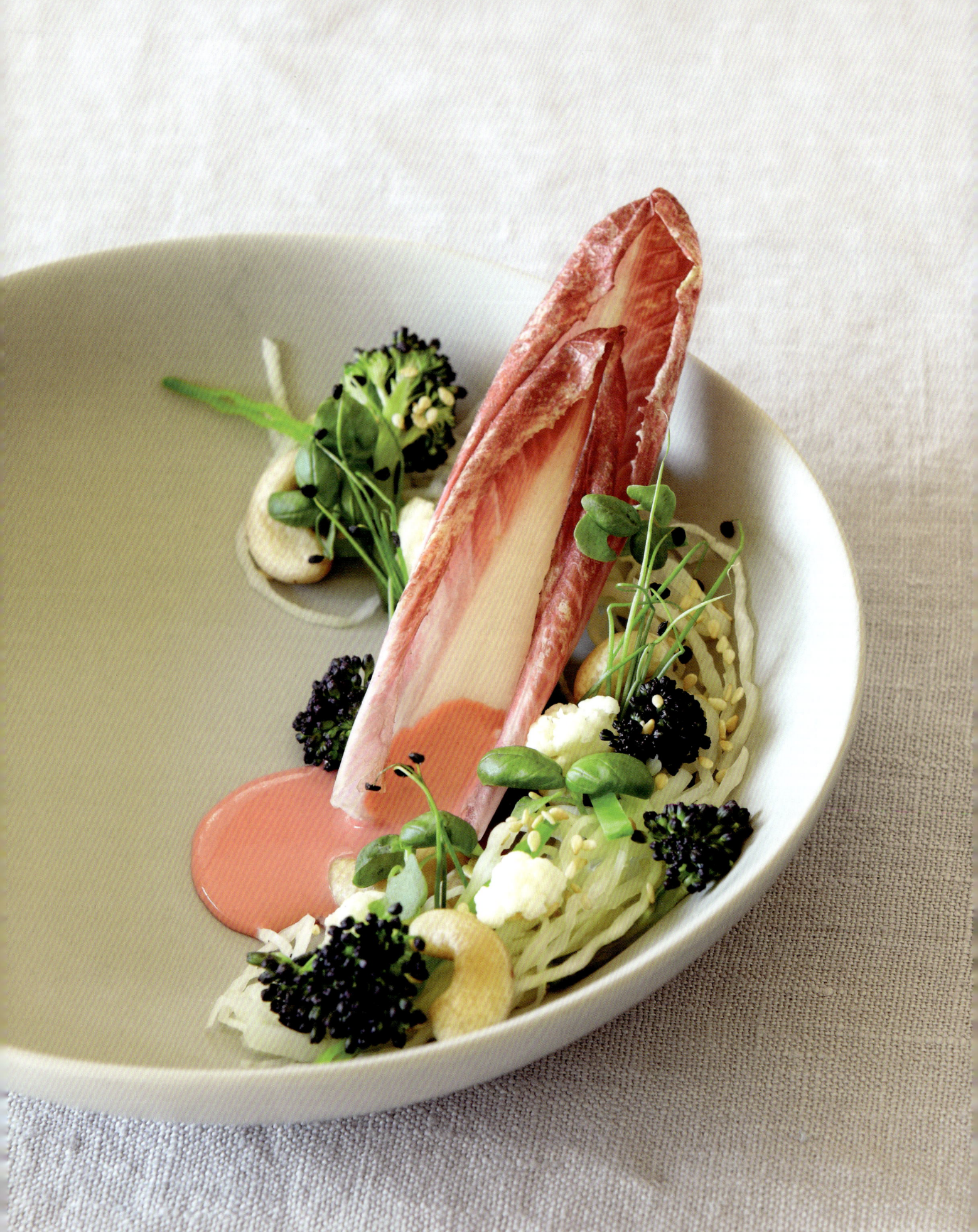

P Blanchierter Salat 2

Chicorée kann manchmal bitter schmecken, aber hier ist sein Geschmack in Kombination mit Zuckererbsen, Kohl und Blumenkohlröschen in einem reichhaltigen Salat wunderbar ausgewogen. Die eingeweichten Cashewkerne und Sesamsamen liefern das Protein für diesen Gemüsesalat.

Für 4 Portionen
100 g roter Chicorée
100 g sehr kleine Blumenkohlröschen
100 g Zuckererbsen (Kefen), in sehr dünne Streifen geschnitten
100 g Weißkohl, fein geschnitten oder geraspelt
100 g Spargelbrokkoli (Cima di rapa) oder ersatzweise Brokkoliröschen, der Länge nach gedrittelt
1 TL Sesamsamen, trocken geröstet
60 g Cashewkerne, über Nacht in kaltem Wasser eingeweicht

Zum Bestreuen:
Kleine Basilikumblättchen
scharfe Sprossen (z. B. Rock Chives)

Dazu passt:
Himbeer-Wasabi-Tahin-Dressing
(siehe Seite 212)

Das Gemüse wie beschrieben vorbereiten. In kochendem Wasser 5 Sekunden blanchieren. In einem Sieb abtropfen lassen und sofort in eine Schüssel mit Eiswasser tauchen. Herausnehmen und auf Küchenpapier sorgfältig trocknen.
Das Gemüse in einer großen Schüssel mit dem Dressing vermischen. Mit Basilikum und Sprossen bestreut servieren.

NÄHRSTOFF-INFO
In diesem Salat liefern die Cashewkerne das Protein; durch das Einweichen werden sie zarter, sind aber dennoch knackig. Sie enthalten viel Magnesium, das gut für die Herzgesundheit ist, außerdem Mangan für Knochen und Bänder sowie Zink für das Immunsystem. Ein nährstoffreiches Kraftpaket!

P Blanchierter Salat 3

Fenchel, Radieschen und Knollensellerie haben ein subtiles Lakritzaroma, das durch die Süße der grünen Bohnen und der zart-knackigen Walnüsse abgerundet wird. Zusammen mit dem gewürfelten Butternusskürbis haben Sie Gemüse in allen Regenbogenfarben auf Ihrem Teller.

Für 4 Portionen
100 g Fenchel, fein geschnitten
100 g Butternusskürbis, geschält, ½ cm groß gewürfelt
100 g Radieschen, in dünne Scheiben geschnitten
100 g Knollensellerie, geschält, in dünne Streifen geschnitten
100 g feine grüne Bohnen, geputzt, schräg halbiert
80 g Walnüsse, über Nacht in kaltem Wasser eingeweicht

Zum Bestreuen:
Erbsen- und Amarantsprossen

Dazu passt:
Walnuss-Estragon-Schalotten-Dressing (siehe Seite 212)

Das Gemüse wie beschrieben vorbereiten. In kochendem Wasser 5 Sekunden blanchieren. In einem Sieb abtropfen lassen und sofort in eine Schüssel mit Eiswasser tauchen. Herausnehmen und auf Küchenpapier sorgfältig trocknen.
Das Gemüse in einer großen Schüssel mit dem Dressing vermischen.
Mit Erbsen- und Amarantsprossen bestreut servieren.

NÄHRSTOFF-INFO
Als einer der größten Omega-3-Lieferanten unterstützt die Walnuss die Heilung und Regeneration des Darms, stärkt das Gehirn und die Herzgesundheit. Außerdem sorgt sie für schönes Haar und eine geschmeidige Haut.

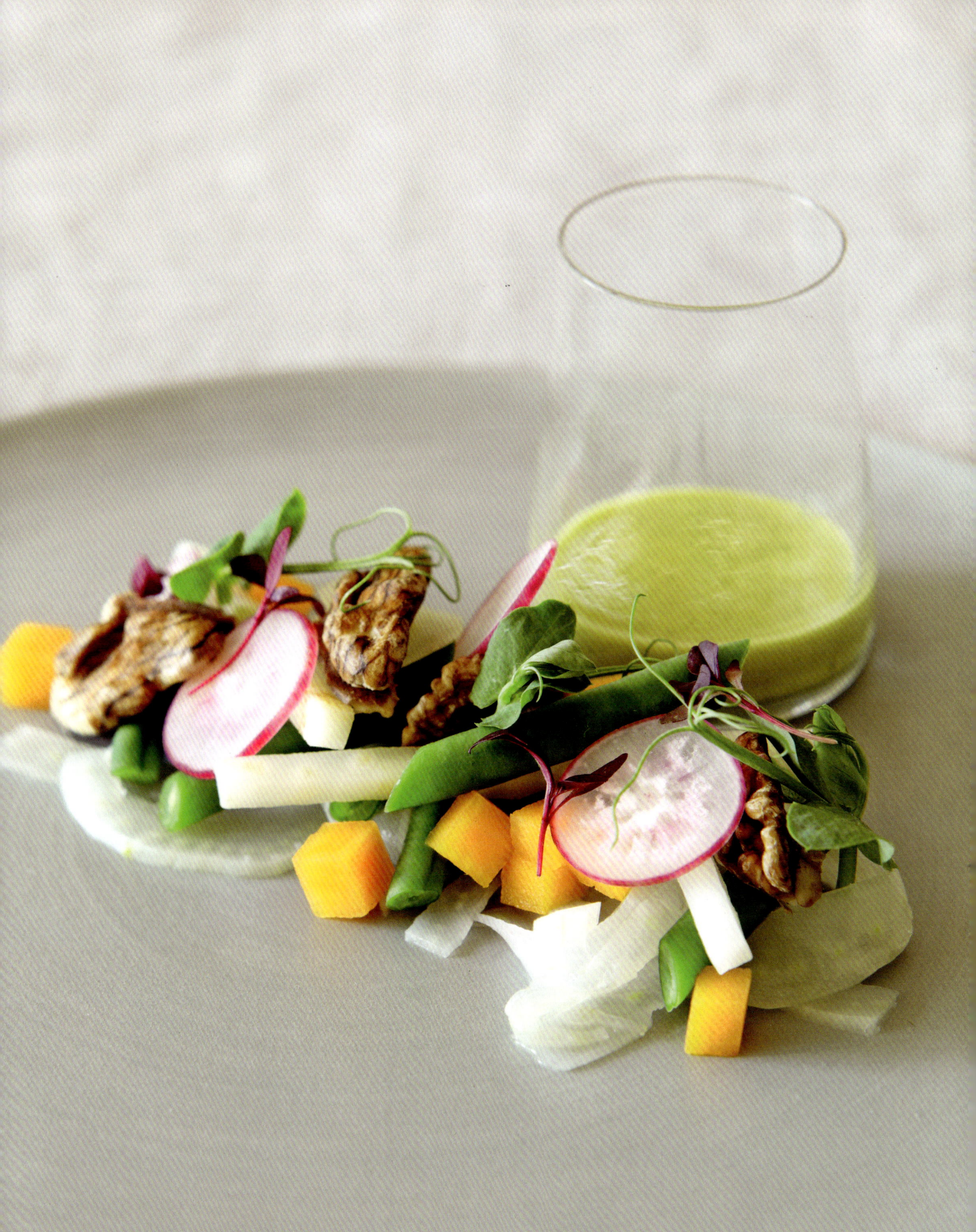

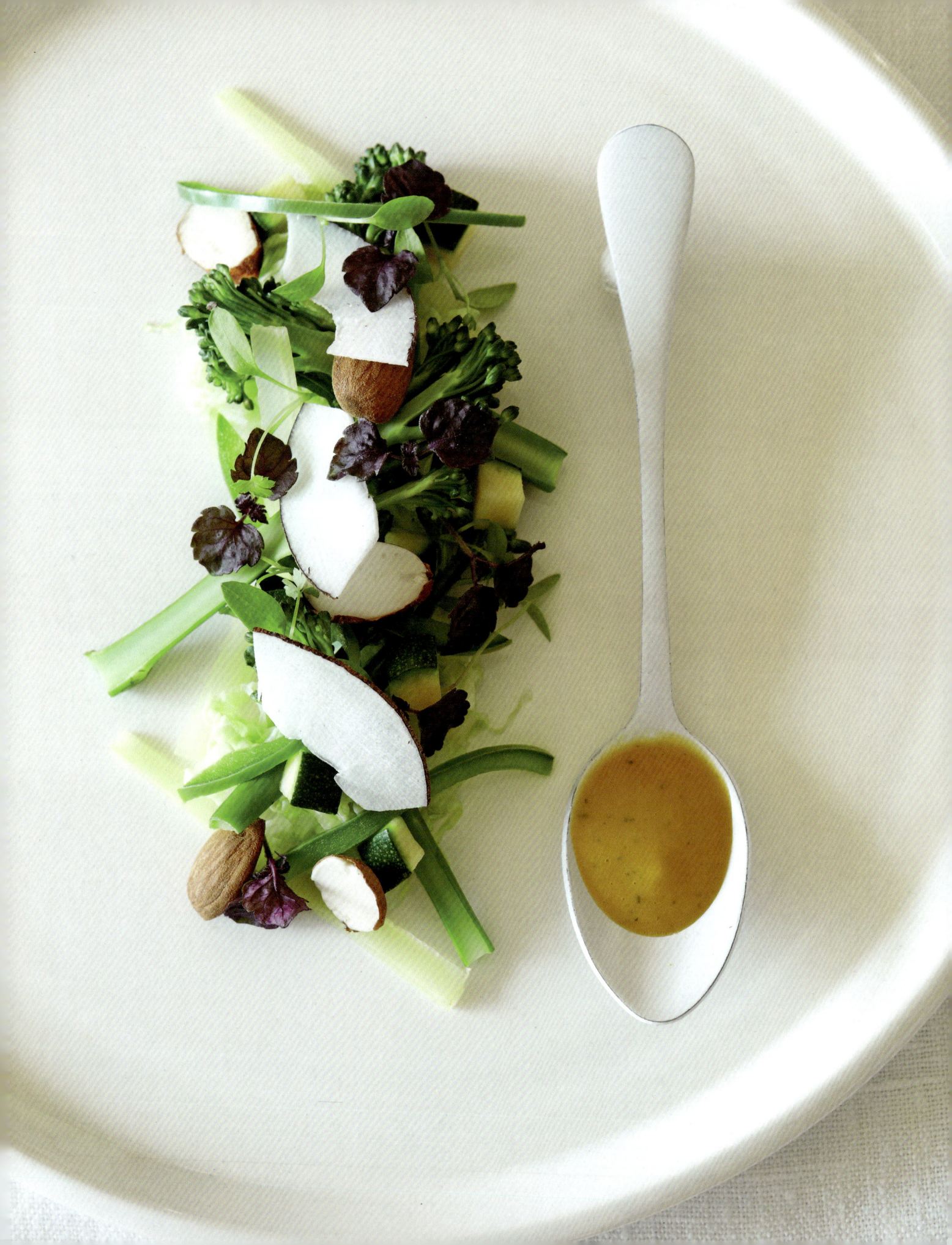

Ⓟ Blanchierter Salat 4

Spargelbrokkoli oder Stängelkohl (Cima di Rapa) ist auch bei uns ein immer beliebteres Gemüse, und das hat seine guten Gründe. Er ist sehr schmackhaft und die Stängel sind leichter verdaulich als die der größeren Brokkoliköpfe. Stangensellerie schmeckt von Natur aus etwas salzig, verleiht kurz blanchiert aber eine knackig-frische Note.

Für 4 Portionen
100 g Chinakohl, fein geschnitten
1 kleine Zucchini, fein gewürfelt
1–2 Stangen Sellerie, Fäden abgezogen, in feine Streifen geschnitten
125 g Spargelbrokkoli (Cima di rapa), der Länge nach halbiert und dann in 3 Stücke geschnitten
½ grüne Paprikaschote, entkernt, in dünne Streifen geschnitten

Zum Bestreuen:
60 g ganze Mandeln, über Nacht in kaltem Wasser eingeweicht
1 kleines Stück (10 g) frische Kokosnuss, feinblättrig geschnitten, über Nacht eingeweicht
Shisokresse und kleine Stangensellerieblättchen

Dazu passt:
Ananas-Kumquat-Dressing mit Fünfgewürz (siehe Seite 213)

Das Gemüse wie beschrieben vorbereiten. In kochendem Wasser 5 Sekunden blanchieren. In einem Sieb abtropfen lassen und sofort in eine Schüssel mit Eiswasser tauchen. Herausnehmen und auf Küchenpapier sorgfältig trocknen.
Das Gemüse in einer großen Schüssel mit dem Dressing vermischen.
Mit Mandeln, Kokosnuss, Shisokresse und Sellerieblättchen bestreut servieren.

NÄHRSTOFF-INFO
Spargelbrokkoli (Stängelkohl) ist sehr reich an Beta-Carotin und Vitamin C, zwei wichtigen Antioxidantien, die der Körper täglich benötigt. Er enthält außerdem Folsäure, die für das Nervensystem sehr wichtig ist.

Salat-Dressings

Ohne Dressing ist ein Salat nicht komplett. Praktisch an den folgenden sechs eigens für dieses Buch kreierten Dressings ist, dass sie alle mit jedem der Salate des Darm-Ernährungsplans, sowohl der ersten wie der Folgephase, kombiniert werden können. Die Dressings halten sich luftdicht verschlossen 3–4 Tage im Kühlschrank. Sie enthalten keine Konservierungsstoffe und schmecken viel besser als jede fertig gekaufte Salatsauce. Durch die Verarbeitung im Mixer oder mit dem Stabmixer wird Luft eingearbeitet, wodurch sie gleichzeitig leicht und cremig werden.

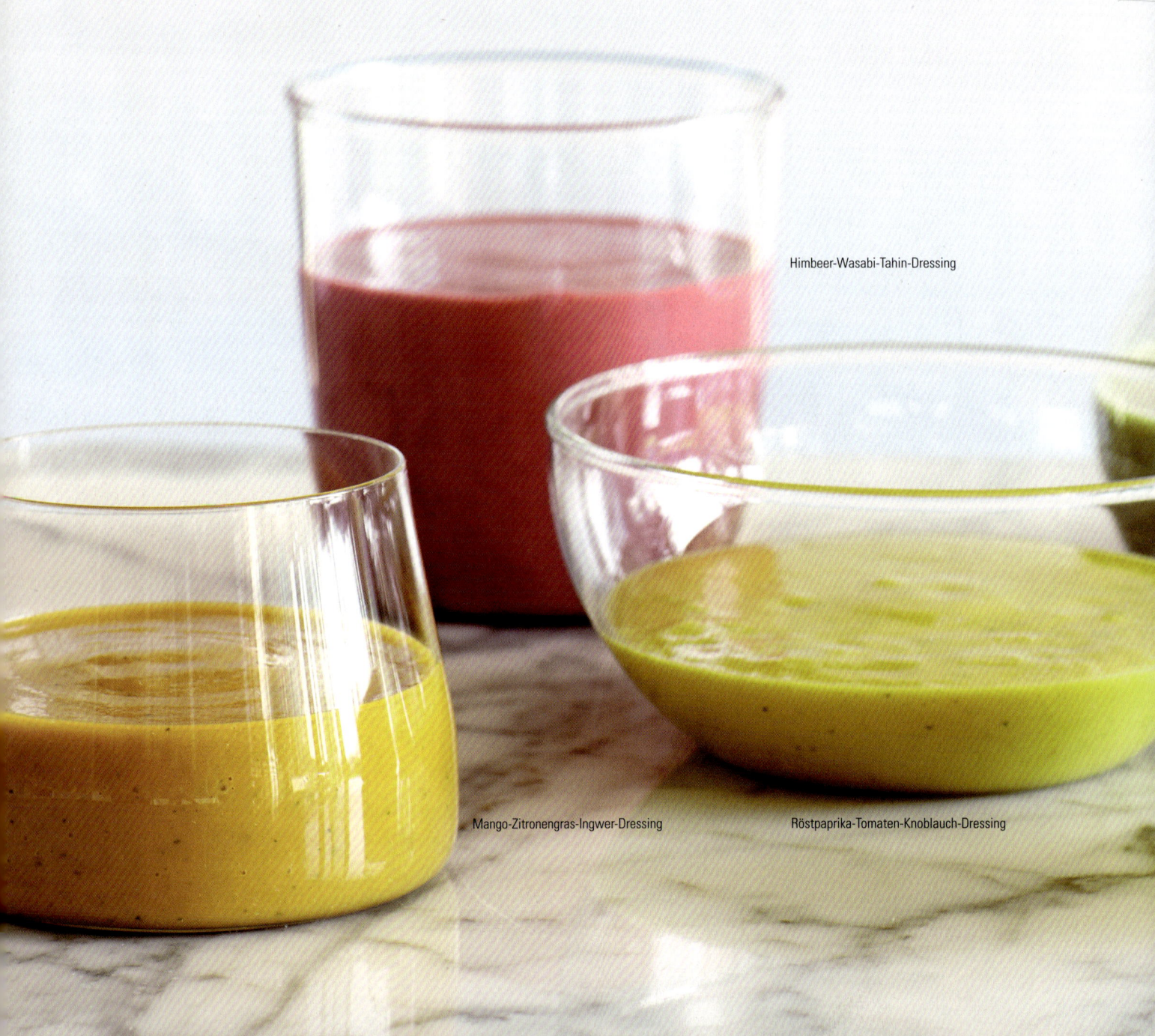

Himbeer-Wasabi-Tahin-Dressing

Mango-Zitronengras-Ingwer-Dressing   Röstpaprika-Tomaten-Knoblauch-Dressing

P Mango-Zitronengras-Ingwer-Dressing

Für 10 Portionen
1 große reife Mango, geschält, Fruchtfleisch vom Stein geschnitten und grob zerkleinert
2 Stängel Zitronengras, geschält, fein gehackt
2 cm frischer Ingwer, geschält, gehackt
1 EL Apfelessig
100 ml kalt gepresstes Sonnenblumenöl
Saft von 1 Limette
1 Bund Minze, Blätter abgezupft
1 Bund Koriander, Blätter abgezupft
1 grüne Chilischote, entkernt, fein gehackt

Alle Zutaten im Mixer oder mit dem Stabmixer glatt und cremig-weich pürieren.
Das Dressing möglichst 30 Minuten ruhen lassen, damit sich die Aromen gut verbinden und sich der Geschmack von Kräutern und Zitronengras entfaltet. Das Dressing durch ein feines Sieb streichen. In einem sterilisierten Schraubglas im Kühlschrank bis zu 5 Tage haltbar.

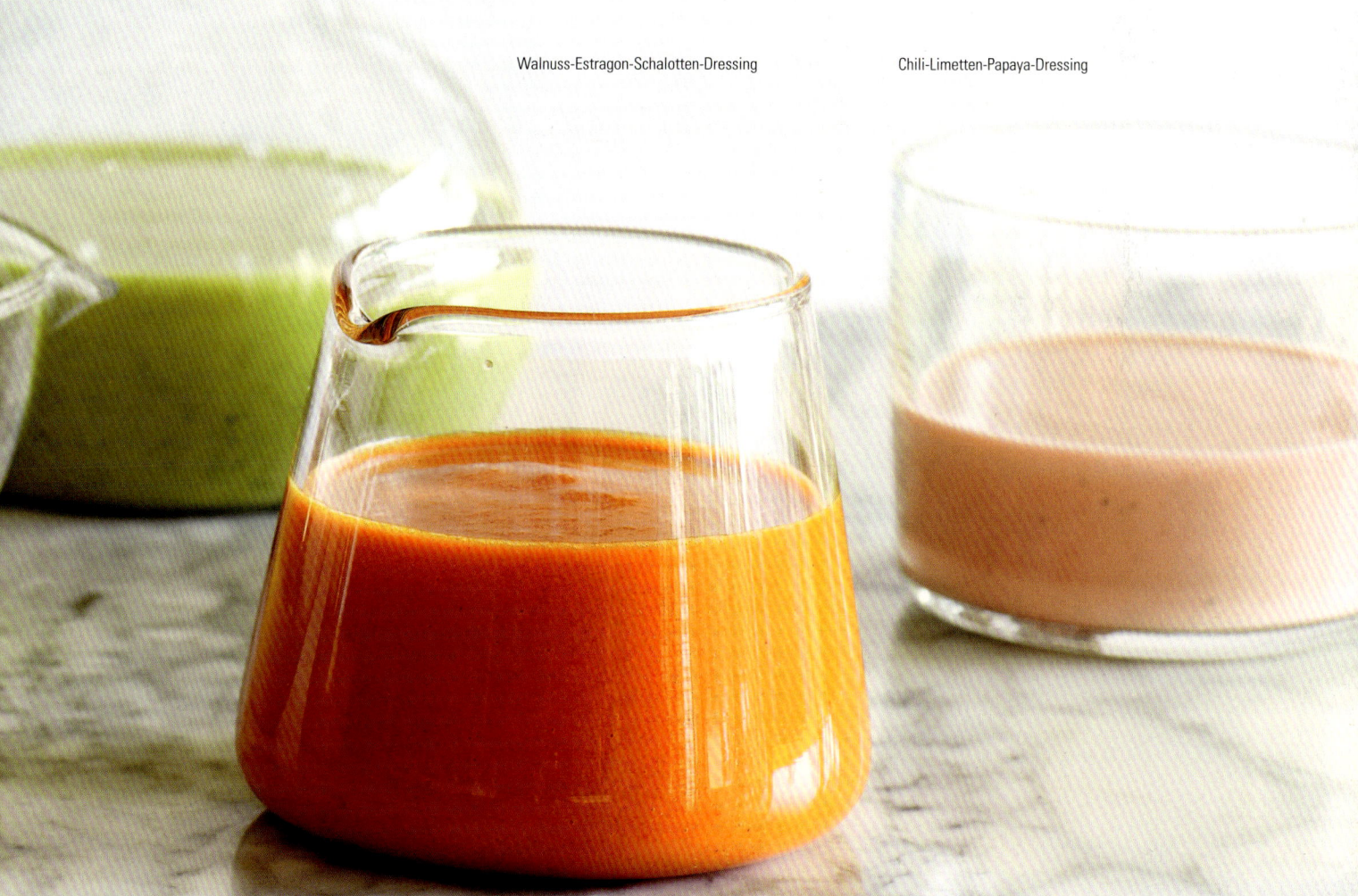

Walnuss-Estragon-Schalotten-Dressing

Chili-Limetten-Papaya-Dressing

P Chili-Limetten-Papaya-Dressing

Für 10 Portionen
1 kleine rote Chilischote, entkernt, fein gehackt
1 TL abgeriebene Limettenschale
5 TL Limettensaft
ein paar Zweige Koriander, gehackt
300 g Papaya, geschält, entkernt, in Stücke geschnitten
1 große Handvoll Minzblättchen, gehackt
80 ml Olivenöl

Alle Zutaten im Mixer oder mit dem Stabmixer glatt und cremig-weich pürieren.
Das Dressing durch ein feines Sieb passieren und die Rückstände mit dem Löffelrücken gut auspressen.
In einem sterilisierten Schraubglas im Kühlschrank bis zu 5 Tage haltbar.

P Himbeer-Wasabi-Tahin-Dressing

Für 8 Portionen
300 g frische oder tiefgefrorene Himbeeren
100 ml Apfelessig
2 EL Tahin (Sesampaste)
7 TL reiner Ahornsirup
4 TL geröstetes Sesamöl
70 ml Olivenöl extra vergine
10 g Wasabipaste
5 EL Wasser

Alle Zutaten im Mixer oder mit dem Stabmixer glatt und cremig-weich pürieren. Durch ein feines Sieb in ein sterilisiertes Schraubglas passieren. Im Kühlschrank bis zu 5 Tage haltbar.

Hinweis: Falls sich Flüssigkeit absetzt, genügt es, das Dressing gut durchzuschütteln oder nochmals zu mixen.

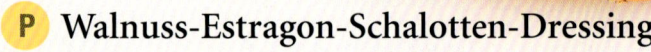

P Walnuss-Estragon-Schalotten-Dressing

Für 10 Portionen
50 g Walnusskerne, zerkleinert, mindestens 12 Stunden in Wasser eingeweicht
100 ml Walnussöl
50 ml Olivenöl extra vergine
3 Zweige Estragon, Blätter abgezupft
1 TL Kerbel, grob gehackt
½ Bund Basilikum, Blätter abgezupft
2 EL Apfelessig
2 EL scharfer Senf
1 Schalotte, grob gehackt
Saft von ½ Zitrone
3 EL flüssiger Honig

Die eingeweichten Walnüsse unter fließendem kaltem Wasser abspülen und gut abtropfen lassen.
Zusammen mit den anderen Zutaten im Mixer oder mit dem Stabmixer glatt und cremig-weich pürieren. Das Dressing durch ein feines Sieb in ein sterilisiertes Schraubglas passieren. Im Kühlschrank bis zu 5 Tage haltbar.

Hinweis: Falls sich Flüssigkeit absetzt, genügt es, das Dressing gut durchzuschütteln oder nochmals zu mixen.

P Röstpaprika-Tomaten-Knoblauch-Dressing

Für 10 Portionen
200 g reife Tomaten
1 große rote Paprikaschote
1 TL Fenchelsamen
½ TL Kreuzkümmelsamen
1 TL Koriandersamen
100 ml Chia-Öl
2 Knoblauchzehen, fein geschnitten
5 TL Apfelessig
1 EL flüssiger Honig
1 Prise Meersalz
½ TL geräuchertes süßes Paprikapulver
1 Prise Cayennepfeffer

Den Backofen auf 220 Grad vorheizen.
Die Tomaten halbieren und zusammen mit der ganzen Paprikaschote auf ein Backblech legen. Im vorgeheizten Backofen 25 Minuten rösten, bis die Paprikahaut Blasen wirft und die Tomaten schwarze Stellen bekommen. Aus dem Ofen nehmen und abkühlen lassen. Die Paprikahaut abziehen, die Samen entfernen und das Fruchtfleisch zerkleinern. Einen Teil der Tomatensamen entfernen (dadurch wird das Dressing süßer).
In einer kleinen Pfanne Fenchel-, Kreuzkümmel- und Koriandersamen auf kleiner Hitze ohne Fett rösten, bis sich ihr Aroma entfaltet. 1 Teelöffel Chia-Öl und den Knoblauch hinzufügen und goldbraun rösten. Er darf nicht anbrennen, sonst schmeckt er bitter.
Alle Zutaten im Mixer oder mit dem Stabmixer glatt und cremig-weich pürieren. Das Dressing durch ein feines Sieb in ein sterilisiertes Schraubglas passieren. Im Kühlschrank bis zu 5 Tage haltbar.

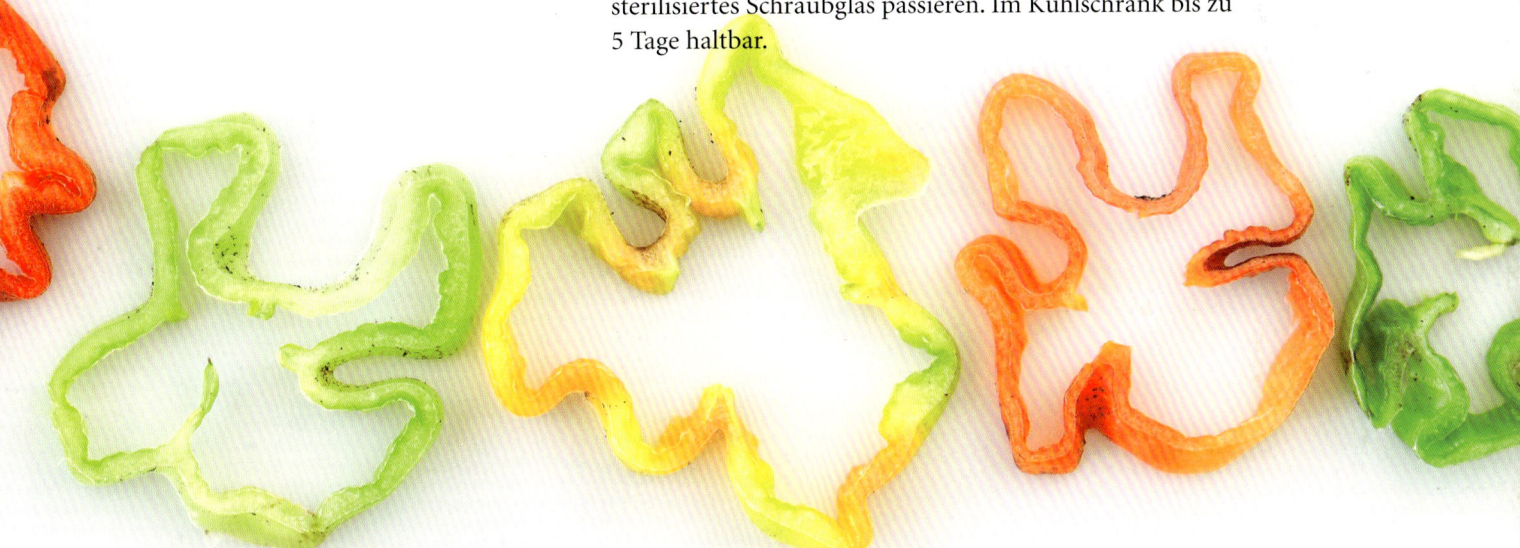

P Ananas-Kumquat-Dressing mit Fünfgewürz

Für 10 Portionen
300 g reife Ananas, geschält, harter Strunk entfernt, 1 cm groß gewürfelt
50 g Kumquats, halbiert
1 EL flüssiger Honig
1 Prise Fünfgewürzpulver
abgeriebene Schale und Saft von ½ Limette
5 TL Apfelessig
100 ml Avocadoöl
5 EL Wasser

Den Backofen auf 200 Grad vorheizen.
Ananasstücke und Kumquats in einen mit Backpapier ausgelegten Bräter geben und mit Honig beträufeln. Im vorgeheizten Ofen 20–25 Minuten rösten, bis die Früchte karamellisiert sind. Abkühlen lassen.
Alle Zutaten im Mixer oder mit dem Stabmixer glatt und cremig-weich pürieren. Durch ein feines Sieb in ein sterilisiertes Schraubglas passieren.
Im Kühlschrank bis zu 5 Tage haltbar.

Hinweis: Falls sich Flüssigkeit absetzt, das Dressing einfach nochmals gut durchschütteln.

SALATE

Salate für die Folgephase

Die Salate für die Folgephase sind gehaltvoller, da sie mehr Zutaten enthalten, einschließlich Süßkartoffeln, verschiedenen Käsesorten und Getreide, zum Beispiel wilden Reis. Diese Salate sind jeweils ein vollständiges Gericht und eignen sich als Mittag- oder Abendessen. Im Gegensatz zur ersten Phase des Darm-Ernährungsplans muss das Gemüse hier nicht blanchiert werden.

Süßkartoffelsalat mit Mango und gepufftem Wildreis

Wildreis ist eigentlich kein Reis, sondern gehört zur Familie der Süßgräser. In Kokosfett gebraten, schmeckt er absolut köstlich. Der Fenchel bringt einen Hauch von Anis in die sonst süßebetonte Kombination von Süßkartoffeln, Mangos und Aprikosen, die alle reich an Antioxidantien sind.

Für 4 Portionen
- 40 g Wildreis
- 300 g Süßkartoffeln, geschält, 1 cm groß gewürfelt
- 4 getrocknete, ungeschwefelte Aprikosen, in feine Streifen geschnitten
- 6 Frühlingszwiebeln, gehackt
- ½ Bund frischer Koriander, gehackt
- 1 EL Kokosfett
- 1 kleine Fenchelknolle, fein gehobelt, mit kaltem Wasser bedeckt 1 Stunde kühl gestellt

Für das Dressing:
- 2 EL Olivenöl
- 1 rote Chilischote, entkernt, grob gehackt
- 2½ cm frischer Ingwer, geschält, grob gehackt
- 1 große Mango, geschält, Fruchtfleisch vom Stein geschnitten, ½ cm groß gewürfelt
- 1 TL geröstetes Currypulver
- 1 EL frischer Koriander, grob gehackt
- 1 EL flüssiger Honig
- 75 g selbst fermentierter Joghurt (siehe Seite 52)

Den Wildreis 25 Minuten in kochendem Wasser garen, dann abgießen und auf Küchenpapier trocknen.

Die Süßkartoffelwürfel 15 Minuten in kochendem Wasser weich kochen. Unter fließendem kaltem Wasser abkühlen und in einem Sieb abtropfen lassen.

Für das Dressing Olivenöl, Chili, Ingwer, die Hälfte der Mangowürfel, Currypulver, Koriander und Honig im Mixer zu einer weichen Paste pürieren. Durch ein feines Sieb in eine Schüssel streichen. Den Joghurt vorsichtig einrühren (nicht aufschlagen, sonst scheidet er).

Die Süßkartoffeln mit den restlichen Mangowürfeln, Aprikosen, Frühlingszwiebeln und Koriander in eine große Schüssel geben. Das Dressing hinzufügen und sorgfältig mischen.

Das Kokosfett in einer Pfanne erhitzen. Den gekochten Wildreis hinzufügen und 30 Sekunden frittieren, bis er aufpoppt (»pufft«). Sofort mit einem Sieblöffel herausnehmen und auf Küchenpapier abtropfen lassen.

Den knackigen Fenchel in einem Sieb abtropfen lassen und über den Salat streuen. Mit dem gepufften Wildreis bestreuen.

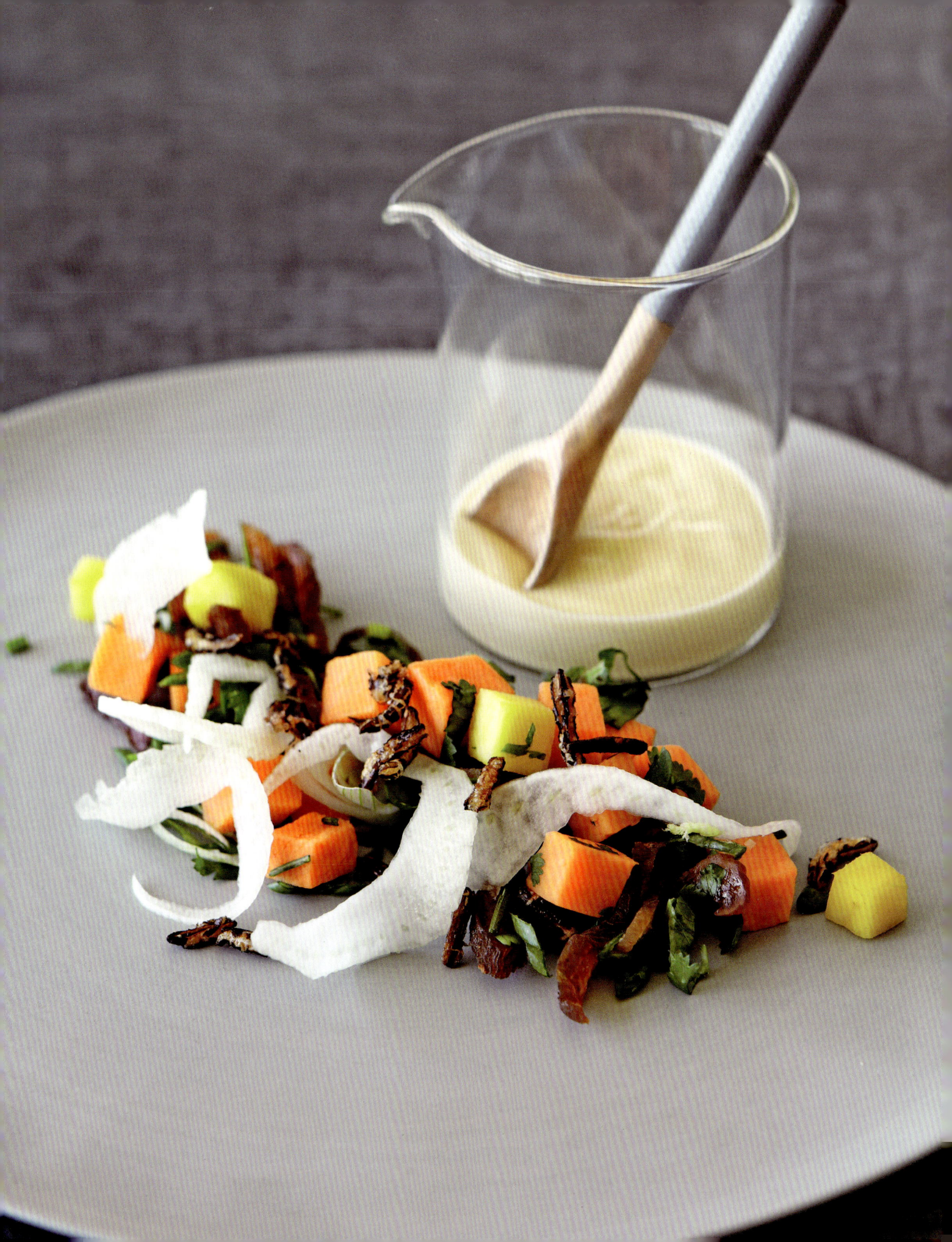

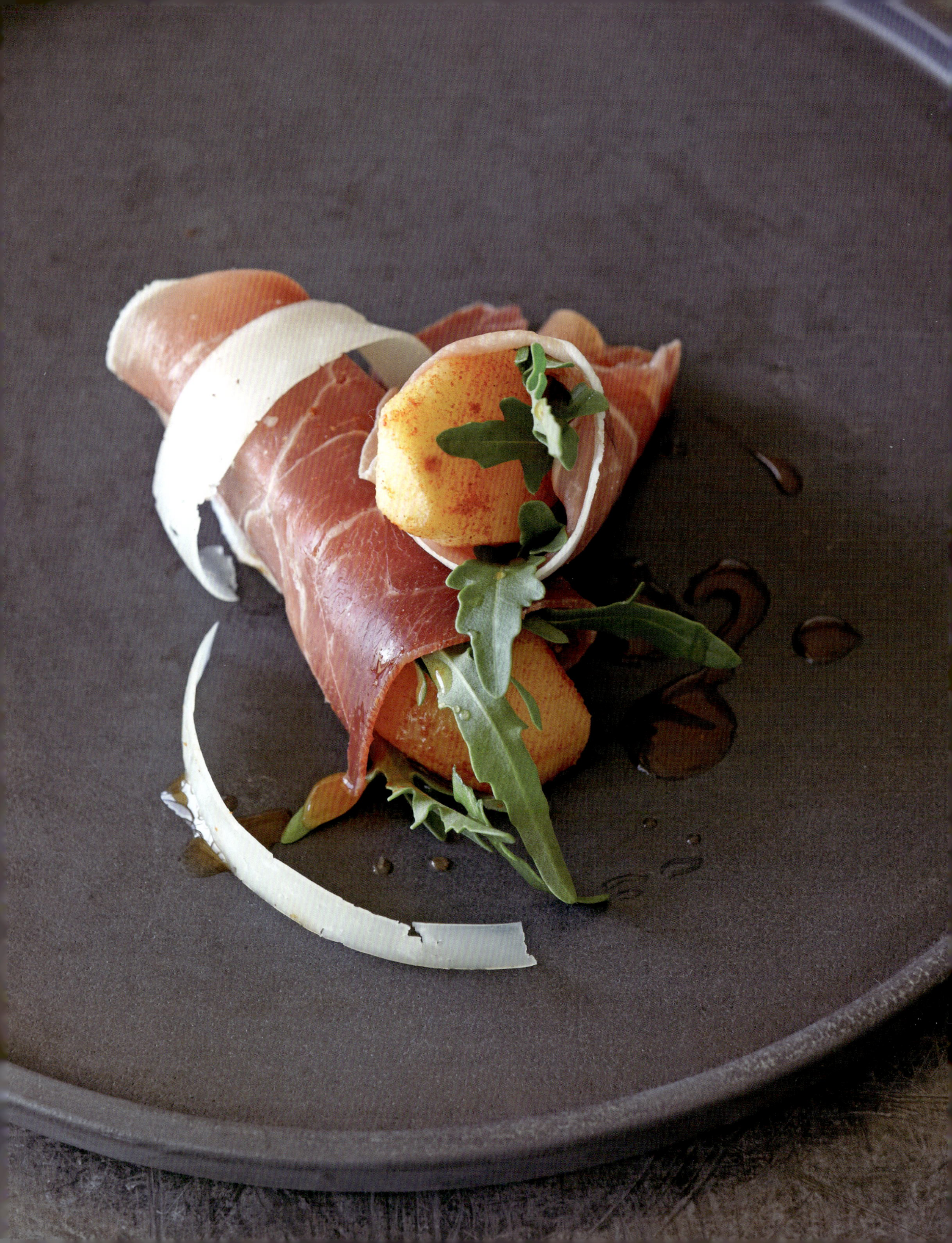

P+ Gewürzte Birne mit Serranoschinken und Manchego

In dieser köstlichen Kombination wird die natürliche Süße der Birnen durch eine Gewürzmischung aus scharfem Paprika, Zimt, Muskat und Nelkenpfeffer ausbalanciert und ergibt eine perfekte Begleitung zur salzigen Note von Serranoschinken und dem aus Schafsmilch hergestellten Manchegokäse.

Für 4 Portionen
- 2 TL flüssiger Honig
- ½ TL scharfes Paprikapulver
- ½ TL Zimt, Muskat und Nelkenpfeffer, gemischt
- 3 TL alter Sherryessig
- Saft von ½ Zitrone
- 3 reife Birnen (Conférence)
- 12 dünne Scheiben Serranoschinken
- 100 g Rucola, einige Blätter zum Garnieren
- 50 g Manchego, mit einem Sparschäler in dünne Scheiben gehobelt

Den Backofen auf 180 Grad vorheizen.

Honig, Paprikapulver, Gewürzmischung, Sherryessig und Zitronensaft in einer großen Schüssel verrühren.

Die Birnen schälen, vierteln, Kerngehäuse und Stiele entfernen.

Die Birnen in die Paprikamarinade legen und darin wenden, sodass sie überall gleichmäßig bedeckt sind.

Ein Backblech mit Backpapier belegen und die Birnenstücke darauflegen. Im vorgeheizten Backofen 12–15 Minuten backen. Herausnehmen, abkühlen lassen und den entstandenen Saft auffangen.

Auf jede Scheibe Serranoschinken am einen Ende ein kleines Bündel Rucolablätter platzieren. Ein gegartes Birnenviertel darauflegen und aufrollen.

Auf jedem Teller drei Schinkenrollen anrichten und mit dem Bratsaft beträufeln. Mit Rucolablättchen und dem gehobelten Käse garnieren.

NÄHRSTOFF-INFO
Birnen enthalten viel Pektin, das die Entfernung von Giftstoffen im Darm unterstützt.

P+ Sprossen-Linsen-Salat mit gerösteten Pfirsichen und Grünkohl

Sprossen haben einen beachtlichen Proteingehalt und machen diesen Salat zu einer knackigen vegetarischen Alternative zu den üblichen Proteinquellen. Roter Mangold und Grünkohl haben einen sehr hohen Gehalt an Calcium, Eisen und Magnesium, sie reinigen den Verdauungstrakt und liefern dem Körper Energie.

Für 4 Portionen
4 reife Pfirsiche oder Nektarinen, entsteint, jeweils in 6 Schnitze geschnitten
30 g rote Linsen
50 g Grünkohl
250 g gemischte Sprossen (einschließlich Linsensprossen)
50 g junge rote Schnittmangoldblätter, gewaschen

Für das Dressing:
2 EL Olivenöl
4 TL Apfelessig
Saft von ½ Zitrone
4 TL Ahornsirup
1 rote Chilischote, entkernt, grob gehackt
1 große Handvoll Minzblättchen

Den Backofen auf 200 Grad vorheizen.

Ein Blech mit Backpapier belegen und die Pfirsiche oder Nektarinen darauflegen. Im vorgeheizten Ofen 15 Minuten backen, bis sie weich sind. Aus dem Backofen nehmen und abkühlen lassen.

Die Linsen mit kochendem Wasser übergießen und 20 Minuten einweichen, dann abschütten und abtropfen lassen.

Den Grünkohl in kochendem Wasser 40 Sekunden blanchieren, dann sofort in Eiswasser abschrecken.

Für das Dressing ein Drittel der Pfirsiche oder Nektarinen mit den restlichen Zutaten pürieren. Durch ein feines Sieb in eine saubere Schüssel passieren.

Sprossen, Linsen, Mangoldblätter und blanchierten Grünkohl auf den Tellern verteilen. Die Pfirsiche darauf anrichten. Den Salat kurz vor dem Servieren mit dem Dressing beträufeln.

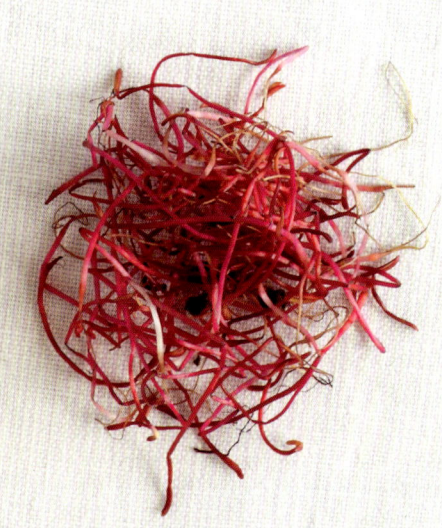

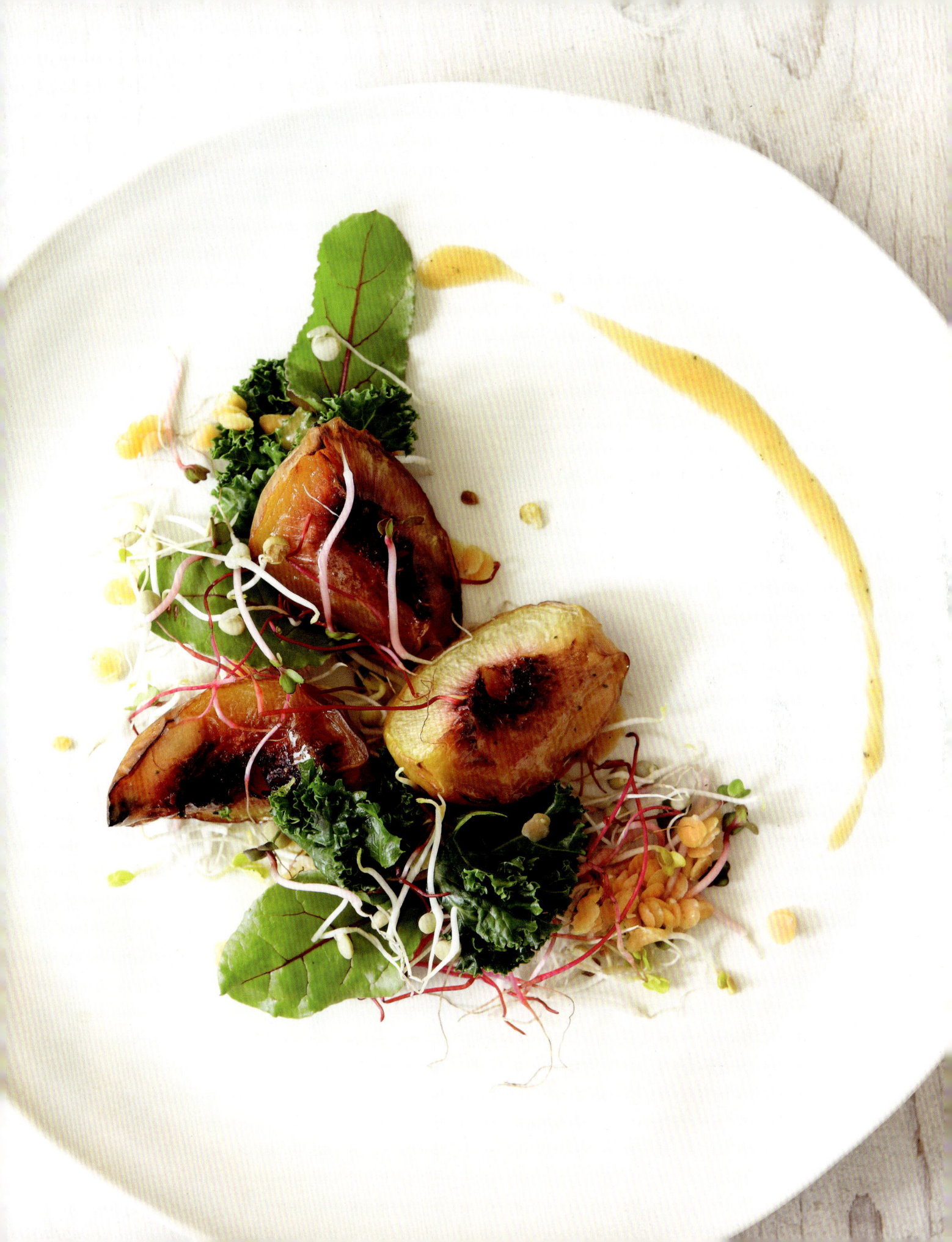

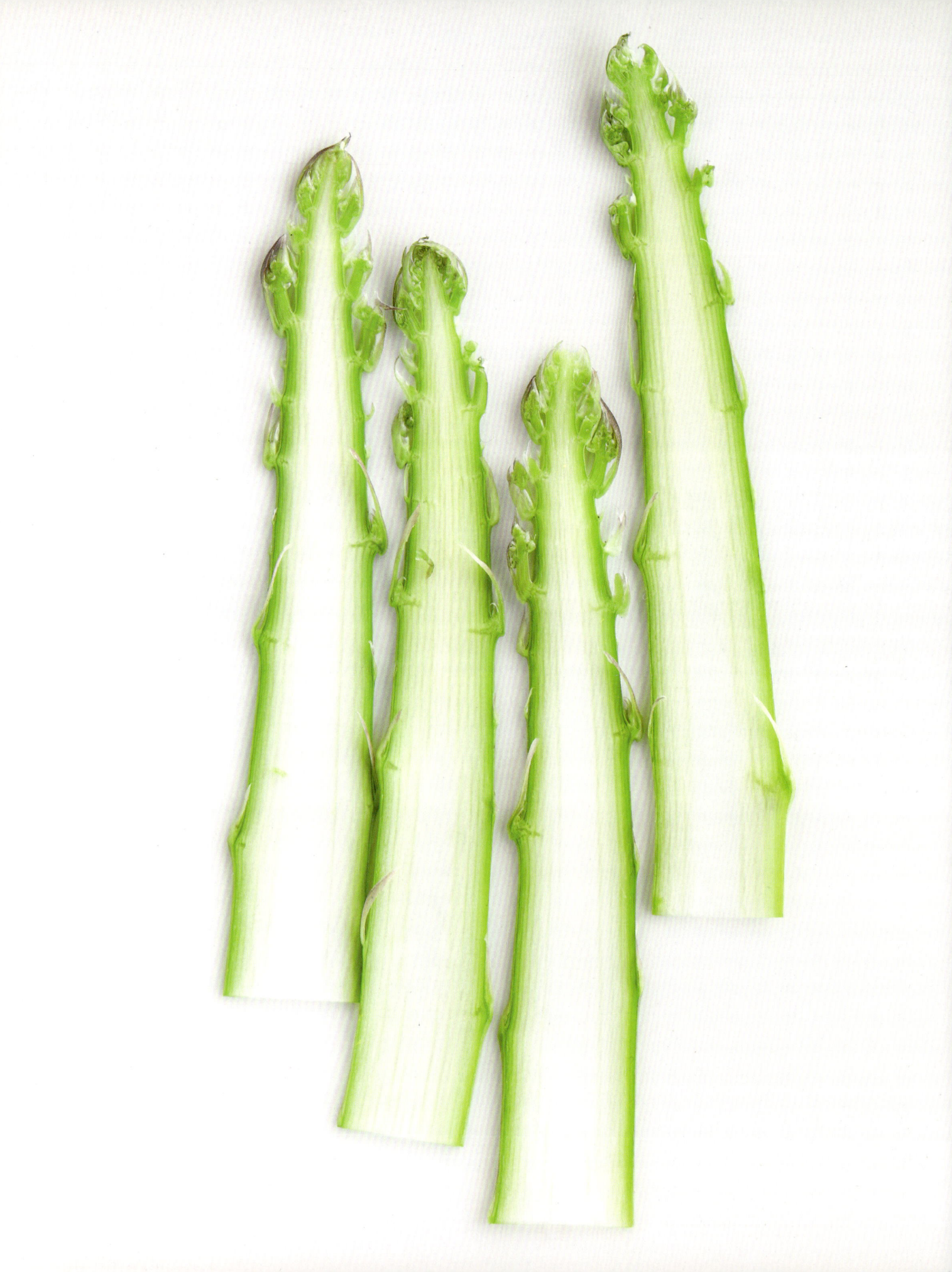

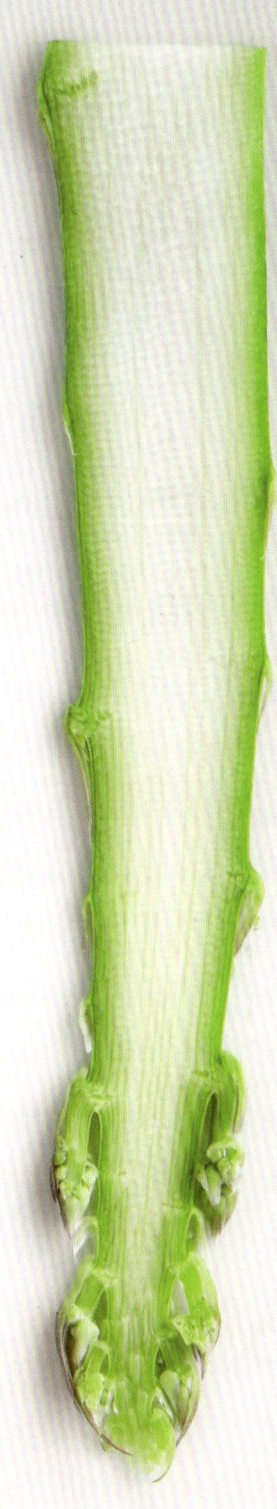

Für besondere Anlässe

🅿 Lamm mit gegrilltem Spargel und Salsa verde

In diesem außergewöhnlichen Gericht verleihen Anchovis dem Lammfleisch ein besonderes Aroma. Der Trick dabei ist, dass das Lammfleisch nur kurz gebraten wird und dann nur noch nachzieht. Dadurch bleibt das Fleisch saftig, zart und rosafarben. Die Farbintensität von rotem Fleisch ist ein Hinweis auf seinen Nährstoffgehalt.

Für 8–10 Portionen
4 Lammkoteletts à 125 g, küchenfertig vorbereitet
1 EL geklärte Butter (Ghee)
Salz und gemahlener schwarzer Pfeffer
2 Bund grüne Spargel, holzige Enden entfernt, unterer Teil der Stangen geschält
1 TL Chia-Öl

Für die Marinade:
2 Knoblauchzehen, gepresst
3 Zweige Rosmarin, gehackt
abgeriebene Schale von ½ Zitrone
1 TL flüssiger Honig

Für die Salsa verde:
1½ Bund Minze, Blätter abgezupft (25 g)
1½ Bund Basilikum, Blätter abgezupft (25 g)
1½ Bund glatte Petersilie, Blätter abgezupft (25 g)
1 Knoblauchzehe, gepresst
3 Frühlingszwiebeln, grob zerkleinert
1 EL Kapern
8 Anchovisfilets
1 TL scharfer Senf
2 EL Olivenöl extra vergine
Meersalz und gemahlener schwarzer Pfeffer

Alle Zutaten für die Marinade in einer Schüssel vermischen. Das Lammfleisch hineinlegen, darin wenden und zugedeckt 2 Stunden im Kühlschrank marinieren lassen.
Für die Salsa verde alle Zutaten im Mixer oder Blitzhacker zu einer weichen Paste pürieren. Die Salsa hält sich in einem Schraubglas im Kühlschrank bis zu 1 Woche.
Den Backofen auf 200 Grad vorheizen.
Die geklärte Butter in einer Pfanne stark erhitzen. Einen Teil der Marinade vom Lammfleisch abstreichen und das Fleisch in der Pfanne von allen Seiten gut anbraten. Mit Salz und Pfeffer würzen, dann im vorgeheizten Ofen 5 Minuten braten, bis es innen rosa ist. Aus dem Ofen nehmen und zugedeckt ruhen lassen.
Eine Grillpfanne stark erhitzen. Die Spargel mit Chia-Öl beträufeln und mit Salz und Pfeffer würzen. In die heiße Grillpfanne legen und 1½ Minuten grillen, dabei die Spargel mit einer zweiten, schweren Pfanne beschweren, sodass sie gleichzeitig grillen und dämpfen. Sie bleiben dadurch knackig und behalten eine leuchtend grüne Farbe. Die Spargel wenden und wiederum mit der zweiten Pfanne beschwert nochmals 1½ Minuten braten.
Das Lammfleisch aufschneiden, mit den Spargeln und der Salsa verde servieren.

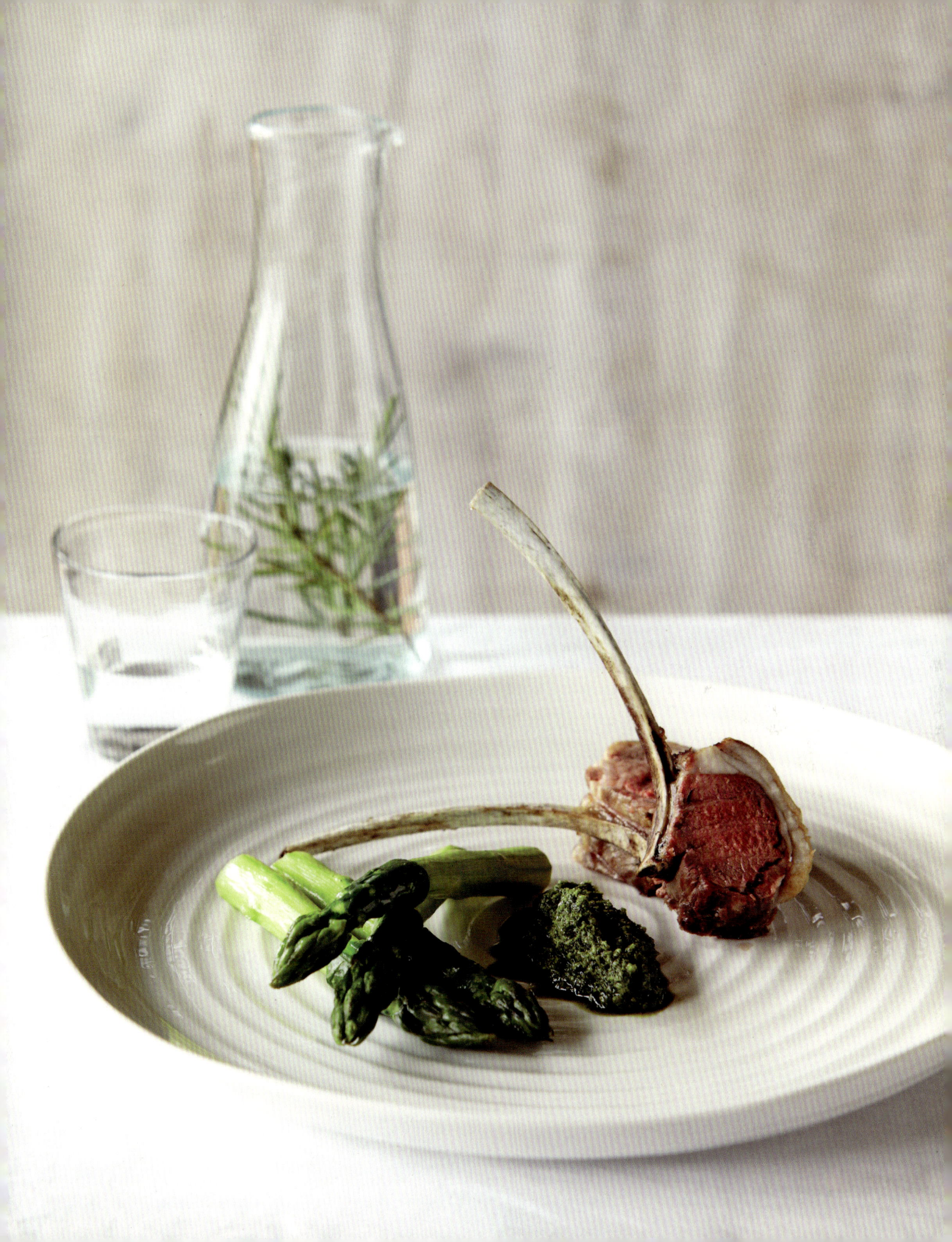

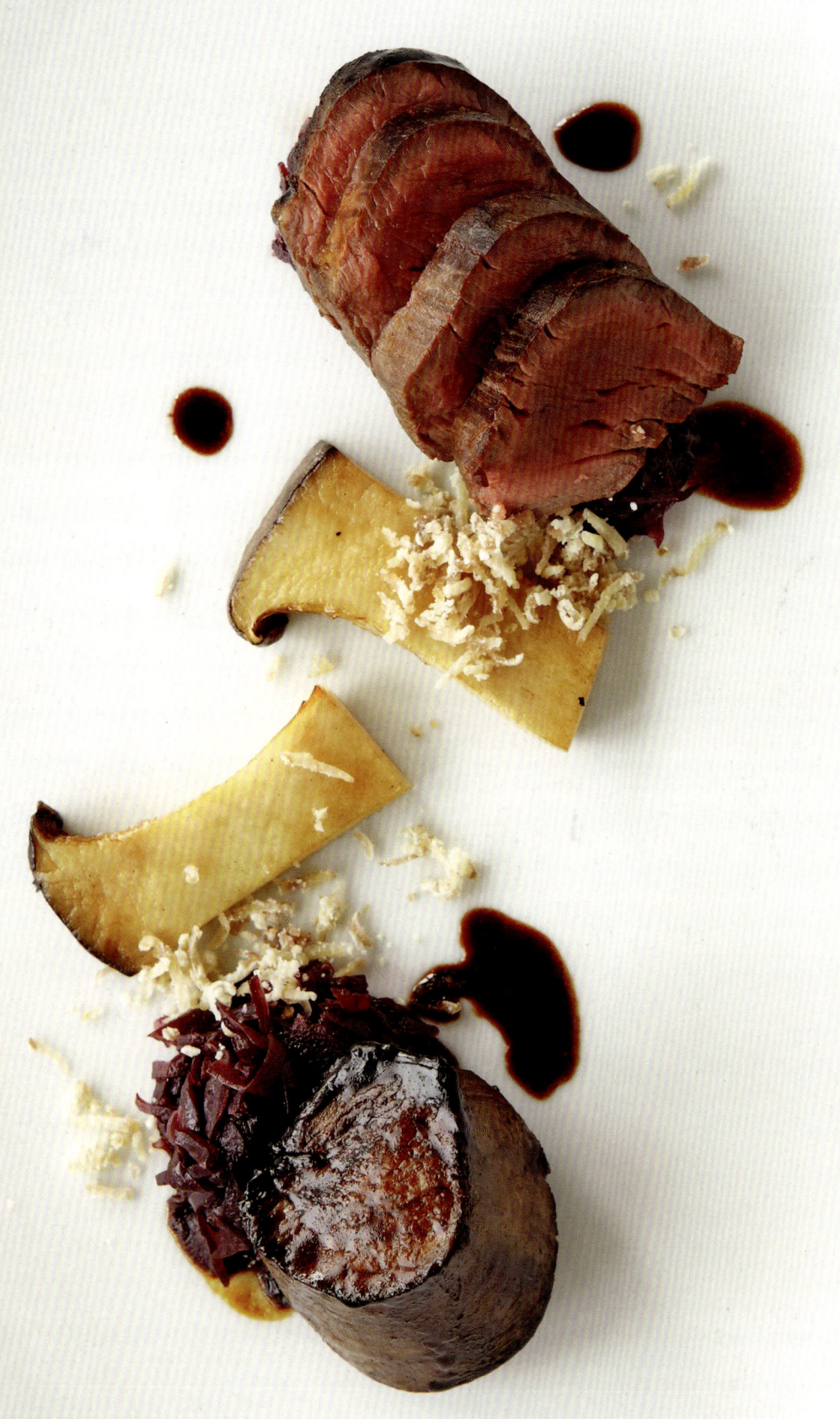

P Rehfilet mit Rotkohl und süßer Kastaniensauce

Rehfleisch ist das fettärmste rote Fleisch. Es darf auf keinen Fall zu lange gebraten werden, sonst verliert es seine Zartheit. Durch scharfes Anbraten entstehen schmackhafte Röstaromen und es läuft weniger Fleischsaft aus. Mit diesem Gericht machen Sie bei einem festlichen Essen Eindruck, zumal sich Geschmack und Textur aufs Beste ergänzen.

Für 4 Portionen
- 300 ml Hühnerbrühe (siehe Seite 44)
- 4 braune Kräuterseitlinge
- 200 g Esskastanien (im Vakuumbeutel oder tiefgekühlte aufgetaut)
- 4 Wacholderbeeren
- etwas geklärte Butter (Ghee)
- 450 g Rehfilet, küchenfertig vorbereitet
- Salz und gemahlener schwarzer Pfeffer
- 1 TL Kokosfett

Für den Rotkohl:
- 300 g Rotkohl
- 100 ml Apfelessig
- 4 TL Ahornsirup
- 1 kleiner süß-säuerlicher Apfel (z. B. Braeburn), grob gerieben
- 1 Zimtstange
- 4 Nelkenpfefferkörner
- 2 Gewürznelken
- 4 Kardamomkapseln
- 2 Lorbeerblätter

Den Rotkohl fein schneiden oder hobeln (den Strunk nicht verwenden). Alle Zutaten für den Rotkohl in einen Topf geben und aufkochen. Den Deckel auflegen, die Temperatur zurückschalten und 40–50 Minuten kochen, bis der Kohl gar ist. Nach der Hälfte der Kochzeit etwas Wasser hinzufügen, wenn der Kohl trocken aussieht. Gelegentlich umrühren. Den Kohl in ein Sieb schütten; die Kochflüssigkeit auffangen und falls nötig noch sirupartig einkochen (sie kommt später zur Kastaniensauce).

Die Hühnerbrühe auf großer Hitze zum Sieden bringen. Die Pilze halbieren und 2 Minuten in der Brühe blanchieren. Mit einem Sieblöffel herausheben und beiseitelegen.

Die Brühe bei starker Hitze auf ein Drittel einkochen, den Rotkohlgarfond, die Hälfte der Kastanien und die Wacholderbeeren hinzufügen. Weitere 10 Minuten kochen, dann die geklärte Butter einrühren, die Sauce mit dem Stabmixer glatt pürieren und durch ein Sieb passieren, damit sie schön samtig wird.

Das Rehfilet mit Salz und Pfeffer würzen. Eine große Grillpfanne erhitzen und das Kokosfett hinzufügen. Das Fleisch von allen Seiten anbraten, dann die Temperatur zurückschalten, etwas geklärte Butter hinzufügen, das Fleisch von Zeit zu Zeit damit bestreichen und ungefähr 8 Minuten weiter braten, bis das Fleisch rosa (oder nach Wunsch auch stärker) gegart ist. Das Fleisch aus der Pfanne nehmen und zugedeckt warm gestellt 15 Minuten ruhen lassen.

In derselben Pfanne die blanchierten Pilze auf jeder Seite 2 Minuten goldbraun anbraten.

Gleichzeitig den Rotkohl wieder aufwärmen.

Das Rehfilet in Scheiben schneiden, mit den Pilzen und der Sauce auf vorgewärmten Tellern anrichten. Die restlichen Kastanien fein reiben und über die Teller streuen.

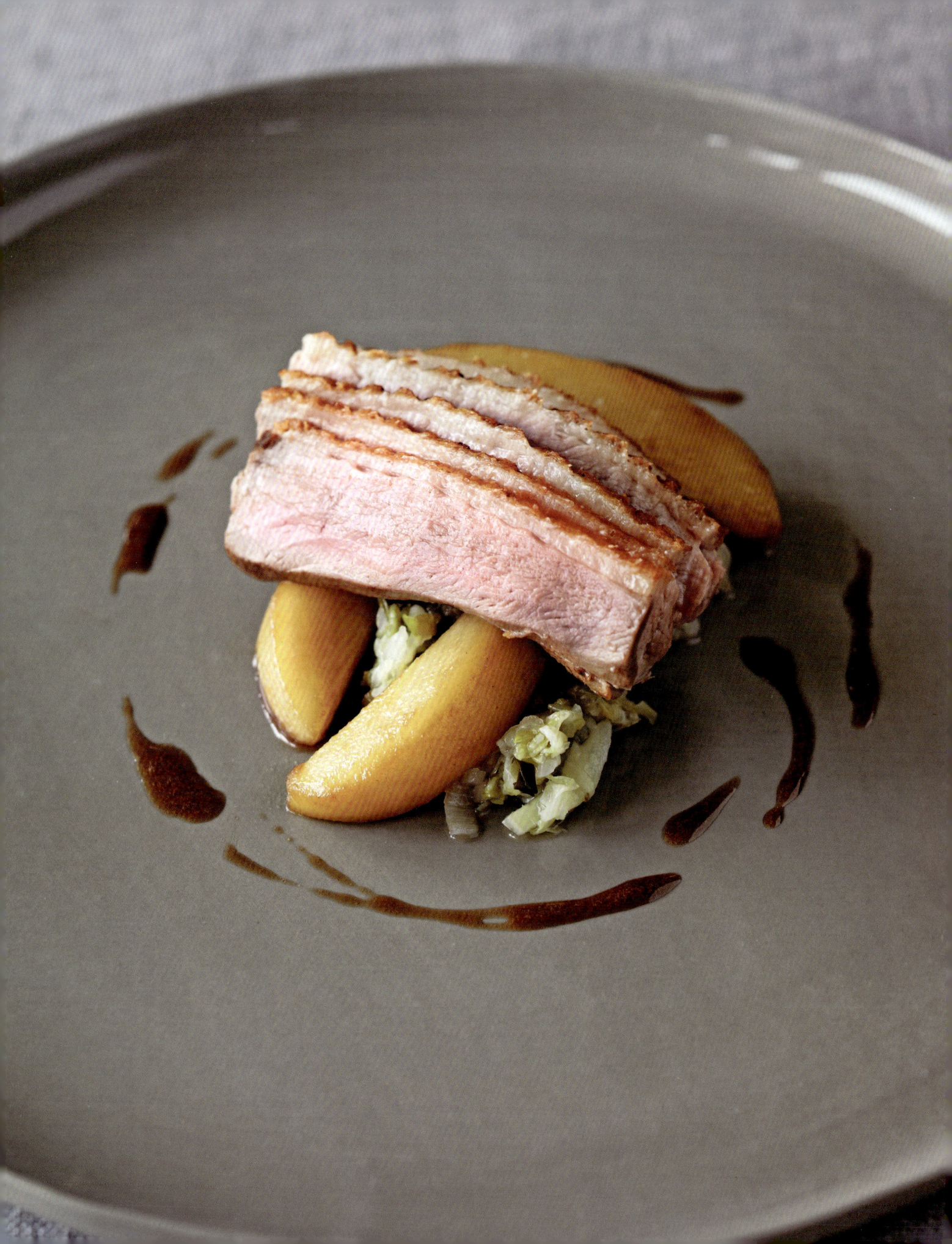

Ente mit Fünfgewürz, fermentiertem Chinakohl und gewürzten Birnen

Manchmal lässt sich ein fermentiertes Nahrungsmittel auch gut in ein Gericht einbinden, anstatt es vor dem Essen zu sich zu nehmen. Ente ist eine der reichhaltigsten Geflügelfleischsorten, und mit süßen, gewürzten Birnen und fermentiertem Kohl kombiniert, ist Entenbrust einfach unwiderstehlich.

Für 4 Portionen
4 kleine Entenbrüste
1 EL Fünfgewürzpulver
2 Gewürznelken
1 Sternanis
3 Nelkenpfefferkörner
1 TL Koriandersamen
5 EL Apfelessig
3–4 EL Ahornsirup
200 ml Hühnerbrühe (siehe Seite 44)
50 g tiefgefrorene schwarze Johannisbeeren
2 Birnen (z. B. Conférence)
Meersalz
50 g Butter
120 g Chinakohl, auf Thai-Art fermentiert (siehe Seite 43)

Die Entenbrüste auf der Hautseite leicht einschneiden und die Hälfte des Fünfgewürzpulvers in die Haut einreiben. Bis zum Braten beiseitestellen.

Gewürznelken, Sternanis, Nelkenpfeffer und Koriandersamen in der Gewürzmühle oder im Mörser zermahlen. Diese Gewürzmischung in einer kleinen Pfanne ohne Fettzugabe ein paar Minuten rösten, bis sie gut duften, dann den Apfelessig hinzufügen. Die Temperatur erhöhen und die Flüssigkeit auf die Hälfte einkochen. Ahornsirup, Hühnerbrühe und die Johannisbeeren hinzufügen und weiter kochen, bis die Sauce auf die Hälfte reduziert ist.

Die Birnen schälen, das Kerngehäuse entfernen und die Früchte jeweils in 8 Schnitze schneiden. Die Birnenschnitze in die Sauce legen und 4–5 Minuten leicht garen, herausnehmen und beiseitelegen. Die Flüssigkeit sirupartig einkochen, durch ein feines Sieb in eine kleine Schüssel passieren und beiseitestellen.

Die Entenbrüste auf beiden Seiten salzen und pfeffern. Eine Pfanne mittelheiß erhitzen und die Entenbrüste mit der Hautseite nach unten in die Pfanne legen. Die Temperatur nach und nach erhöhen, bis das ganze Fett ausgetreten ist, das dauert ungefähr 10 Minuten. Wenn die Hautseite goldbraun und knusprig ist, das Fleisch umdrehen und auf der anderen Seite noch 2 Minuten braten oder so lange, bis sie den gewünschten Garzustand haben. Das Fleisch aus der Pfanne nehmen und mit Alufolie bedeckt ruhen lassen.

Für die Fertigstellung der Sauce das Fett vollständig aus der Pfanne entfernen, etwas Butter und das restliche Fünfgewürzpulver hinzufügen. Die pochierten Birnenschnitze auf beiden Seiten goldbraun anbraten, herausnehmen. Den eingekochten Sirup in die Pfanne geben, umrühren und die restliche Butter hinzufügen.

Gleichzeitig den fermentierten Chinakohl in einem Topf auf kleiner Hitze zugedeckt 2–3 Minuten aufwärmen.

Die Entenbrüste in Scheiben schneiden. Mit Chinakohl und Birnen anrichten und mit Sauce beträufeln.

NÄHRSTOFF-INFO
Entenfleisch liefert B-Vitamine, Zink, Omega-3- und Omega-6-Fettsäuren, die alle das Immunsystem unterstützen. Es ist ebenfalls eine reiche Proteinquelle, die zum Aufbau und zur Regeneration des Darmgewebes beiträgt.

P Wolfsbarsch mit Lauch, Salzzitrone und Kürbispüree

Wolfsbarsch ist einer der wohlschmeckendsten weißen Fische, sein Fleisch ist fest, aber doch zart. Der Lauch karamellisiert beim Anbraten und entwickelt dabei seine Geschmacksfülle. Die Haut des Wolfsbarschs soll beim Anbraten braun, aber nicht schwarz werden; die wertvollen essenziellen Fettsäuren befinden sich genau unter der Haut.

Für 4 Portionen
150 ml Weißwein
150 ml Wasser
Mark von ½ Vanilleschote
220 g rote und blaue kernlose Weintrauben
100 ml Fischfond
2 EL weiche Butter
1 TL gemahlene Kreuzkümmelsamen, geröstet
1 Prise Meersalz
1 TL abgeriebene Zitronenschale
1 TL Zitronensaft

Für das Kürbispüree:
200 g Butternusskürbis, geschält, entkernt, fein gewürfelt
200 ml Hühnerbrühe (siehe Seite 44)
20 g Salzzitrone, fein gehackt
1 TL flüssiger Honig
gemahlener schwarzer Pfeffer

1 kleine Stange Lauch, in ½ cm dicke Ringe geschnitten
1 TL geklärte Butter (Ghee)
4 Wolfsbarschfilets à 125 g, ohne Gräten

Weißwein und Wasser in einem Topf auf mittlerer Hitze zum Kochen bringen. Vanilleschote und -mark hinzufügen und 5 Minuten köcheln lassen. Die Trauben in den Topf geben und 4 Minuten darin sanft garen. Die Trauben mit einem Sieblöffel aus der Flüssigkeit nehmen und im Dehydrator (Dörrgerät) bei 130 Grad 6 Stunden trocknen oder auf einem mit Silikonmatte belegten Blech verteilen und im 110 Grad heißen Backofen 4 Stunden trocknen.

Ein Drittel des Weinsuds im Topf lassen und den Fischfond hinzufügen. Sirupartig einkochen und für die Sauce beiseitestellen.

Die weiche Butter mit Kreuzkümmelsamen, Meersalz, Zitronensaft und -schale gründlich vermischen.

Für das Kürbispüree den Kürbis in einen Topf geben und mit der Hühnerbrühe bedecken. Aufkochen, dann die Temperatur zurückschalten und den Kürbis weich kochen. Von der Herdplatte nehmen und abgießen. Salzzitrone, Honig und etwas Kreuzkümmel-Buttermischung hinzufügen und glatt rühren. Mit Salz und Pfeffer abschmecken (sparsam salzen, die Salzzitronen enthalten schon ziemlich viel Salz).

Die Lauchringe auf kleiner Hitze in etwas Butter auf beiden Seiten goldbraun braten.

Eine große Pfanne mittelstark erhitzen, die geklärte Butter hinzufügen und die Fischfilets mit der Hautseite nach unten 3 Minuten anbraten. Wenden und auf den anderen Seite noch 1 Minute anbraten.

Den beiseitegestellten Sirup vorsichtig erhitzen, die restliche Kreuzkümmel-Buttermischung hinzufügen und schmelzen lassen. Mit einem Spritzer Zitronensaft abschmecken.

Die Fischfilets auf etwas Sauce und Kürbispüree anrichten. Die warmen Lauchringe daraufsetzen und die getrockneten Trauben rundherum verteilen.

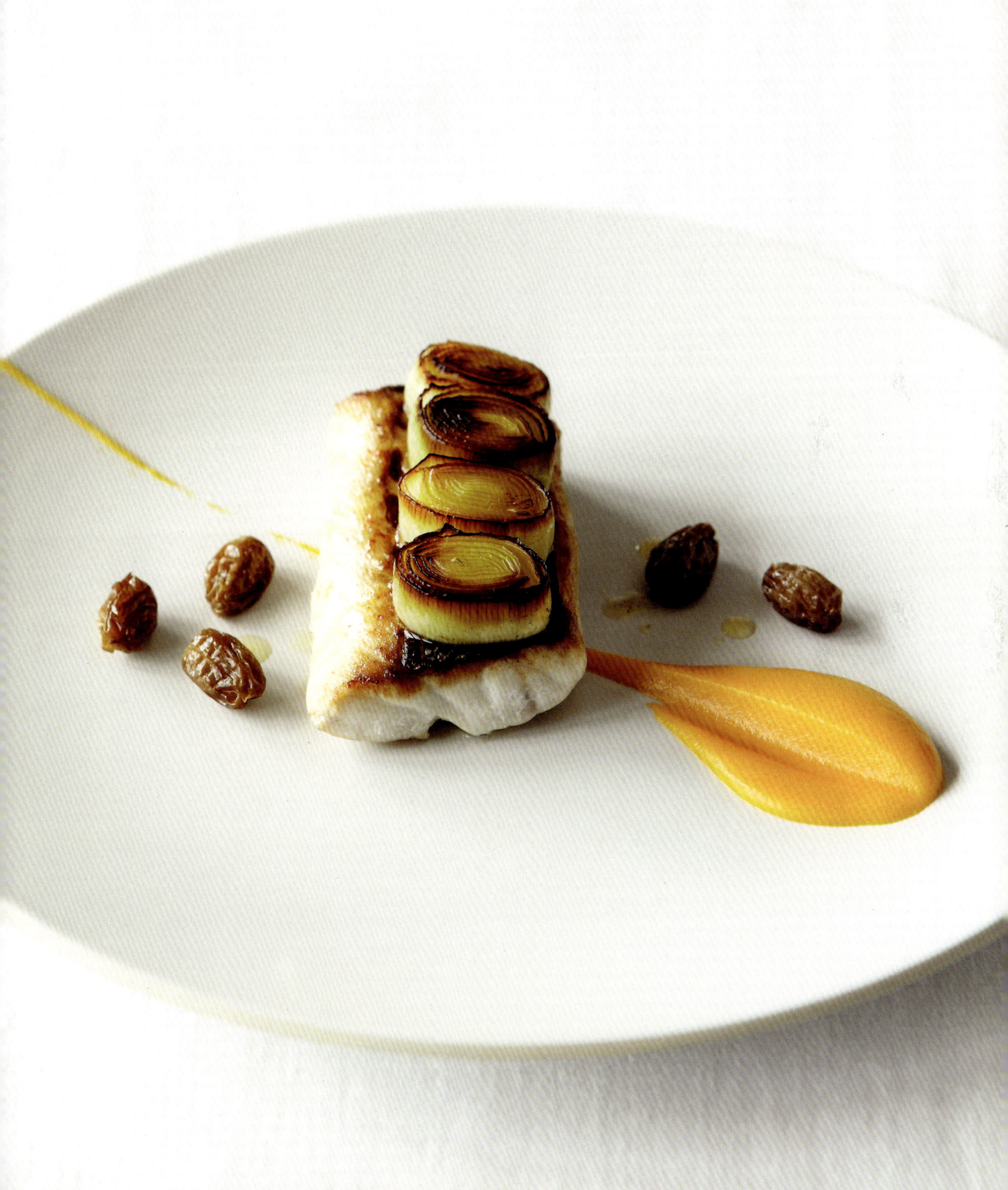

Ⓟ Meerforelle mit eingelegten Gurken und Spargelbrokkoli

Meerforelle ist süßlicher und fettärmer als Lachs und hat auch einen feineren Geschmack. Sauerampfer ist vielleicht nicht ganz einfach zu bekommen, aber es lohnt sich, danach zu suchen – vielleicht wächst er sogar wild in Ihrem Garten. Er ist reich an Antioxidantien, Beta-Carotin und Vitamin C und ein natürlicher Geschmacksverstärker für Suppen und Saucen.

Für 4 Portionen
- 1 Gurke
- 1 Prise Meersalz
- 4 TL Apfelessig
- 1 TL Dill, gehackt
- Saft von ½ Zitrone
- 200 g Spargelbrokkoli (Cima di rapa)
- 2 EL geklärte Butter (Ghee)
- 1 Bund (20 g) Sauerampfer
- Salz und gemahlener schwarzer Pfeffer
- 4 Meerforellenfilets à 125 g, mit Haut, entgrätet und geschuppt
- 1 TL Kokosfett

Die Gurke mit einem Sparschäler schälen, der Länge nach halbieren und entkernen (Schale und Kerne nicht wegwerfen). Die Gurke mit dem Sparschäler oder mit einem scharfen Messer in lange dünne Streifen schneiden.

Gurkenschalen und Kerne mit Salz bestreuen und in ein Sieb legen, das austretende Wasser auffangen und 5 EL davon abmessen. Apfelessig, Dill und Zitronensaft zum Gurkenwasser geben und die Gurkenstreifen ungefähr 1 Stunde darin marinieren.

Die Stängel der Spargelbrokkoliröschen in halber Höhe abschneiden, die Enden aufbewahren. Die Röschen in kochendem Salzwasser 1 Minute blanchieren, dann unter fließendem kaltem Wasser abschrecken. Die abgeschnittenen Stangen fein hacken und in einem Topf in der Butter zugedeckt 15–20 Minuten weich dünsten. Den Sauerampfer hinzufügen, mit Salz und Pfeffer würzen und zu einer glatten Paste mixen. Warm stellen.

Eine beschichtete Pfanne rauchheiß erhitzen. Die Fischfilets mit Salz und Pfeffer würzen und mit der Hautseite nach unten im Kokosfett 3 Minuten braten. Wenden und auf der anderen Seite 1½ Minuten braten, bis sie gar sind.

In der noch heißen Fischpfanne nochmals etwas Butter schmelzen und die Brokkoliröschen nochmals erwärmen. Den Fisch mit den marinierten Gurkenstreifen, den Brokkoliröschen und dem Püree aus den Brokkolistangen servieren.

NÄHRSTOFF-INFO
Da Meerforellen Tiefseefische sind und nicht in Farmen in Seen oder Flüssen gezüchtet werden, enthalten sie viel Omega-3-Fettsäuren und liefern ebenfalls Zink und Selen, die für ein starkes Immunsystem benötigt werden. Außerdem enthalten sie Vitamin B3, B6 und B12, die für Energie, einen klaren Kopf und Konzentration benötigt werden.

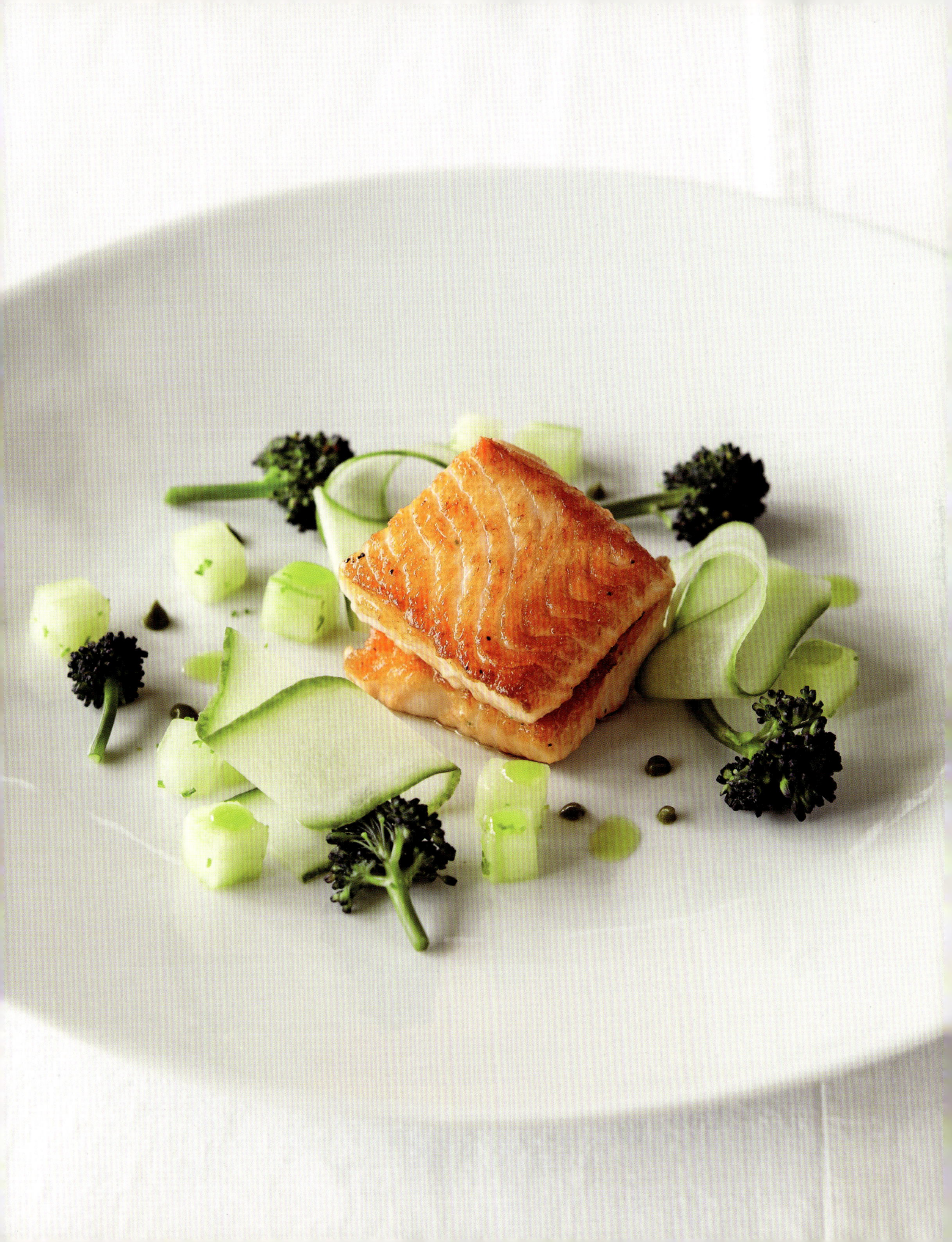

Ⓟ Heilbutt mit Trompetenpfifferlingen, Petersilienwurzeln und Blutorange

Wählen Sie Wildpilze sehr sorgfältig aus, denn Qualität und Frische sind gleichbedeutend mit gutem Geschmack. Wildpilze müssen immer sehr behutsam behandelt werden, Schmutzpartikel sollten nicht abgewaschen, sondern vorsichtig mit einem Pinsel entfernt werden. Der intensive Geschmack der Trompetenpfifferlinge passt bestens zur zarten Süße des Heilbutts.

Für 4 Portionen
4 Petersilienwurzeln oder ersatzweise Pastinaken
120 ml Hühnerbrühe (siehe Seite 44)
3 EL geklärte Butter (Ghee) (für Püree, Wurzelstreifen und Fisch)
Salz und gemahlener schwarzer Pfeffer
4 Zweige Thymian, Blättchen abgestreift
4 Heilbuttfilets à 125 g, ohne Haut und Gräten
80 g Trompetenpfifferlinge oder Echte Pfifferlinge

Für das Blutorangen-Dressing:
4 Blutorangen
1 Sternanis
½ TL Koriandersamen
5 EL Olivenöl extra vergine
1 TL Zitronensaft

Die Petersilienwurzeln oder Pastinaken mit dem Sparschäler schälen, die Spitzen in 5 cm lange Streifen schneiden; sie werden später gebraten. Den Rest der Wurzeln hacken und mit der Hühnerbrühe in einen kleinen Topf geben. Auf mittlerer Hitze weich kochen, dann mit dem Stabmixer pürieren. Das Püree mit einem Drittel der Butter, Salz und Pfeffer fertigstellen.
Für das Dressing den Saft von 3 Orangen in einen kleinen Topf geben. Die letzte Orange filetieren und die Filets zum Garnieren beiseitelegen. Sternanis und Koriandersamen zum Orangensaft geben. Den Saft auf mittlerer Hitze auf ungefähr 3 Esslöffel Saft einkochen. In ein hohes Gefäß füllen und mit dem Stabmixer nach und nach das Olivenöl und zuletzt den Zitronensaft unterrühren (emulgieren).
Den Backofen auf 180 Grad vorheizen.
Die Petersilienwurzelstreifen mit den Thymianblättchen und der Hälfte der restlichen Butter in eine ofenfeste Auflaufform geben und im vorgeheizten Backofen 15 Minuten goldbraun rösten.
Nochmals etwas Butter auf großer Hitze in einer großen Pfanne erhitzen. Die Fischfilets würzen und auf beiden Seiten 1 Minute anbraten. Im Backofen weitere 4 Minuten garen.
In derselben Pfanne die Pilze auf mittlerer Hitze in der restlichen Butter 2 Minuten erhitzen.
Die Fischfilets auf einem Klacks Petersilienwurzelpüree und den Wurzelstreifen anrichten, die Blutorangenfilets hinzufügen und mit der Blutorangen-Emulsion beträufeln.

KÜCHENTIPP
Damit das Blutorangen-Dressing ein wirklich intensives Aroma bekommt, muss der Saft unter ständigem Rühren stark eingekocht werden.

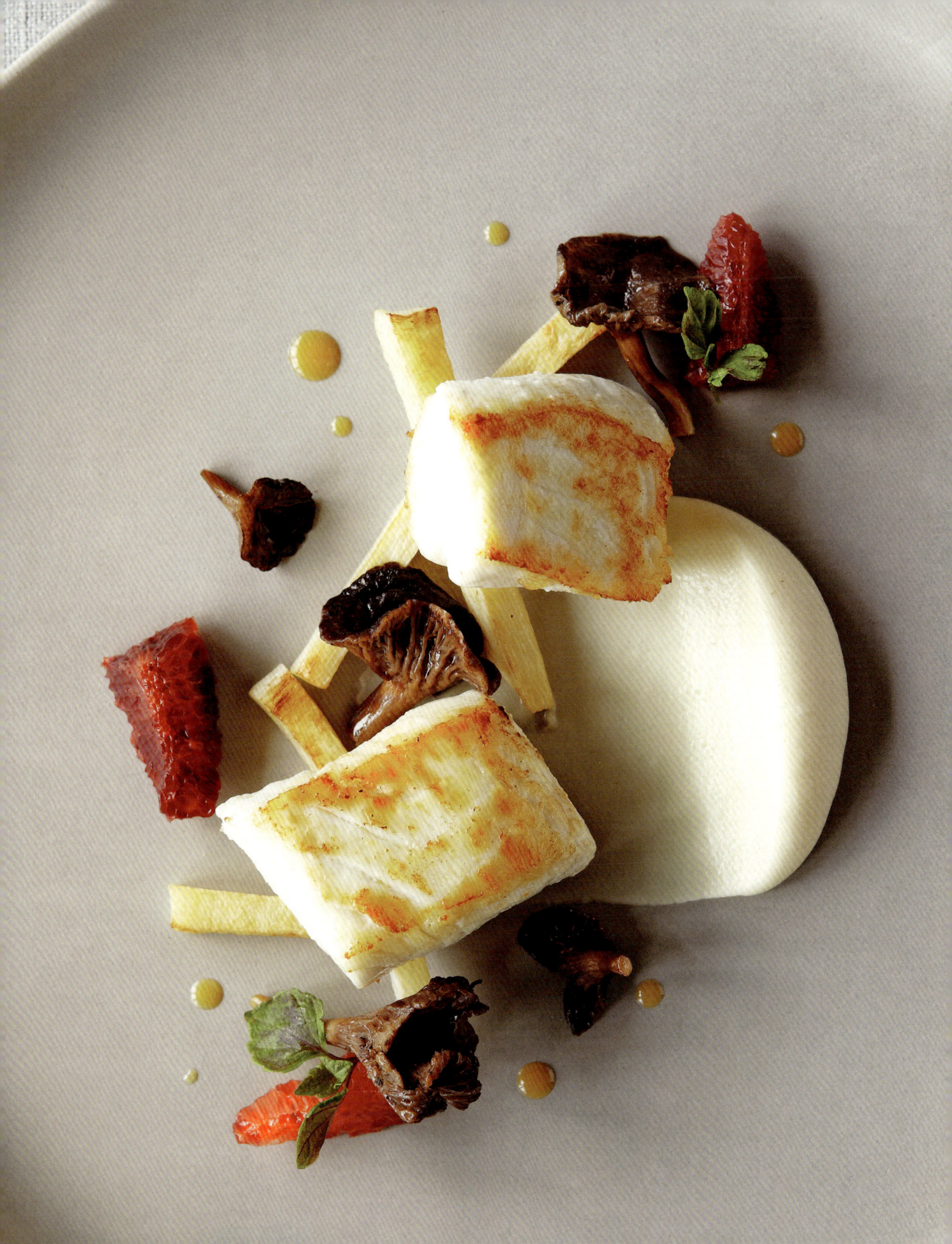

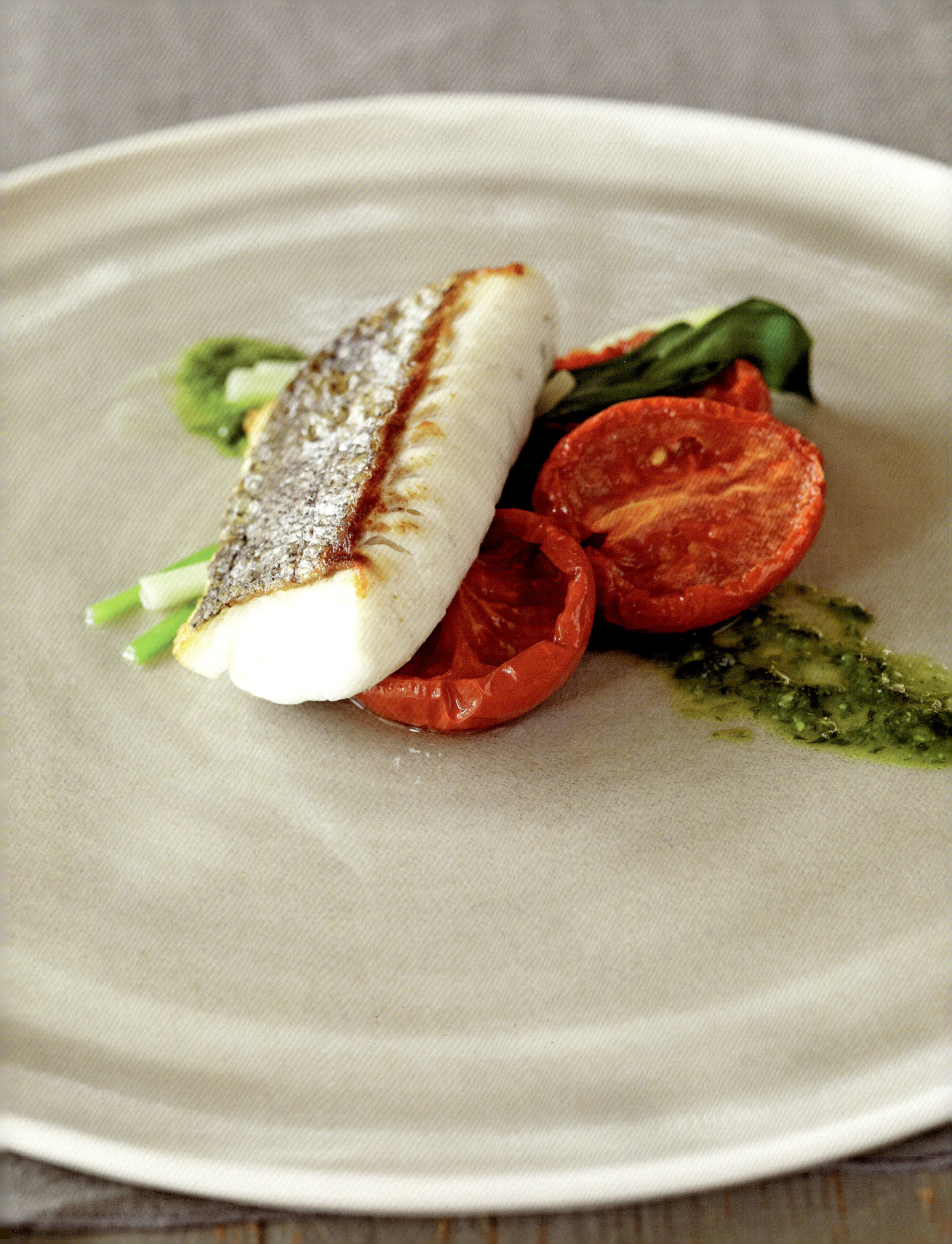

Gebackener Seehecht mit Tomaten und Bärlauch-Haselnuss-Pesto

Dieser Pesto ist sehr vielseitig verwendbar, mit gebratenem Gemüse und Salat schmeckt er besonders lecker. Die Mengenangaben im Rezept sind so berechnet, das etwas Pesto übrigbleibt, den Sie dann zu anderen Gemüsegerichten servieren können. Luftdicht verschlossen kann er mehrere Wochen im Kühlschrank aufbewahrt werden.

Für 4 Portionen
300 g kleine Eiertomaten
2 EL Olivenöl extra vergine
1 kleines Bund Zitronenthymian, Blättchen abgestreift
4 Seehechtfilets (oder anderes weißes Fischfilet) à 125 g, ohne Haut und Gräten
1 Spritzer Zitronensaft
2 große Strünke von großen Brokkoliköpfen
1 TL Kokosfett

Für den Knoblauch-Bärlauch-Pesto:
100 g Bärlauchblätter, gewaschen, entstielt
100 ml Olivenöl extra vergine
50 g Haselnüsse, geröstet und gehäutet
50 g Pinienkerne, geröstet
Saft von 1 Zitrone
1 TL flüssiger Honig
Salz und gemahlener schwarzer Pfeffer

Für die Knoblauchemulsion (nach Belieben):
150 ml Olivenöl extra vergine
1 Eigelb
6 Zehen natürlich fermentierter schwarzer Knoblauch
2 TL Zitronensaft
Salz und gemahlener schwarzer Pfeffer

Den Backofen auf 130 Grad vorheizen.

Die Tomaten halbieren, mit Salz bestreuen und mit der Schnittseite nach oben auf ein mit Backpapier belegtes Blech legen. Mit Olivenöl beträufeln und mit Thymian bestreuen. Im vorgeheizten Ofen 50–60 Minuten leicht trocknen; dadurch wird ihr Geschmack intensiver und sie bekommen eine angenehme, leicht zähe Konsistenz.

Für den Pesto die Bärlauchblätter zusammen mit Olivenöl, Haselnusskernen, Pinienkernen, Zitronensaft, Honig, Salz und Pfeffer im Mixer oder Blitzhacker zu einer weichen Paste pürieren. In ein sterilisiertes Glas füllen und in den Kühlschrank stellen.

Für die Knoblauchemulsion (falls verwendet) das Olivenöl schrittweise unter das Eigelb rühren, dann die Knoblauchzehen und den Zitronensaft mit dem Pürierstab einarbeiten.

Die Backofentemperatur auf 200 Grad erhöhen.

Ein Stück Alufolie zurechtlegen, in dem alle Fischfilets zusammen Platz finden. Etwas Pesto auf die Folie geben und die Fischfilets darauflegen. Mit Salz, Pfeffer und Zitronensaft würzen. Die Alufolie über dem Fisch zusammenfalten und fest verschließen. Das Paket auf ein Backblech legen und im vorgeheizten Backofen 15 Minuten backen.

Die Brokkolistrünke eckig zurechtschneiden, dann in 2 mm dünne Streifen schneiden. Eine Pfanne stark erhitzen und den Brokkoli in etwas Kokosfett unter ständigem Rühren 1½ Minuten braten. Mit Salz und Pfeffer würzen.

Tomaten und Brokkolistreifen auf den Tellern anrichten. Die Fischfilets auf das Gemüse legen und mit Pesto sowie eventuell der Knoblauchemulsion garnieren.

Für besondere Anlässe in der Folgephase

Sobald Sie die erste Phase des Darm-Ernährungsplans abgeschlossen haben, sind zusätzliche Nahrungsmittel erlaubt, einschließlich einiger Getreideprodukte, Käsesorten und Wurzelgemüse, die die Auswahl erweitern. In den folgenden Rezepten gibt es Topinambur, Limabohnen, Quinoa, Pastinaken und Roggenflocken. Der Schwerpunkt liegt aber weiterhin auf den tierischen Proteinen und den Gemüsebeilagen.

P+ Rindersteak mit Schalotten und Topinambur

Pastinaken werden nicht sehr häufig gegessen, aber in Butter und Zitronensaft gebraten, schmecken sie einfach köstlich. Der volle Geschmack des Wirsings, der erst blanchiert und dann in der Pfanne zubereitet wird, ist zusammen mit den in Portwein getränkten Schalotten eine perfekte Ergänzung zum Steak.

Für 4 Portionen
- 200 g Pastinaken
- 1 TL Butter
- 1 TL Zitronensaft
- 8 Schalotten, geschält, der Länge nach halbiert
- 150 ml Portwein
- 250 ml Hühnerbrühe (siehe Seite 44)
- 2 EL Senfsamen
- 4 EL Wasser
- 4 EL Apfelessig
- 4 TL flüssiger Honig
- 1 Prise Salz
- 1 kleines Stück Wirsing (30 g), in Streifen geschnitten
- 4 Rindersteaks à 125 g
- gemahlener schwarzer Pfeffer
- 1 EL geklärte Butter (Ghee)

Den Backofen auf 180 Grad vorheizen.

Die Pastinaken mit Butter und Zitronensaft in Alufolie packen und fest verschließen. Im vorgeheizten Ofen 45 Minuten garen. Herausnehmen und schälen, dann in ½ cm dicke Scheiben schneiden. Beiseitestellen.

Die Schalotten mit der Schnittfläche nach unten in einen Topf legen, mit Portwein und Hühnerbrühe übergießen und auf mittlerer Hitze kochen, bis die Flüssigkeit fast vollständig verdampft ist und die Schalotten weich sind. Den Rest der eingekochten Flüssigkeit für die Steaks aufbewahren.

Die Senfsamen 10 Minuten in heißem Wasser einweichen. Abtropfen lassen, dann mit Apfelessig, Honig und Salz vermischen. Umrühren und 30 Minuten ruhen lassen, bis die Samen prall werden und den Essig aufgesaugt haben.

Den Wirsing 2 Minuten in kochendem Wasser blanchieren. Unter fließendem kaltem Wasser abkühlen und abtropfen lassen.

Eine Pfanne stark erhitzen. Die Steaks mit Salz und Pfeffer würzen und in der geklärten Butter auf jeder Seite 2–3 Minuten braten, bis sie den gewünschten Garzustand haben. Aus der Pfanne nehmen und 5 Minuten zugedeckt warm stellen.

In derselben Pfanne die Pastinakenscheiben goldbraun rösten, dann den Wirsing in die Pfanne geben, mit Salz und Pfeffer würzen, umrühren und aufwärmen.

Die Steaks mit dem reduzierten Portwein überziehen, mit Wirsing, Pastinaken, Schalotten und eingelegten Senfsamen anrichten.

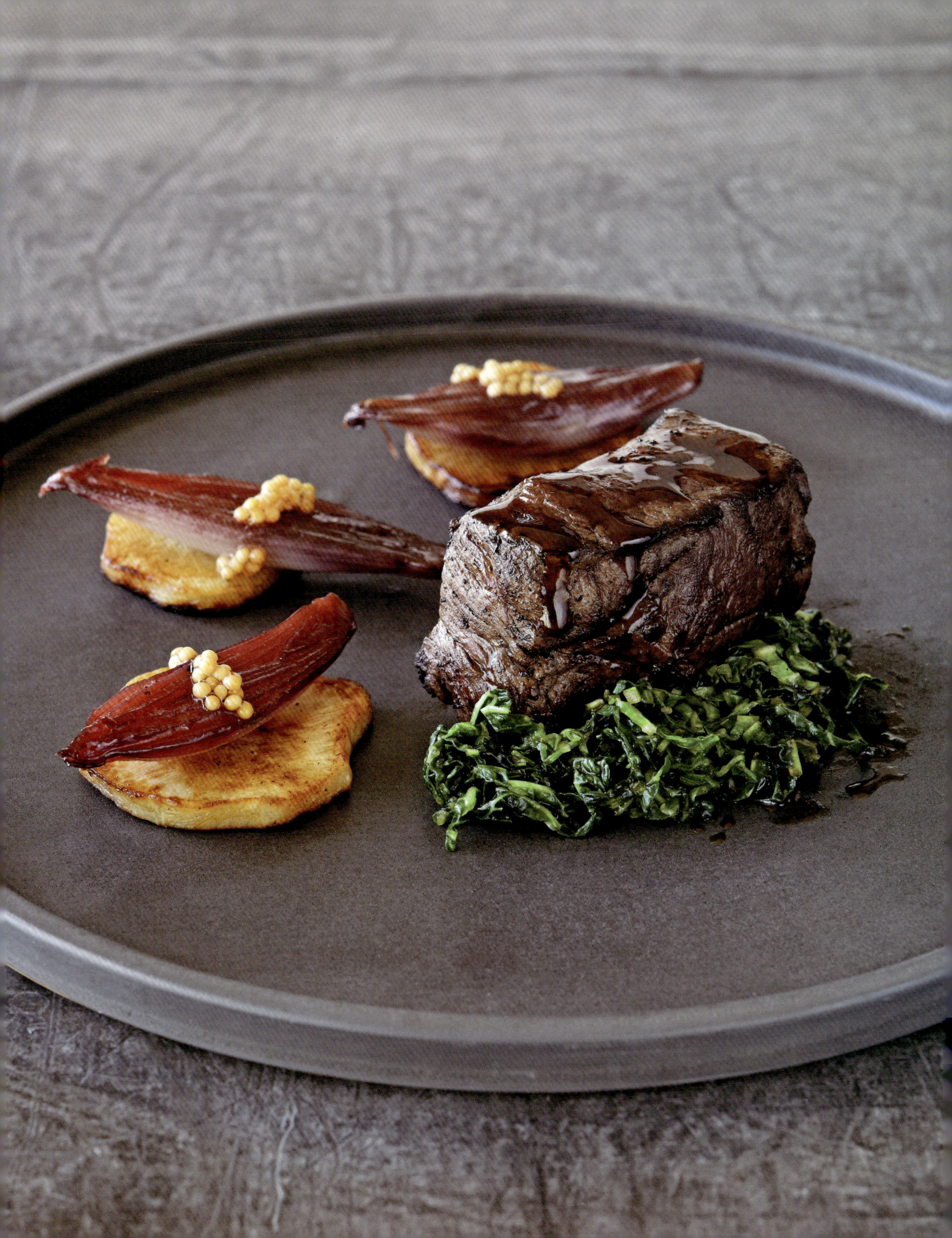

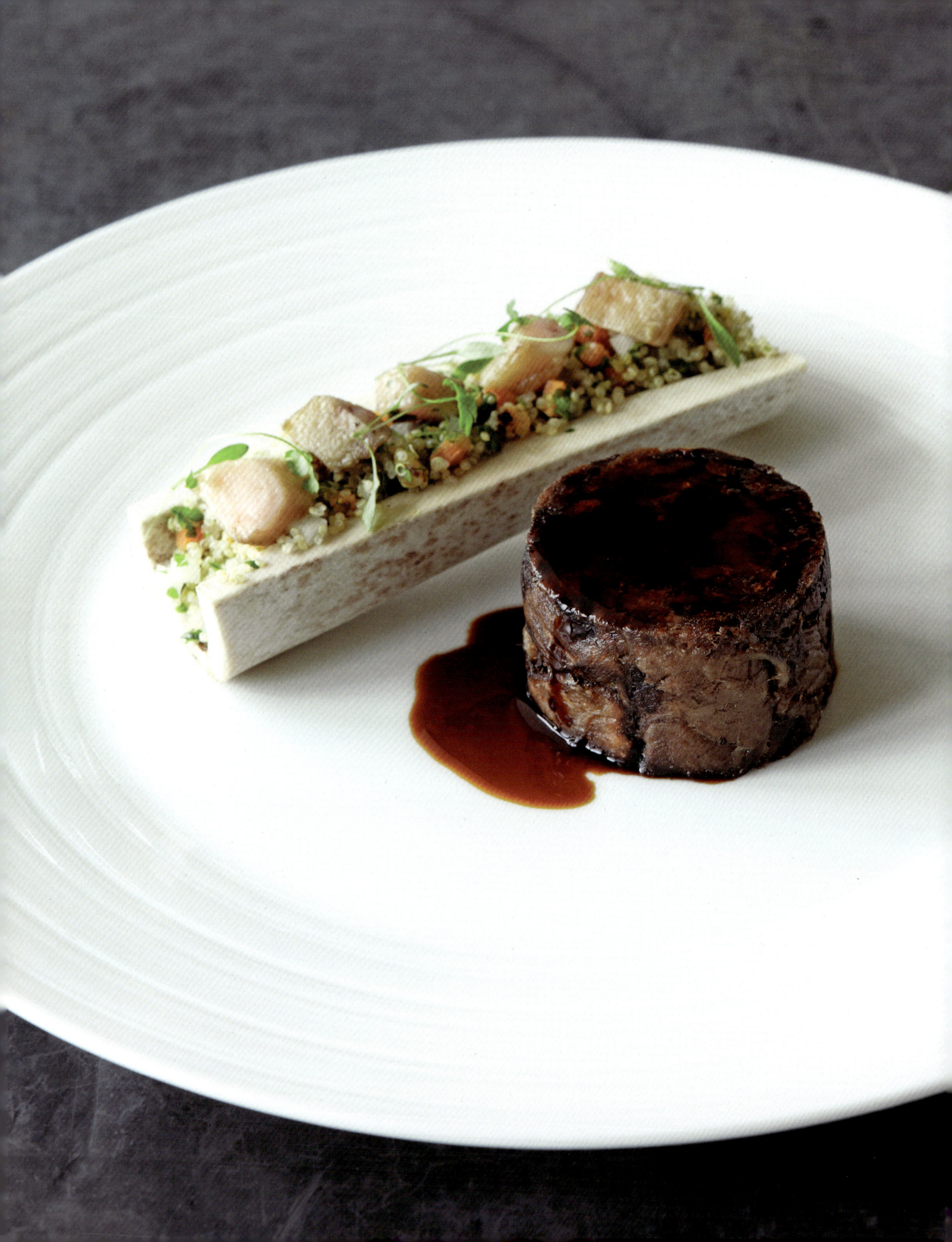

P+ Geschmorte Beinscheibe, Markknochen und Meerrettich-Quinoa

Die Haxe oder Beinscheibe aus der Vorderhesse des Rindes wird nicht sehr häufig zubereitet. Sie hat aber einen guten Geschmack, ist nährstoffreich und passt gut zur Idee, dass sämtliche Stücke des Tieres verwendet werden sollten. Dieses Fleisch wird auf sehr niedriger Temperatur mehrere Stunden lang geschmort, so bleiben die Nährstoffe erhalten und das Aroma intensiviert sich.

Für 4 Portionen
- 2 EL geklärte Butter (Ghee)
- 2 Karotten, fein gehackt
- 2 Stangen Sellerie, fein geschnitten
- 1 Zwiebel, fein gehackt
- 1 Knoblauchzehe, halbiert
- 1 kg Haxe oder Beinscheibe aus der Vorderhesse des Rinds
- Hühnerbrühe oder Wasser zum Bedecken
- 100 ml Madeira
- 4 Lorbeerblätter
- ½ TL schwarze Pfefferkörner
- 1 Bund frischer Thymian

Für das Quinoa:
- 40 g Quinoa
- ½ Karotte, geschält, klein gewürfelt
- 1 kleines Stück Knollensellerie, klein gewürfelt (20 g)
- 1 kleine Schalotte, gehackt
- einige Zweige Thymian, Blättchen abgestreift
- 2 EL geklärte Butter (Ghee)
- ½ TL Meerrettich, frisch gerieben
- 1 EL gemischte Kräuter (Petersilie, Kerbel und Schnittlauch), gehackt

Die geklärte Butter in einem Schmortopf erhitzen. Karotten, Sellerie, Zwiebel und Knoblauch darin andünsten, bis alles leicht gebräunt ist. Dann das Fleisch hinzufügen. Mit Hühnerbrühe oder Wasser bedecken, Madeira, Lorbeerblätter und Pfefferkörner hinzufügen. Zugedeckt auf sehr kleiner Hitze 3 Stunden ganz leicht schmoren lassen. Nach 3 Stunden überprüfen, ob das Fleisch gar ist (es sollte fast zerfallen).

Aus der Brühe nehmen und 10 Minuten abkühlen lassen. Bindegewebe und Sehnen sorgfältig entfernen und das Fleisch beiseitestellen. Ein Stück Frischhaltefolie auf der Arbeitsfläche auslegen, das Fleisch in eine Ecke der Folie legen und zu einer 5 cm dicken Wurst aufrollen. Beide Enden fest verschließen und die Rolle zum Festwerden in den Kühlschrank legen.

Die Brühe durch ein Sieb in einen Topf gießen und auf mittlerer Hitze auf ein Viertel der ursprünglichen Menge einkochen (das ergibt die Sauce).

Den Backofen auf 170 Grad vorheizen. Die Markknochen auf ein Backblech legen und im vorgeheizten Ofen 15 Minuten rösten. Das Knochenmark mit einem Löffel herauslösen und beiseitestellen.

Das Quinoa in der doppelten Wassermenge 20 Minuten köcheln. In der Zwischenzeit Karotte, Knollensellerie, Schalotte und Thymian in 1 Esslöffel geklärter Butter andünsten. Das gekochte Quinoa abseihen, Gemüse, Meerrettich und Kräuter untermischen, in die ausgehöhlten Knochen füllen und Stücke von gekochtem Knochenmark daraufsetzen.

Die Fleischrolle aus dem Kühlschrank nehmen, die Frischhaltefolie entfernen und die Rolle in 4 Stücke schneiden. 1 Esslöffel Butter in einer ofenfesten Pfanne erhitzen und die Fleischstücke auf mittlerer bis starker Hitze 3 Minuten braten. 4 Esslöffel Sauce in die Pfanne geben und auf kleiner Hitze 5 Minuten weiterbraten. Die Fleischstücke nach der Hälfte der Zeit wenden. Dann im Backofen noch 10 Minuten durcherhitzen.

Jede Fleischportion zusammen mit einem gefüllten Quinoa-Gemüse-Knochen anrichten und mit der restlichen Sauce beträufeln.

P+ Gebratene Kalbsleber mit Bohnenpüree, Blutwurstbällchen und grünen Bohnen

Kalbsleber hat das zarteste Fleisch von allen Innereien, aber man darf sie auf keinen Fall zu lange braten. Das Bohnenpüree schmeckt cremiger als das klassische Kartoffelpüree. Die Blutwurstbällchen sind ein extra Leckerbissen, aber es lohnt sich, sie zu machen.

Für 4 Portionen
150 g getrocknete Limabohnen (Bohnenkerne), über Nacht in Wasser mit Zitronensaft eingeweicht
1 EL Butter
8 Salbeiblätter
3 Scheiben Speck (siehe Seite 69), gehackt
1 kleine Schalotte, fein gehackt
2 EL geklärte Butter (Ghee), zusätzlich zum Braten
100 g Blutwurst, in Stücke geschnitten
2 EL weißes Quinoa, gemahlen
150 g feine grüne Bohnen, küchenfertig geputzt
400 g Kalbsleber, dünn aufgeschnitten

Die Limabohnen abgießen und in einem Topf in frischem Wasser 45 Minuten kochen. Abgießen und beiseitestellen.

Die Butter in einer kleinen Pfanne mittelheiß erhitzen und die Salbeiblätter frittieren, ohne dass sie braun werden. 4 Salbeiblätter zu den Limabohnen geben und mit dem Stabmixer fein pürieren. Eventuell etwas Wasser hinzufügen, um eine streichfähige Konsistenz zu erreichen. Die restlichen Salbeiblätter zum Garnieren beiseitelegen.

Speck und Schalotte in der geklärten Butter goldbraun dünsten. Die Blutwurststücke hinzufügen und alles mit dem Pürierstab oder im Blitzhacker pürieren. Aus der Masse 8 Bällchen formen und diese im Quinoamehl wenden. Die Bällchen in etwas geklärter Butter rundum knusprig braten.

Die grünen Bohnen 4 Minuten in kochendem Salzwasser blanchieren. Gut abtropfen lassen.

Eine Pfanne stark erhitzen, etwas geklärte Butter hinzugeben und die Kalbsleberscheiben auf jeder Seite 1 Minute braten.

Die Kalbsleber mit einem frittierten Lorbeerblatt, den Blutwurstbällchen, dem Bohnenpüree und den grünen Bohnen servieren.

NÄHRSTOFF-INFO
Kalbsleber ist einer der besten Lieferanten für Eisen und daher von großem Nutzen für die Gesundheit, vor allem für aktive Sportler.

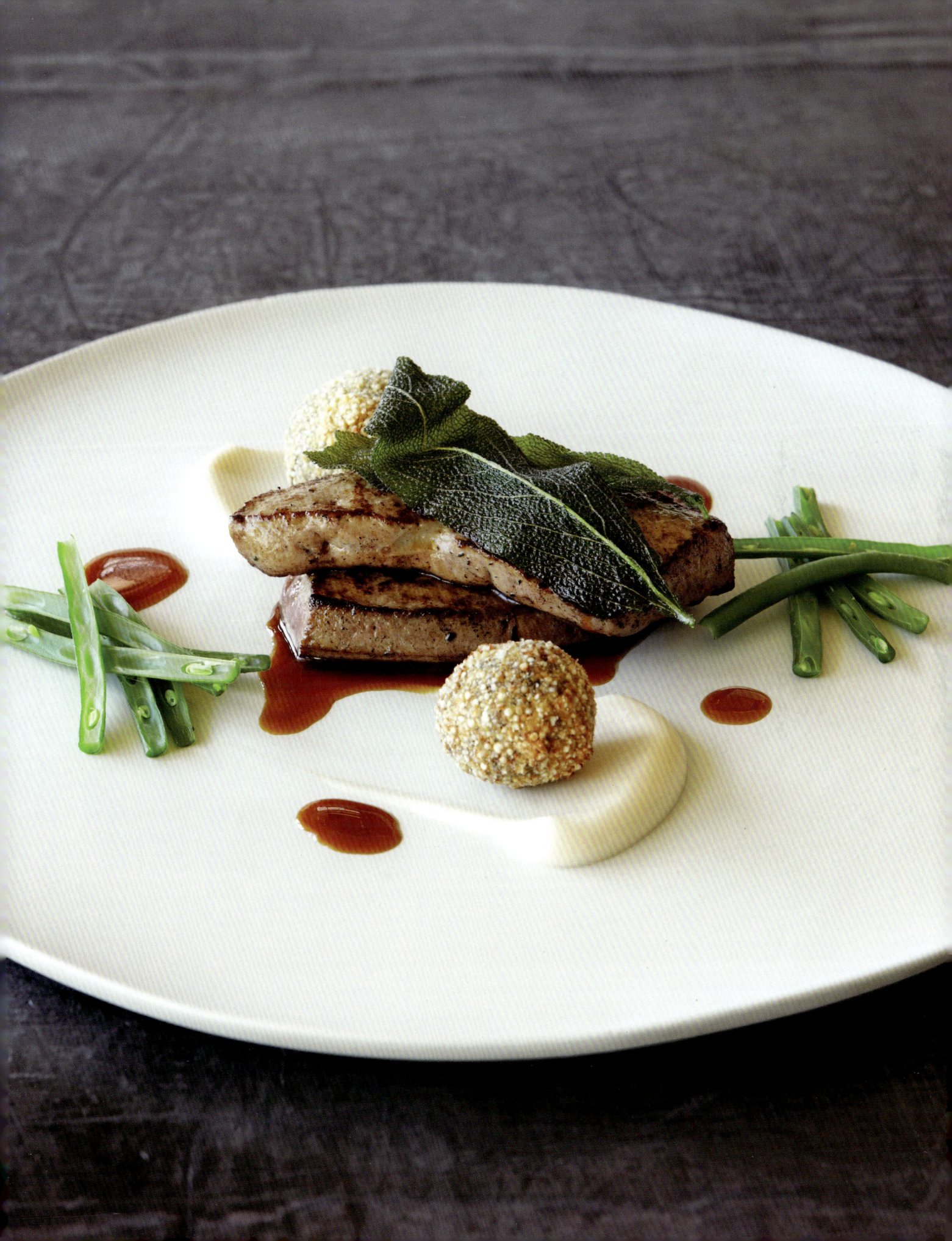

P+ Perlhuhnrollen und Chicorée mit Orange glasiert

Perlhuhn ist sehr schmackhaft und übertrifft Hühnerfleisch in Geschmack und Textur bei Weitem. Der bittere Geschmack des Chicorées wird durch Einweichen und Dünsten in Orangensaft gemildert und durch die Süße der Karotten harmonisch ausgeglichen.

Für 4 Portionen
- 150 g Meersalz
- 4 große Karotten, gewaschen, aber nicht geschält
- 2 Chicorée
- 1 EL Butter
- 200 ml Orangensaft
- 4 Perlhuhnbrüste à 125 g
- 2–3 EL geklärte Butter (Ghee)
- 4 EL Roggenflocken
- Würzsalz mit Mandarine, Kreuzkümmel, Fenchel und Chili (Seite 36)

Den Backofen auf 180 Grad vorheizen.

Das Meersalz auf ein Backblech streuen. Die Karotten darauflegen und im vorgeheizten Backofen 50 Minuten garen, bis sie weich sind. Die Karotten herausnehmen, das Salz abstreifen, die Karotten schälen und der Länge nach halbieren.

Die Chicoréestangen der Länge nach halbieren und 10 Minuten in kaltem Wasser einweichen, damit die Bitterstoffe entzogen werden. Die Chicoréehälften mit der Schnittseite nach unten in eine Pfanne mit Butter geben und 5 Minuten auf kleiner Hitze braten. Den Orangensaft hinzufügen und auf mittlerer Hitze kochen, bis der Orangensaft fast vollständig sirupartig eingekocht ist.

Für die Perlhuhnrollen jede Perlhuhnbrust einzeln auf ein Stück hitzebeständige Frischhaltefolie legen und zu einer Art Wurst aufrollen. In ein weiteres Stück Frischhaltefolie wickeln, die Enden satt verschließen und in einen hohen Topf geben. Mit kaltem Wasser bedecken, aufkochen, dann die Temperatur zurückschalten und 4 Minuten sieden lassen. Dann die Rollen aus dem Topf nehmen und aus der Frischhaltefolie wickeln.

In einer großen Bratpfanne die Hälfte der Butter mittelstark erhitzen und die Rollen mehrere Minuten rundherum anbräunen. Aus der Pfanne nehmen und im vorgeheizten Backofen 5 Minuten nachgaren. Herausnehmen und 5 Minuten ruhen lassen. Den Bratensaft aufbewahren.

Die restliche Butter in die Pfanne geben, Roggenflocken und 1 Prise Würzsalz hinzufügen.

Die Perlhuhnrollen halbieren, mit dem Chicorée und den Karotten anrichten und mit Roggenflocken bestreuen. Das Fleisch mit etwas Würzsalz würzen.

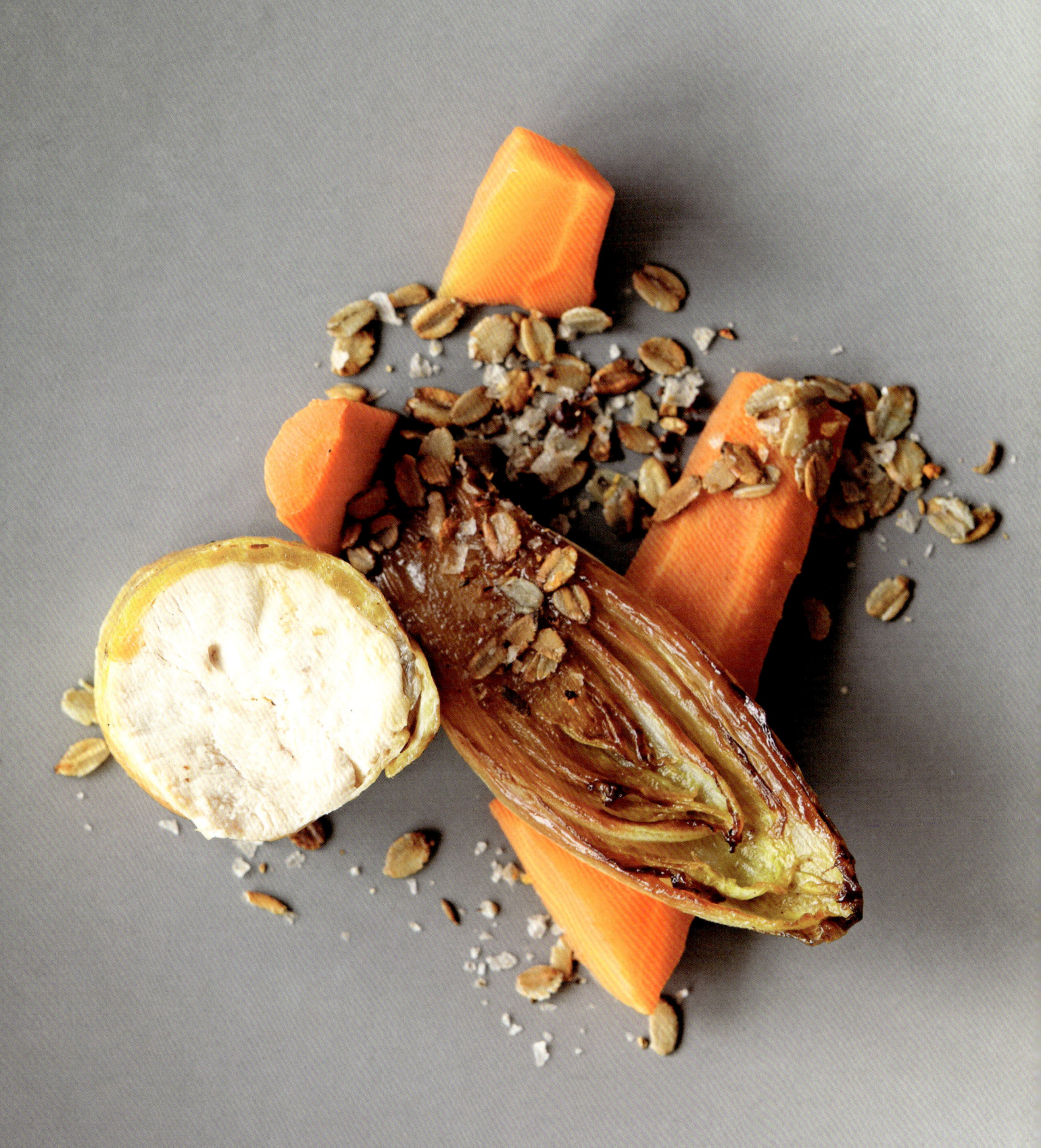

P+ Jakobsmuscheln mit Blumenkohl, Anchovis-Dressing und Tomaten-Vinaigrette

Jakobsmuscheln sind für viele das Nonplusultra der Meeresfrüchte, aber es müssen wirklich frische Jakobsmuscheln von allerbester Qualität sein. Das Schöne an diesem Gericht ist seine einfache Zubereitung: Die Emulsion und das Dressing können im Voraus zubereitet und im Kühlschrank aufbewahrt werden.

Für 4 Portionen
1 kleiner Blumenkohl
1 EL Butter
1 TL geklärte Butter (Ghee)
12 Jakobsmuscheln

Für die Anchovis-Emulsion:
40 g Anchovis in Salzlake
1 EL Kapern
1 EL Olivenöl
½ TL scharfer Senf
1 TL Wasser

Für die Tomaten-Vinaigrette:
1 EL Olivenöl
1 TL Apfelessig
½ TL scharfer Senf
1 kleine Schalotte, fein gewürfelt
1 Eiertomate, gehäutet, entkernt, fein gewürfelt
1 Scheibe Knoblauch
1 TL Kerbel, gehackt
Salz und gemahlener schwarzer Pfeffer

Den Blumenkohl in Röschen und diese in ½ cm dicke Scheiben schneiden. Wasser zum Kochen bringen und die Blumenkohlscheiben 1 Minute blanchieren. Mit einem Sieblöffel herausnehmen und in kaltem Wasser abkühlen.

Für die Anchovis-Emulsion alle Zutaten im Mixer oder mit dem Stabmixer pürieren.

Für die Tomaten-Vinaigrette das Olivenöl mit Essig und Senf aufschlagen. Dann Schalotte, Tomatenwürfel, Knoblauch und Kerbel hinzufügen und mit Salz und Pfeffer würzen.

Eine Pfanne mittelheiß erhitzen, die Butter schmelzen und die Blumenkohlscheiben darin 4 Minuten braten, bis sie anfangen, braun zu werden.

Die geklärte Butter in einer anderen Pfanne stark erhitzen und die Jakobsmuscheln darin 1½ Minuten braten, dann wenden und auf der anderen Seite nur noch 30 Sekunden braten. Aus der Pfanne nehmen und kurz ruhen lassen.

Die Jakobsmuscheln auf den Blumenkohlscheiben anrichten. Mit Tomaten-Vinaigrette beträufeln und einige Tropfen Anchovis-Emulsion auf die Teller setzen.

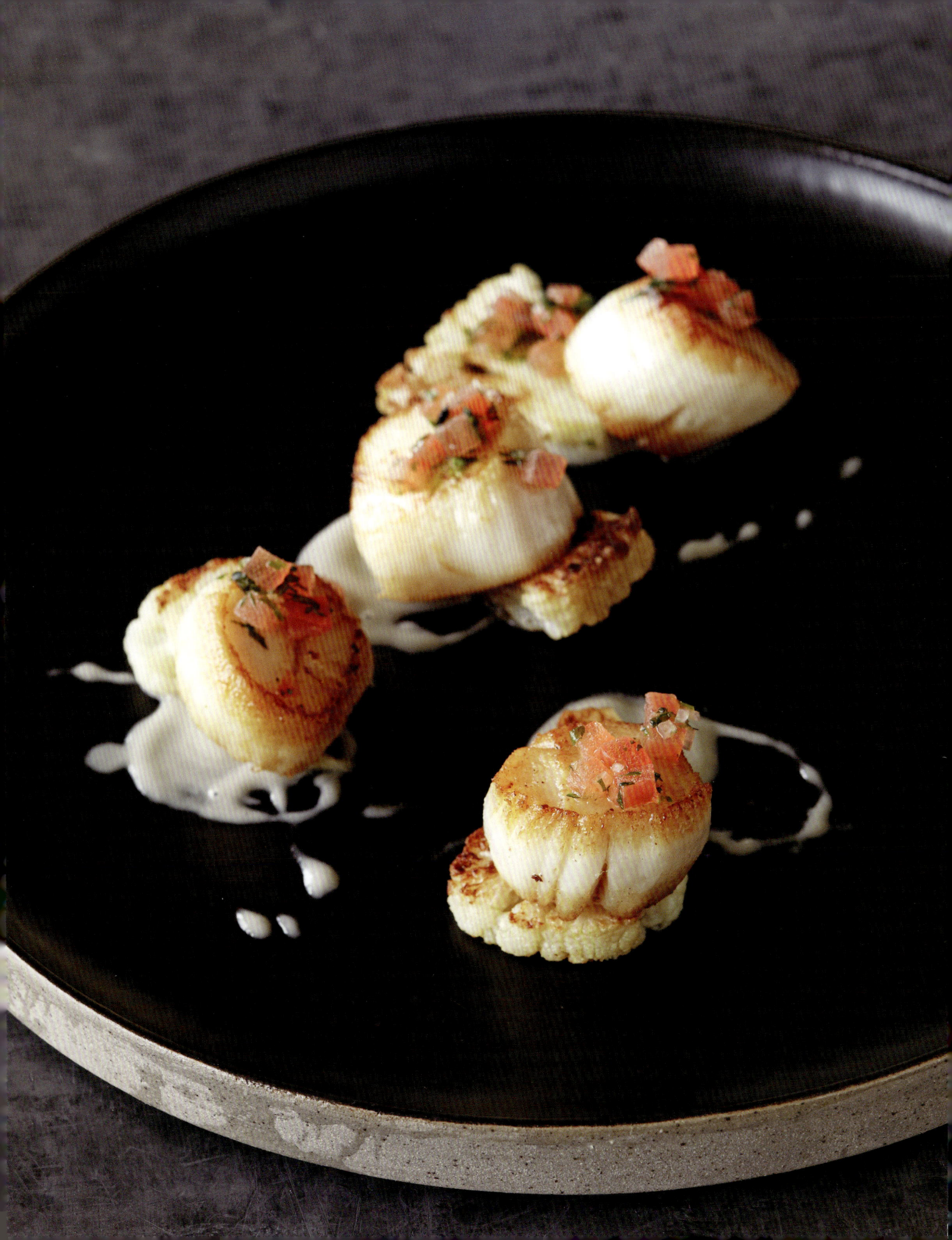

Stichwort- und Rezeptverzeichnis

Ahornsirup
  Himbeer-Wasabi-Tahin-Dressing 212
  Geschmorte Kirschtomaten mit Ahornsirup und Chili 148
Alkohol 11, 17
Amarant 51
  Hähnchenstreifen in Amarant mit Granatapfel-Feigen-Joghurt 159
Ananas
  Ananas-Kumquat-Dressing mit Fünfgewürz 213
  Gedämpfte Sommerfrüchte 56
Anchovis
  Jakobsmuscheln mit Blumenkohl, Anchovis-Dressing und Tomaten-Vinaigrette 244
  Langsam gebackene Paprika und Auberginen mit Anchovis und Mandeln 184
Antioxidantien 14–15
Apfel
  Herbstliches Kompott aus Apfel, Birne und Pflaume 59
  Chia-Müsli 65
  Hühnerleber mit Apfel, Speck und karamellisierten Schalotten 133
  Fermentierter Rotkohl mit Apfel, Wacholderbeeren und Koriander 42
  Schweinefilet, mariniert in Senf, Apfel und Salbei 121
  Smoothie mit Maca, Avocado, Birne, Apfel und Minze 62
Apfelessig 38
Aprikose
  Rote Linsen-Suppe mit Aprikosen, Salzzitrone und Chermoula 101
Artischocken auf provenzalische Art 179
Aubergine
  Langsam gebackene Paprika und Auberginen mit Anchovis und Mandeln 184
  Suppe aus rauchiger Aubergine mit Pfirsich und grünen Oliven 107
Avocado
  Avocado-Tomaten-Salsa mit Chili 77
  Kalte Brokkoli-Avocado-Mandel-Suppe mit Minze 108
  Smoothie mit Maca, Avocado, Birne, Apfel und Minze 62
  Ceviche mit Avocado und Pomelo 141

Besondere Anlässe 221–245
Biologischer Anbau/Biologische Landwirtschaft 17–21
Birne
  Herbstliches Kompott aus Apfel, Birne und Pflaume 59
  Chia-Müsli 65
  Ente mit Fünfgewürz, fermentiertem Chinakohl und gewürzten Birnen 227
  Smoothie mit Maca, Avocado, Birne, Apfel und Minze 62
  Gewürzte Birne mit Serranoschinken und Manchego 217
Blaubeeren
  Chia-Müsli 65
Blumenkohl
  Blanchierter Salat 202–209
  Jakobsmuscheln mit Blumenkohl, Anchovis-Dressing und Tomaten-Vinaigrette 244
  Geröstetes Ratatouille-Blumenkohl-Gemüse 173
Blutwurst
  Gebratene Kalbsleber mit Bohnenpüree, Blutwurstbällchen und grünen Bohnen 240
Borlottibohnen 53
  Tomaten-Bohnen-Suppe mit Ziegenkäseröllchen und Pesto 112
Brokkoli
  Blanchierter Salat 4 209
  Kalte Brokkoli-Avocado-Suppe mit Minze 108
  Meerforelle mit eingelegten Gurken und Spargelbrokkoli 230
Brombeeren
  Smoothie mit Macadamianüssen und Beeren 62
  Gedämpfte Sommerfrüchte 56
Brot
  Buchweizen-Walnuss-Brot 85
  Quinoafladen mit Limabohnen-Hummus und Tomatensalsa 164
Brühen 44–47
Buchweizen 51
  Buchweizen-Walnuss-Brot 85

Bulgur 51
  Lachsrolle mit Bulgursalat und Tapenade 162
Butternusskürbis 53
  Blanchierter Salat 206
  Würziger Butternusskürbis mit Mango-Zitrus-Salsa 170
  Wolfsbarsch mit Lauch, Salzzitrone und Kürbispüree 228
  Frittata mit Spinat, Kürbis und Linsen 148

Cashewkerne
  Cashew-Chia-Sonnenblumen-Kräcker mit Wasabi 78
  Gebratener Kürbis mit Chili, Cashews und Zitrone 179
Ceviche mit Avocado und Pomelo 141
Chia-Müsli 65
Chia-Samen
  Cashew-Chia-Sonnenblumen-Kräcker mit Wasabi 78
  Brotaufstrich aus Erdbeeren und Chia-Samen 85
  Süße Chia-Müsli-Kekse 81
Chicorée
  Blanchierter Salat 205
  Perlhuhnrollen und Chicorée mit Orange glasiert 242
Chinakohl
  Blanchierter Salat 209
Chipotle
  Avocado-Tomaten-Salsa mit Chili 77
  Gebratene Bete mit Mandarinen und Pistazien 183
  Würzsalz mit Mandarine, Kreuzkümmel, Fenchel und Chipotle 36
Chorizo
  Spiegeleier mit Tomaten, Paprika und Chili 70
CLA (konjugierte Linolsäure) 29

Daikon
  Blanchierter Salat 202
  Fermentierter Pak Choi mit Daikon 41
Datteln
  Paprika-Tomaten-Dattel-Suppe mit Ingwer 100
Dicke Bohnen
  Erbsen-Bohnen-Cremesuppe mit knusprigem Entenconfit 97
Dinkel 51
  Dinkelrisotto mit Knollensellerie, Spinat und Roquefort 167

Eier
  Spiegeleier mit Tomaten, Paprika und Chorizo 70
  Linseneintopf mit pochierten Eiern 73
  Gegrillter Spargel mit pochiertem Ei 152
Ente
  Konfierte Entenkeule 97
  Ente mit Fünfgewürz, fermentiertem Chinakohl und gewürzten Birnen 227
  Erbsen-Bohnen-Cremesuppe mit knusprigem Entenconfit 97
Erbsen
  Grüne Bohnen mit Haselnuss-Erbsen-Pesto 182
  Erbsen-Bohnen-Cremesuppe mit knusprigem Entenconfit 97
  Erbsen-Feta-Lollis mit Minz-Joghurt-Sauce 192
Erdbeeren
  Brotaufstrich aus Erdbeeren und Chia-Samen 85
  Smoothie mit Maca, Avocado, Birne, Apfel und Minze 62
  Gedämpfte Sommerfrüchte 56
Essenzielle Fettsäuren 29

Feigen
  Hähnchenstreifen in Amarant mit Granatapfel-Feigen-Joghurt 159
  Schweinerollbraten mit Pflaumen-Feigen-Chutney 122
  Geröstete Feigen mit Pistazienmousse 86
Fenchel
  Blanchierter Salat 206
  Fenchelcremesuppe mit Muscheln und Safran-Crème-fraîche 111
  Fermentierter Fenchel mit Wirsing und Nelkenpfeffer 42
  Gegrillte Makrele, mit Fenchel, Koriander und Zitrone mariniert 146
  Shiitake-Bohnen-Fenchel-Suppe 100

Würzsalz mit Mandarine, Kreuzkümmel, Fenchel und Chili 36
Fermentierte Rote Bete Borschtsch-Art 43
Fermentierter Pak Choi mit Daikon 41
Fermentierter Rosenkohl 41
Fermentiertes Gemüse 11, 16, 38–43
Feta
  Erbsen-Feta-Lollis mit Minz-Joghurt-Sauce 192
Fette 11, 12, 29–31
Fisch 17, 20–21 (siehe auch unter den jeweiligen Fischarten)
Flusskrebs
  Flusskrebs-Frikadellen in knuspriger Linsenhülle mit Kokosnuss und Mango 160
Früchte 27–28
  Biologischer Anbau 11
  Saisonal 17
Frühstück 55–91

Geflügel
  Geflügelsalat mit eingelegten Pilzen 134
Gemüse 24–27, 169–193
  Blanchieren 11, 27
  Grünes Gemüse 25
  Biologisch angebautes Gemüse 11
  Wurzelgemüse 26
  Saisonales Gemüse 17
Getreide 11, 17, 24, 27, 50–51
Gewürze 34–35
Granatapfel
  Hähnchenstreifen in Amarant mit Granatapfel-Feigen-Joghurt 159
Grapefruit
  Würzsalz mit Fünf-Gewürze-Pulver und Grapefruit 36
Darm-Ernährungsplan
  Beispiel eines 14-Tage-Speiseplans 48–49
  Der 7-Tage-Speiseplan für die Folgephase 53
  Die 10 Grundprinzipien des Darm-Ernährungsplans 11
  Lebensmittel, erlaubte/nicht erlaubte 17
  Positive Auswirkungen 10
  Richtlinien 48
Grüne Bohnen
  Blanchierter Salat 206
  Grüne Bohnen mit Haselnuss-Erbsen-Pesto 182
  Gebratene Kalbsleber mit Bohnenpüree, Blutwurstbällchen und grünen Bohnen 240
  Sardinenfilets mit grünen Bohnen, Zwiebeln und Oliven 143
Grünkohl
  Sprossen und Linsen mit gerösteten Pfirsichen und Grünkohl 218
Gurke
  Meerforelle mit eingelegten Gurken und Spargelbrokkoli 230
  Süßkartoffel-Kichererbsen-Bratlinge mit Limetten-Gurken-Raita 190

Haferflocken 51
Harissa
  Langsam gebratenes Lamm mit Harissa und Bohnen 156
Haselnuss
  Gebackener Seehecht mit Tomaten und Bärlauch-Haselnuss-Pesto 235
  Grüne Bohnen mit Haselnuss-Erbsen-Pesto 182
Hauptgerichte 117–167
Heilbutt mit Trompetenpfifferlingen, Petersilienwurzeln und Blutorange 232
Herzhafter Ziegenkäsefladen 82
Himbeeren
  Smoothie mit Macadamianüssen und Beeren 62
  Pfirsich-Vanille-Smoothie mit gefrorenem Himbeerjoghurt 90
  Himbeer-Wasabi-Tahin-Dressing 212
  Gedämpfte Sommerfrüchte 56
Huhn
  Grillhuhn mit Tamarinde, Chili, Ingwer und Koriander 130
  Hähnchenstreifen in Amarant mit Granatapfel-Feigen-Joghurt 159
  Hühnerbrühe 44
  Hühnerleber mit Apfel, Speck und karamellisierten Schalotten 133
  Würziger Chicken-Burger mit karamellisierten Zwiebeln 129

Hülsenfrüchte 11, 17, 52
Hummus
    Quinoafladen mit Limabohnen-Hummus und Tomatensalsa 164

Intervallfasten 10, 16, 50
Jakobsmuscheln mit Blumenkohl, Anchovis-Dressing und Tomaten-Vinaigrette 244
Joghurt
    Selbst fermentierter 52
    Hähnchenstreifen in Amarant mit Granatapfel-Feigen-Joghurt 159
    Erbsen-Feta-Lollis mit Minz-Joghurt-Sauce 192
    Pfirsich-Vanille-Smoothie mit gefrorenem Himbeer-Joghurt 90

Kaffirlimetten
    Würzsalz mit Limettenschale, Kaffirlimetten und Zitronengras 36
Käse 52 (siehe auch Feta, Ziegenkäse, Manchego, Roquefort)
Kalbsleber
    Gebratene Kalbsleber mit Bohnenpüree, Blutwurstbällchen und grünen Bohnen 240
Karotten
    Blanchierter Salat 202
    Röstkarotten-Kokosmilch-Suppe 102
Kastanien
    Rehfilet mit Rotkohl und süßer Kastaniensauce 225
Kichererbsen 53
    Kichererbsen-Bärlauch-Spinatsuppe 115
    Süßkartoffel-Kichererbsen-Bratlinge mit Limetten-Gurken-Raita 190
Knollensellerie
    Blanchierter Salat 206
    Rote-Bete-Sellerie-Suppe 104
    Sellerie in der Salzteigkruste 180
    Dinkelrisotto mit Knollensellerie, Spinat und Roquefort 167
Kohl
    Blanchierter Salat 205
    Fermentierter Fenchel mit Wirsing und Nelkenpfeffer 42
    Fermentierter Rotkohl mit Apfel, Wacholderbeeren und Koriander 42
    Ente mit Fünfgewürz, fermentiertem Chinakohl und gewürzten Birnen 227
    Chinakohl, auf Thai-Art fermentiert 43
    Rehfilet mit Rotkohl und süßer Kastaniensauce 225
Kohlenhydrate 12, 24–28
Kokosnuss 31
    Mandel-Kokos-Pfannkuchen mit gebratenen Pflaumen 66
    Limettenmuffins mit Kokos, Mohn und Ingwer 74
    Flusskrebs-Frikadellen in knuspriger Linsenhülle mit Kokosnuss und Mango 160
    Röstkarotten-Kokosmilch-Suppe 102
Kräuter 32–33
Kumquat: Ananas-Kumquat-Dressing mit Fünfgewürz 213
Kürbis
    Marokkanische Kürbissuppe mit Ras el-Hanout 94
    Kürbispfannkuchen mit knusprigem Speck und grünen Tomaten 68
    Gebratener Kürbis mit Chili, Cashews und Zitrone 179
Lachs
    Asia-Lachstatar 78
    Lachsrolle mit Bulgursalat und Tapenade 162
    Graved Lachs mit Estragon, Wacholderbeeren, Ingwer und Orange 140
Laktoseintoleranz 11, 20, 51
Lamm
    Lamm mit gegrilltem Spargel und Salsa verde 222
    Lammköfte mit Tomaten-Zwiebel-Salat 124
    Langsam gebratenes Lamm mit Harissa und Bohnen 156
Lauch
    Gegrillter Lauch mit Romesco-Sauce 178
    Wolfsbarsch mit Lauch, Salzzitrone und Kürbispüree 228
LDL-Cholesterin (Low Density Lipoprotein) 10, 30
Liebstöckel
    Erbsen-Bohnen-Cremesuppe mit knusprigem Entenconfit 97
Limabohnen 17, 22, 52
    Quinoafladen mit Limabohnen-Hummus und Tomatensalsa 164
    Gebratene Kalbsleber mit Bohnenpüree, Blutwurstbällchen und grünen Bohnen 240
    Langsam gebratenes Lamm mit Harissa und Bohnen 156
Limette
    Limettenmuffins mit Kokos, Mohn und Ingwer 74
    Würzsalz mit Limettenschale, Kaffirlimetten und Zitronengras 36
    Pak Choi mit Linsen und Limette 174
    Paprika-Tomaten-Dattel-Suppe mit Ingwer 100
    Süßkartoffel-Kichererbsen-Bratlinge mit Limetten-Gurken-Raita 190
Linsen 17, 22, 52
    Flusskrebs-Frikadellen in knuspriger Linsenhülle mit Kokosnuss und Mango 160
    Linseneintopf mit pochierten Eiern 73
    Pak Choi mit Linsen und Limette 174
    Rote-Linsen-Suppe mit Aprikosen, Salzzitrone und Chermoula 101
    Frittata mit Spinat, Kürbis und Linsen 148
    Sprossen-Linsen-Salat mit gerösteten Pfirsichen und Grünkohl 218
Litschis
    Exotische Früchte in Ingwer-Limetten-Kokosmilch 60
Maca
    Smoothie mit Maca, Avocado, Birne, Apfel und Minze 62
Macadamia
    Smoothie mit Macadamianüssen und Beeren 62
Magenbitter 38
Makrele: Gegrillte Makrele, mit Fenchel, Koriander und Zitrone mariniert 146
Mandarine
    Gegrillte Seezungenfilets mit Ingwer und Mandarinen 147
    Gebratene Bete mit Mandarinen und Pistazien 183
    Würzsalz mit Mandarine, Kreuzkümmel, Fenchel und Chili 36
    Lachsrolle mit Bulgursalat und Tapenade 162
Manchego
    Gewürzte Birne mit Serranoschinken und Manchego 217
Mandelmilch 31
Mandeln
    Mandel-Kokos-Pfannkuchen mit gebratenen Pflaumen 66
    Langsam gebackene Paprika und Auberginen mit Anchovis und Mandeln 184
Mango
    Flusskrebs-Frikadellen in knuspriger Linsenhülle mit Kokosnuss und Mango 160
    Mango-Zitronengras-Ingwer-Dressing 211
    Süßkartoffelsalat mit Mango und gepufftem Wildreis 214
Markknochen
    Geschmorte Beinscheibe, Markknochen und Meerrettich-Quinoa 239
Meerforelle mit eingelegten Gurken und Spargelbrokkoli 230
Milchprodukte 11, 17, 20, 50, 51–52
Muscheln
    Fenchelcremesuppe mit Muscheln und Safran-Crème-fraîche 111
Müsli
    Chia-Müsli 65
    Süße Chia-Müslikese 81
    Sommerbeerenmüsli mit Beeren 89
    Winter-Birchermüsli 88

Nüsse 11, 20

Oliven
    Sardinenfilets mit grünen Bohnen, Zwiebeln und Oliven 143
    Suppe aus rauchiger Aubergine mit Pfirsich und grünen Oliven 107
Omega-3-Fettsäuren 11, 17, 29, 30
Omega-6-Fettsäuren 29, 30–31
Orange
    Graved Lachs mit Estragon, Wacholder, Ingwer und Orange 140
    Heilbutt mit Trompetenpfifferlingen, Petersilienwurzeln und Blutorange 232
    Würziger Butternusskürbis gebraten, mit Mango-Zitrus-Salsa 170
    Würzsalz mit Orange, Wacholder, Rosmarin und Thymian 36
    Spargelbrokkoli mit Paranüssen, Sesam und Orange 178
Orangenblütenwasser
    Brotaufstrich aus Erdbeeren und Chia-Samen 85

Pak Choi
    Blanchierter Salat 202
    Fermentierter Pak Choi mit Daikon 41
    Pak Choi mit Linsen und Limette 174
Papaya
    Chili-Limetten-Papaya-Dressing 212
    Exotische Früchte in Ingwer-Limetten-Kokosmilch 60
Paprika
    Spiegeleier mit Tomaten, Paprika und Chorizo 70
    Rindercarpaccio mit pikantem Paprika-Ingwer-Sesam-Dressing 118
    Blanchierter Salat 202
    Blanchierter Salat 209
    Paprika-Tomaten-Dattel-Suppe mit Ingwer 100
    Geröstetes Ratatouille-Blumenkohl-Gemüse 173
    Röstpaprika-Tomaten-Knoblauch-Dressing 213
    Langsam gebackene Paprika und Auberginen mit Anchovis und Mandeln 184
Paranuss
    Spargelbrokkoli mit Paranüssen, Sesam und Orange 178
Pastinake 53
    Gebratene Pastinaken mit Senf, Honig und Thymian 188
Perlhuhnrollen und Chicorée mit Orange glasiert 242
Pesto
    Gebackener Seehecht mit Tomaten und Bärlauch-Haselnuss-Pesto 235
    Grüne Bohnen mit Haselnuss-Erbsen-Pesto 182
    Tomaten-Bohnen-Suppe mit Ziegenkäseröllchen und Pesto 112
Pfannkuchen 66, 68
Pfirsich
    Pfirsich-Vanille-Smoothie mit gefrorenem Himbeerjoghurt 90
    Suppe aus rauchiger Aubergine mit Pfirsich und grünen Oliven 107
    Sprossen-Linsen-Salat mit gerösteten Pfirsichen und Grünkohl 218
Pflaume
    Mandel-Kokos-Pfannkuchen mit gebratenen Pflaumen 66
    Herbstliches Kompott aus Apfel, Birne und Pflaume 59
    Schweinerollbraten mit Pflaumen-Feigen-Chutney 122
Pilze 26
    Blanchierter Salat 202
    Heilbutt mit Trompetenpfifferlingen, Petersilienwurzeln und Blutorange 232
    Pilzmousse mit eingelegten Pilzen 151
    Eingelegte Pilze 151
    Shiitake-Bohnen-Fenchel-Suppe 100
    Geflügelsalat mit eingelegten Pilzen 134
Pistazien
    Gebratene Bete mit Mandarinen und Pistazien 183
    Geröstete Feigen mit Pistazienmousse 86
Pomelo
    Ceviche mit Avocado und Pomelo 141
Proteine 11, 12, 18–23, 50

Quinoa 51
    Geschmorte Beinscheibe, Markknochen und Meerrettich-Quinoa 239
    Quinoafladen mit Limabohnen-Hummus und Tomatensalsa 164

Radieschen
    Blanchierter Salat 206
    Erbsen-Feta-Lollis mit Minz-Joghurt-Sauce 192
    Rehfilet mit Rotkohl und süßer Kastaniensauce 225
Reis
    Süßkartoffelsalat mit Mango und gepufftem Wildreis 214

Rind
- Rinderbrühe 47
- Rindercarpaccio mit pikantem Paprika-Ingwer-Sesam-Dressing 118
- Geschmorte Beinscheibe, Markknochen und Meerrettich-Quinoa 239
- Mariniertes Rindersteak mit Süßkartoffelschnitzen 155
- Rindersteak mit Schalotten und Topinambur 236

Risotto
- Dinkelrisotto mit Knollensellerie, Spinat und Roquefort 167

Roquefort
- Dinkelrisotto mit Knollensellerie, Spinat und Roquefort 167

Rotbarbe
- Escabeche mit Rotbarbe 136

Rote Bete
- Rote-Bete-Kümmel-Dressing 104
- Kernige Kräcker mit Rote Bete und Meerrettich 77
- Fermentierte Rote Bete Borschtsch-Art 43
- Rote Bete-Sellerie-Suppe 104
- Gebratene Bete mit Mandarinen und Pistazien 183

Rosenkohl
- Fermentierter Rosenkohl 41

Salate 124, 134, 162, 194–219
Salat-Dressings 210–213
Salsa
- Avocado-Tomaten-Salsa mit Chili 77
- Quinoafladen mit Limabohnen-Hummus und Tomatensalsa 164
- Würziger Butternusskürbis mit Mango-Zitrus-Salsa 170

Salsa verde
- Lamm mit gegrilltem Spargel und Salsa verde 222

Salz
- Würzsalze 36–37
- Sellerie in der Salzteigkruste 180

Samen 11, 22
Sardinenfilets mit grünen Bohnen, Zwiebeln und Oliven 143
Schalotten
- Hühnerleber mit Apfel, Speck und karamellisierten Schalotten 133
- Gegrillte Zucchini mit langsam geschmorten Kirschtomaten und Schalotten 187
- Rindersteak mit Schalotten und Topinambur 236
- Walnuss-Estragon-Schalotten-Dressing 212

Schinken
- Gewürzte Birne mit Serranoschinken und Manchego 217

Schwarze Johannisbeeren
- Smoothie mit Macadamianüssen und Beeren 62

Schweinefleisch
- Schweinefilet, mariniert mit Senf, Apfel und Salbei 121
- Speck selbst gemacht 69
- Schweinerollbraten mit Pflaumen-Feigen-Chutney 122

Seehecht
- Gebackener Seehecht mit Tomaten und Bärlauch-Haselnuss-Pesto 235

Seezunge
- Gegrillte Seezungenfilets mit Ingwer und Mandarinen 147

Serotonin 30
Smoothies 62, 90
Sonnenblumenkerne
- Cashew-Chia-Sonnenblumen-Kräcker mit Wasabi 78

Spalterbsen 17, 22, 52
Spargel
- Gegrillter Spargel mit pochiertem Ei 152
- Lamm mit gegrilltem Spargel und Salsa verde 222

Spargelbrokkoli
- Blanchierter Salat 205
- Spargelbrokkoli mit Paranüssen, Sesam und Orange 178

Speck
- Hühnerleber mit Apfel, Speck und karamellisierten Schalotten 133
- Speck selbst gemacht 69
- Kürbispfannkuchen mit knusprigem Speck und grünen Tomaten 68

Spinat
- Kichererbsen-Bärlauch-Spinat-Suppe 115
- Dinkel-Risotto mit Knollensellerie, Spinat und Roquefort 167
- Frittata mit Spinat, Kürbis und Linsen 148

Sprossen-Linsen-Salat mit gerösteten Pfirsichen und Grünkohl 218
Stauden-/Stangensellerie
- Blanchierter Salat 209

Stress und Verdauung 14
Suppe 60, 92–115
Süßkartoffeln 53
- Mariniertes Rindersteak mit Süßkartoffelschnitzen 155
- Süßkartoffel-Kichererbsen-Bratlinge mit Limetten-Gurken-Raita 190
- Süßkartoffelsalat mit Mango und gepufftem Wildreis 214

Tahin
- Himbeer-Wasabi-Tahin-Dressing 212

Tapenade
- Lachsrolle mit Bulgursalat und Tapenade 162

Thunfisch 21
Tomate
- Avocado-Tomaten-Salsa mit Chili 77
- Spiegeleier mit Tomaten, Paprika und Chorizo 70
- Gebackener Seehecht mit Tomaten und Bärlauch-Haselnuss-Pesto 235
- Gegrillte Zucchini mit langsam gebratenen Kirschtomaten und Schalotten 187
- Lammköfte mit Tomaten-Zwiebel-Salat 124
- Kürbispfannkuchen mit knusprigem Speck und grünen Tomaten 68
- Paprika-Tomaten-Dattel-Suppe mit Ingwer 100
- Geschmorte Kirschtomaten mit Ahornsirup und Chili 148
- Röstpaprika-Tomaten-Knoblauch-Dressing 213
- Tomaten-Bohnen-Suppe mit Ziegenkäseröllchen und Pesto 112

Tomaten-Vinaigrette
- Jakobsmuscheln mit Blumenkohl, Anchovis-Dressing und Tomaten-Vinaigrette 244

Topinambur 53

Verdauungssystem, Funktionsweise 13

Walnuss
- Blanchierter Salat 206
- Buchweizen-Walnuss-Brot 85
- Walnuss-Estragon-Schalotten-Dressing 212

Wasabi-Paste
- Cashew-Chia-Sonnenblumen-Kräcker mit Wasabi 78
- Himbeer-Wasabi-Tahin-Dressing 212

Wassermelone
- Exotische Früchte in Ingwer-Limetten-Kokosmilch 60

Weiße Bohnen 22, 52
- Shiitake-Bohnen-Fenchel-Suppe 100
- Wolfsbarsch mit Lauch, Salzzitrone und Kürbispüree 228

Ziegenkäse 52
- Herzhafter Ziegenkäsefladen 82
- Tomaten-Bohnen-Suppe mit Ziegenkäseröllchen und Pesto 112

Zitrone
- Würziger Butternusskürbis mit Mango-Zitrus-Salsa 170
- Würzsalz mit Zitrone, Paprika und Knoblauch 37
- Gegrillte Hühnerbrust, in Paprika, Rosmarin und Zitrone mariniert 128
- Gegrillte Makrele, mit Fenchel, Koriander und Zitrone mariniert 146
- Rote-Linsen-Suppe mit Aprikosen, Salzzitrone und Chermoula 101
- Gebratener Kürbis mit Chili, Cashews und Zitrone 101
- Wolfsbarsch mit Lauch, Salzzitrone und Kürbispüree 228

Zitronengras
- Würzsalz mit Limettenschale, Kaffirlimetten und Zitronengras 36

Zucchini
- Blanchierter Salat 209
- Gegrillte Zucchini mit langsam geschmorten Kirschtomaten und Schalotten 187
- Geröstetes Ratatouille-Blumenkohl-Gemüse 173

Zucker 12, 24, 27
Zwiebel
- Lammköfte mit Tomaten-Zwiebel-Salat 124
- Sardinenfilets mit grünen Bohnen, Zwiebeln und Oliven 143
- Würziger Chicken-Burger mit karamellisierten Zwiebeln 129

Dank

Lang erprobte und medizinisch fundierte Konzepte bilden die Basis für dieses Buch. Wir danken Elaine Williams und Stephanie Moore herzlich, die das Konzept der Ernährung für einen gesunden Darm entworfen haben. Wir haben daraus einen Ernährungsplan entwickelt, der sich auch zuhause mit nachhaltigem Erfolg durchführen lässt. Wir danken Chris und seinem Team in der Küche, die unermüdlich und mit Hingabe nachkochbare Rezepte entworfen haben, die dennoch das gewisse Etwas haben. Adams Frau Sonia und ihr Sohn Woody haben die Rezepte als Erste getestet, Carrie hat sie in Worte gefasst.

Wir danken Jacqui Small, Heather Thomas, Maggie Town, Fritha Saunders und Eleni Thoma für ihren unermüdlichen Einsatz und ihre Begleitung des Projekts, Lisa Linder für ihre bezaubernden Fotos.

Unser Dank gilt schließlich auch Simon Lowe, dem Besitzer von Grayshott Spa, der erkannte, dass es für ein köstliches Gericht viele Zutaten braucht, und uns alle zusammengebracht hat.

Wir danken allen, die an diesem Buch mitgewirkt haben.

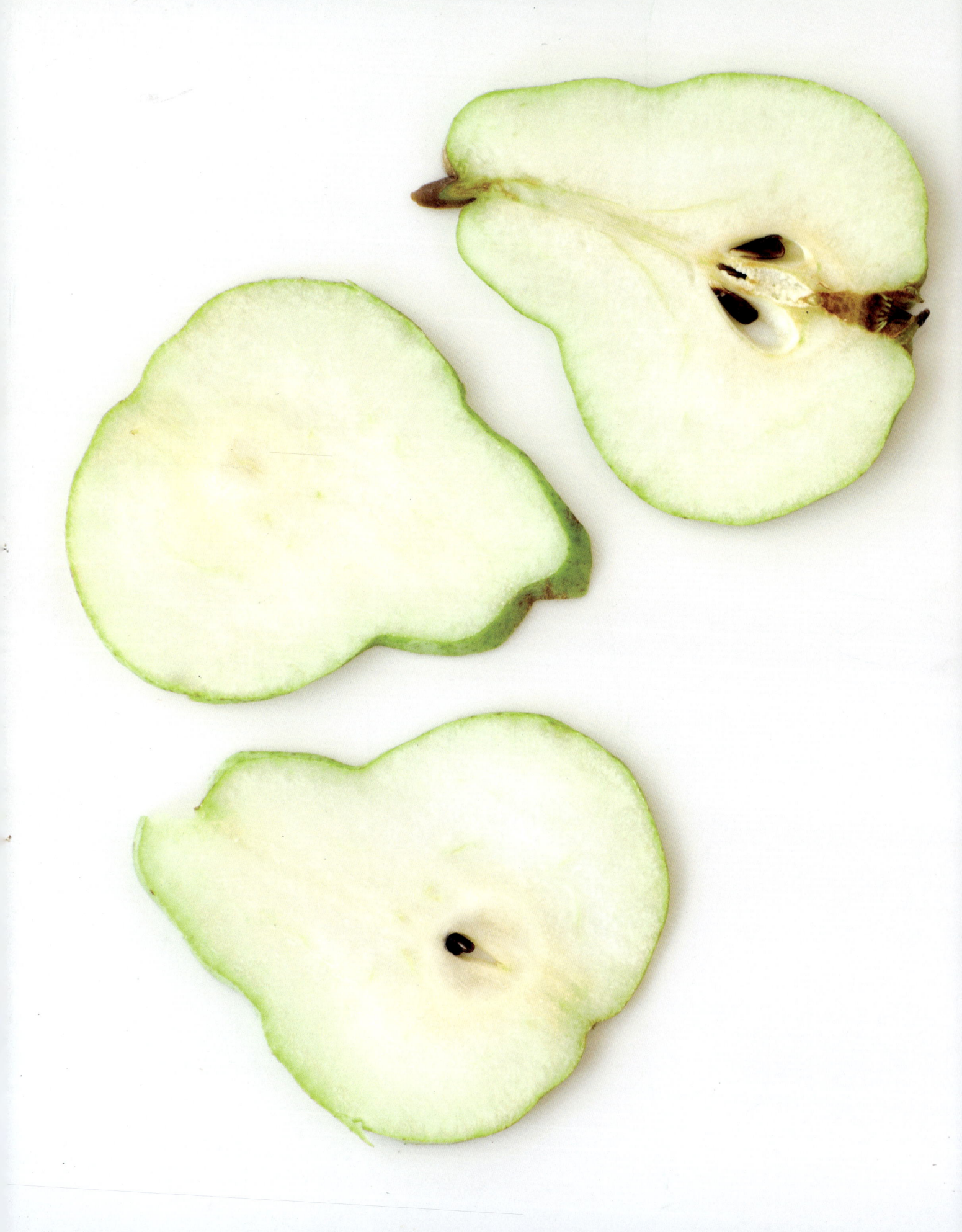